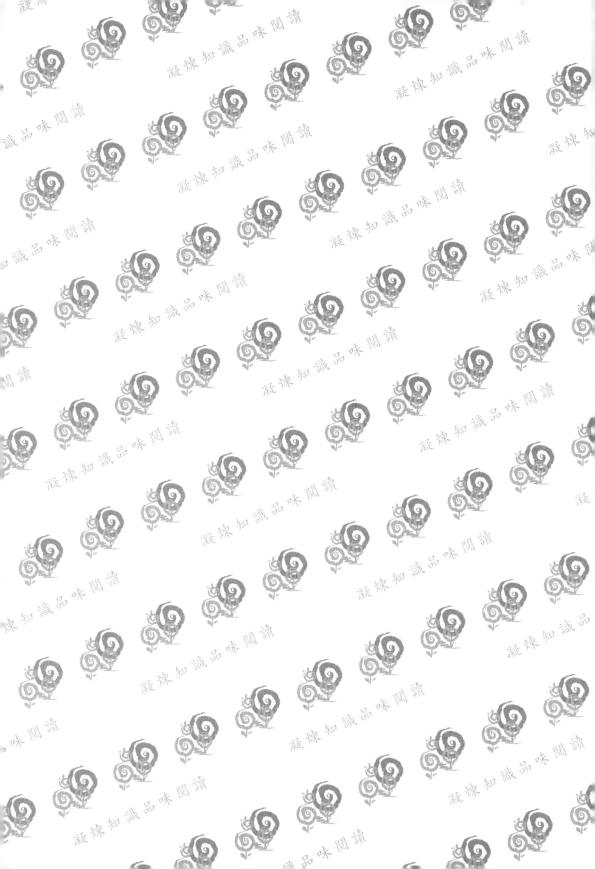

# 健康傳播
# 理論與實務

Health Communication: Theory and Practice

五南圖書出版公司 印行

# 前監察院院長張博雅推薦序

在疾病預防和健康促進工作上，健康傳播擔負著重要的角色。近年來，許多衛生教育計畫使用大眾傳播工具傳達訊息，鼓勵民眾改變健康相關行為，並做疾病早期診斷及治療。各種數據顯示，這些努力相當程度可以減少各種重大疾病的發生和降低其嚴重性。但是有效的健康傳播並不是很容易達成的，因為各項衛生議題相當複雜，有其專業性和技術性，而民眾的背景又很多元，接受訊息的習慣各不相同，有時又不是很理性，所以健康傳播宣導需要有策略性的規劃，才能達到效果。

世界衛生組織以及美國等先進國家多年來均相當重視健康傳播的課題，也發展出各種文字和網路資料，提供健康專業人士參考。我國公共衛生機關歷來主要以研討會形式增能各級工作人員。但缺乏這方面系統論述的書籍，本書作者結合其學術素養及服務於公共衛生機關經驗，出版此書，可以是一個好的開始。

本書是在健康傳播宣導上很有用的工作指引，其涵蓋面相當廣泛，包含理論與實務應用兩個層面。在理論方面，作者從社會生態學的架構敘述健康傳播學者分析問題的方法，並闡述告知、引導、說服以及大眾傳播的各項理論。在實務應用方面，提及教育民眾健康事項和增進民眾健康識能的要領，也分別說明如何與媒體和決策者溝通合作，以進行倡導。最後，作者陳述策略性健康傳播的步驟，包括針對目標對象群發展計畫書和傳播素材，及適切實施和評價。同時，書中也就重要理念提出實例，包括政府宣導品以及其本身的研究成果數篇，藉供各界參考。

本人和作者黃淑貞教授相識逾 30 年。民國 80 年，本人時任行政院衛生署長，為維護國民健康，並回應董氏基金會等民間團體的呼籲，接軌當時風起雲湧的世界反菸潮流，署內積極研擬反菸法令。黃教授時任衛生署保健處科長，她努力蒐集國內外相關法令資料，去蕪存菁規劃出《菸害防制法》架構，並著手法律條文研擬工作，終於在民國 86 年經立法院三讀通過，完成立法程序，過程相當艱辛。黃教授之卓越表現，令人無比感

佩。黃教授也積極擘劃全國衛生教育工作，如推動衛生教育計畫研擬訓練等，以提升工作品質。此外，如學生健康、視力保健及口腔保健等業務，她積極任事，多所表現。其後，她轉入教育界作育英才，仍從事相關研究，並持續提供建言，在政策研擬上多所貢獻。以上種種經驗都成為本書論述的實證基礎。本書足為大專院校教學以及公私部門規劃、執行和評價健康傳播宣導計畫之重要參考資料；本人在拜讀之後，深覺獲益良多。在此非常榮幸，也非常高興，略撰數語以為序。

張博雅 謹誌

# 陳肇男教授推薦序

　　民國 69 年我到國立臺灣師範大學衛生教育學系擔任教職，當年黃淑貞教授正在該系攻讀碩士學位，請我擔任她的碩士論文指導教授。經過一年的努力，她順利取得學位，也順利進入行政院衛生署工作，主要負責行政院列管計畫的管制考核工作。四年後，她再到美國密西根大學健康行為與衛生教育學系攻讀博士學位。拿到博士學位返臺後回到衛生署，其後擔任保健處科長，負責衛生教育，兒童青少年健康和菸害防制等工作。數年後，她執教於國立臺灣師範大學，教授健康傳播、衛生教育、健康促進和醫療社會學等科目，也從事相關研究，目前已經累積 40 年的實務工作經驗。

　　很高興見到黃淑貞教授願意將她 40 年來累積的理論與實務例證，匯集成《健康傳播理論與實務》乙書，由五南圖書出版，讓相關科系的老師與學生透過適當的文字呈現和版面圖示，能輕鬆的進入健康傳播與衛生教育的領域。本人也與有榮焉，能為本書做序。僅致數言，以為紀念。

陳肇男 謹誌

# 自序

　　公共衛生被定義爲「預防疾病、延長壽命和增進身體健康與效能的科學和藝術」。健康傳播是公共衛生重要的環節之一，傳播者經過有組織的努力，透過各個管道傳達健康訊息，讓個人、組織、社區和國家社會能做明智的抉擇，來達到上述目的。在醫療衛生人員的養成中，健康傳播及衛生教育素養是和醫療衛生專業素養同樣重要的學科。由於健康傳播跨領域的特質，是藝術也是科學，要學習得好並能做出令人滿意的成效，並非易事。因此如何提供一本理論與實證兼具，並符合目前科技發展的教科書益顯重要。

　　筆者在美國密西根大學健康行爲與衛生教育學系攻讀博士學位時第一次接觸健康傳播課程，當時係因爲通過考選，獲得「行政院社會科學人才出國深造計畫」獎學金赴美，學習目標明確，所以修習課程都是以歸國後能在服務機關應用，且在時代尖端的科目爲考量，健康傳播自是首選，因爲當時服務的行政院衛生署在衛生教育工作側重媒體宣導，這和當時的人力及經費配置有關。學成歸國後實際接觸衛生教育業務，也和當時行政院新聞局工作同仁及傳播科系教授有很多切磋琢磨的機會，累積了在此領域相當多心得。日後到國立臺灣師範大學執教，即以健康傳播爲教學研究的主軸，特別著重於以新興媒體增進身體活動等健康行爲。早期教學以英文教材爲主，因爲相信學生希望我把負笈海外所學知識以原汁原味方式傳授給他們，以解他們不能親赴國外學習的遺憾，但是時日久了，看了學生的作業，發現學生並不能完全吸收教材內容，想見語言隔閡仍然是一大問題，畢竟他們並非生活在英語環境中，但是國內也沒有較完整的中文書籍可以幫助他們。新冠疫情肆虐的三年時間讓我能潛心寫作，完成這本書，「寫在疫情蔓延時」可以作爲本書的副標題。希望以前的學生有機會可以讀到這本書，對以前不甚理解的內容得到解答，稍釋我的歉疚之情。

　　本書共分三篇 13 章，茲將各篇重要內容說明如下：

　　第一篇爲緒論，在第一章介紹健康傳播的定義、歷史發展、內容及重

要性。第二章則從健康傳播工作框架切入，敘述如何從巨觀角度分析健康問題，並輔以公共衛生資訊系統，規劃健康傳播工作的整體藍圖。

第二篇則介紹告知和教育民眾健康事項的原則、途徑和方法，包如何和媒體與決策者溝通，及做媒體倡導，並敘述健康識能的概念與實務應用。

第三篇敘述理論和實務策略，包括常用的告知、說服和傳播理論以及發展策略性的傳播計畫的各個步驟及注意事項，包括：傳播管道的選擇、傳播素材的製作和預試，和計畫實施與評價。

本書的外文專業名詞翻譯主要採用國立教育研究院的雙語辭彙（傳播、教育部份），其次，則參採相關部會的網站資料。

本書有幸獲得張博雅前監察院院長和陳肇男教授賜序，不勝感激。張院長是我在行政院衛生署工作時的長官，由於她的信任，讓我可以擔負重責，既學以致用，也開闊了我在公共衛生工作的國際視野。陳肇男教授是我的研究啟蒙老師，多年前指導我的碩士論文。老師著作等身，在老年學研究領域卓有聲譽。陳老師早期貢獻心力於家庭計畫宣導工作，是健康傳播實務的先驅者，值得後輩學習。他鼓勵我寫書，留下紀錄，並且幫忙審閱修訂一至三章的原稿，讓新手上路的我更能掌握長篇文章的鋪陳方式。其次感謝世新大學新聞系鍾起惠教授，無私提供傳播宣導相關資料以及廣告學的專業知識，讓本書可以呈現更多實務資訊。在寫作後期，我應鍾教授邀請，加入國健署「健康議題傳播成效評價」研究團隊，有返回重（要宣導）案現場的感覺，以前永遠在想「如何讓宣導案做得更好」的心情又湧現出來。目標對象群民眾對宣導內容的回應提供了本書寫作的一些例證。同時，也感謝臺灣師範大學大眾傳播研究所陳炳宏教授協助審查第四、五章內容，並提供新聞報導實務的意見。此外，為求引用的實務例證正確，在寫作過程中，我諮詢了好些位專業人士，承蒙他們都惠賜協助，包括臺大林隆光醫師、慈濟大學魏米秀教授、衛福部吳玲瑩科長、北榮玉里分院劉峻正副院長，僅在此表達謝意。特別要提及的是，本書用了很多個人歷年研究的資料，感謝耕莘健康管理專校洪文綺助理教授和臺北醫學大學徐美玲助理教授多年來參與計畫，貢獻智慧和心力。歷任專兼任助理

認真努力，協助計畫順利完成，也是功不可沒。本書得以完成，臺師大衛教系王啓翰、侯以勒、許博翔三位同學協助打字，任勞任怨，功不可沒，僅此致謝。

　　本書涵蓋內容廣泛，應可作為公共衛生、教育、傳播、影視動畫和資訊管理相關科系與從業人員工作之重要參考資料。全書的內容安排目的是鼓勵學者藉由思考理論和教育、倡導的方式，在清晰溝通、科學化的原則下，去發展自己的健康傳播工作。在此也想到，密西根大學 Professor Scott Simonds 教授倡導健康識能，多年無人關心，我在課堂上及課後交流也從未聽他提及健康識能此一名詞，也許是灰心了。後來能由具圖書館專業，任職世界衛生組織的 Ilona Kickbusch 博士發揚光大，現在世界各地學者都在探討研究此一名詞，成為顯學，真是特別，Professor Simonds 誠然是寂寞的先知。我非先知，但也不希望寂寞，雖然以最嚴謹的態度撰寫本書，但疏漏在所難免，尚請各方先進不吝賜教。

黃淑貞 謹誌

2023.8

# 目　錄

# 第二篇　告知和教育民衆健康事項

第一篇

# 健康傳播緒論

# 第一章　健康傳播概述

## 前言

　　對公共衛生機關和非營利及商業組織而言，健康傳播是個新興且日益重要的領域，它還具有跨領域（multidisciplinary）的特質。健康傳播者希望透過這個工作，讓團體去接受和保持某種正向的健康行為，或做政策改變，有利於個人去實踐行為，進而達成增進健康的目的。換言之，對健康照護和傳播領域等專業人員而言，了解健康傳播的意義和其內容，有助於他們在從事公共衛生相關工作時，更能正確的掌握工作方向；也協助管理者了解員工所需要的在職訓練，從而達成針對特定目標群眾設定的健康目標。

　　為達成上述目標，本章共分四節做概要性的說明，第一節介紹健康傳播的定義；第二節則說明健康傳播的歷史發展、重要的研究和實務里程碑；第三節說明健康傳播的工作內容和重要性；第四節介紹本書的章節內容與架構，讓讀者更清楚本書的脈絡。

## 第一節　健康傳播的定義

　　人類主要的健康問題從急性傳染病轉為慢性病後，個人保健行為對其健康乃益顯重要，因此更需要由健康專業人士將健康資訊傳達給一般人和決策者，讓他們增進知識，並做正確的決定，甚至行為的改變。所以「珍愛生命，傳播健康」不只是衛生機關的口號，更是建立健康社會的重要方法。因此我們必須進一步了解什麼是傳播？什麼又是健康傳播？乃至於媒體上的衛教宣導片或在醫院接受醫師和糖尿病衛教師的指導，也是健康傳

播。這些問題將在本節分兩部分予以說明。

# 壹、何謂健康傳播

「傳播」（communication）一詞出自拉丁文 *commūnicāre*，意即分享（Harper, 2020）。我國教育部編訂教育大辭書的解釋爲「廣泛散播」[1]，而「傳播學」則是「探討人與人之間的互動過程，包括對傳播者、訊息、管道、接收者與傳播情境等的研究」[2]。

可見傳播是有相互回饋分享的意涵在其中，即發出訊息的傳播者和接收訊息的接收者透過交換知識和意見，乃至思想和情感的激盪回饋，達到相互了解和影響的過程。

健康傳播是傳播學研究的次領域之一，而公共衛生和衛生教育領域也應用這個學科的理念和方法推展工作，但較偏重於實務應用，所以在科學文獻上有諸多定義，各有其重點，茲列舉如下。

## 一、學者的定義

傳播學界的重要學者 Everett M. Rogers 在 1996 年曾提出其對健康傳播的定義爲：「凡是人類傳播的類型涉及健康的內容就是健康傳播」，上述定義指涉範圍相當廣泛，也廣受學界應用。不過，其他學者提出的定義則更明確，例如 Maibach, Flora 和 Bonaguro（1993）曾指出，健康傳播是疾病預防和健康促進宣導活動的重要部分，因爲它能提供具有說服力的健康訊息，是可以增進個人能力來照顧自己健康的重要社會途徑。這個定義說明健康傳播和健康宣導的關係，以及其功用。

---

[1] 教育部辭典對「傳播」定義：https://pedia.cloud.edu.tw/Entry/Detail/?title=%E5%82%B3%E6%92%AD

[2] 教育部辭典對「傳播學」定義：https://pedia.cloud.edu.tw/Entry/Detail?title=%E5%82%B3%E6%92%AD%E5%AD%B8&search=%E5%82%B3%E6%92%AD%E5%AD%B8&order=keyword_title

　　更晚近的學者如 Schiavo（2007）則說明，健康傳播是種「多面向和跨領域的方法，用以接觸不同的對象群，並分享健康相關訊息，來影響、鼓勵和支持個人、社區、健康專業人士、特殊團體、政策制定者，以及公眾，去支持、引入、接受或維持行為習慣或政策。終極目標為達成增進健康的結果。」這個定義將健康傳播的領域特性、服務的對象群和希冀的結果說明得更清楚。

## 二、衛生機構和組織的定義

　　而健康機構對健康傳播的定義則有工作指導方針的意涵，例如世界衛生組織（World Health Organization, 2021）詳細的將健康傳播定義為：「運用傳播策略（例如人際、數位和其他媒體），告知和影響（大眾的）決定和行動，以增進健康。」這個定義敘明健康傳播的工作方法及目的。美國疾病管制與預防中心（US Centers for Disease Control and Prevention, 2020）對健康傳播的定義則是「研究和應用傳播策略去告知和影響決定和行動，以增進健康。」同時也提及其工作方式是「建立在多領域學者和實務工作者的工作和成果上，係有科學為基礎的策略傳播過程，這個過程包括應用多種行為和社會學習理論及模式，也分階段去影響對象群的態度和行為」。

　　綜合以上各種定義，可以得知，健康傳播領域所探討的內容是：(1) 多面向、跨領域的；(2) 主要目的為增進大眾健康；(3) 所使用的工具是大眾傳播、多媒體和新興科技；(4) 在執行工作時是有理論依據，並本於科學證據設定策略，在過程中透過議題設定，吸引大眾注意，並告知訊息讓其了解，更進一步希望能改變大眾的態度，並採行正確的做法，包括個人的健康相關行為，以及健康政策的擬定或修改，也期待健康主題能維持在公眾議題中。

# 第二節　健康傳播的歷史發展

探討一個專業領域的發展軌跡，有助於我們對該領域的工作內容能有更進一步的了解。換言之，鑒往知來，讓人可以更容易掌握工作的重點和方向，以及它和其他領域的關係，本節將敘明健康傳播的歷史發展和重要性。

## 壹、緣起

### 一、傳播領域

依傳播學者的追溯，其源起最早出現於柏拉圖和亞里斯多德的修辭學（說服演辯）研究（rhetoric study），到 1900 年代，美國的大學即設有新聞學的教學科目，直到 1947 年，學者 Wilbur Lang Schramm 在伊利諾大學成立了美國第一個傳播研究中心（Institute of Communications Research），「傳播學」於焉正式成為一個獨立學門，至今已經有將近八十年的歷史，而且累積大量科學研究文獻。最早有系統的大量使用大眾傳播於宣導活動可追溯至二次世界大戰時，當時許多心理學者投身軍旅，在心戰部門工作。戰爭結束之後，則有許多位社會心理學者進入大學從事研究教學工作，也分別建立許多重要學派或發展學術理論，例如由賀夫蘭（Hovland）領導，於 1941 年到 1961 年間在耶魯大學進行「傳播與態度變遷研究計畫」，探討說服傳播，卓然有成，史稱耶魯學派。到二十世紀時，由於學院派教育機構的傳播科系紛紛成立，提供充分的人力，使得大眾傳播成為美國社會許多改革議題的重要發動力。

### 二、健康傳播領域

早在社會科學家投入和正式的學校教育機構成立之前，大眾傳播即已被應用於美國的公共健康事務（Paisley, 2001）。較重要者如：(1) 十八世紀初期，即有牛痘疫苗接種和禁酒的公共衛生宣導活動，倡導者應用報

紙、文章、單張和法律證詞企圖說服民眾；(2)1890 年代晚期至二十世紀初期，新聞從業人員大舉揭發食品衛生低劣和童工現象的公共衛生問題；及 (3) 十九世紀晚期許多民間組織也參與公共事務宣導工作，在 1920 年代之前，美國癌症協會對社會大眾發出癌症警語。

　　而健康傳播學門的學術研究和系統性的實務工作，則可以溯源至 1950 年代興起的人本主義心理學運動（humanistic psychology movement），當時 Carl Rogers、Jurgen Ruesch 和 Gregory Bateson 等人研究以治療性溝通增進心理健康，對醫療照護的健康傳播影響甚鉅。至 1960 和 1970 年代，健康傳播開始興起，逐漸成為具完整性論述的學術領域。傳播學者整合心理學、醫療社會學和醫學，而產生了兩類健康傳播型態，其一為健康照護服務（health care delivery），另一為健康促進（health promotion），前者的研究和實務範圍為影響健康照護的人際傳播和團體傳播，包括服務提供者與消費者關係，治療溝通、醫療照護團隊、健康照護決定和提供社會支持。早期的健康傳播書籍多屬於這個方向，例如醫病溝通。相對的，後者的健康促進領域則出於傳播領域長期以來著重媒體的傳統，它所關懷的是「發展、實施和評價說服健康傳播宣導活動，以預防重大健康風險和促進公眾健康」。

　　1960 年代以後在美國由於醫療照護服務和公共衛生工作上有需要改變個人行為，以平抑高漲的醫療費用，因此由政府投入大筆經費，以計畫方式吸引傳播界、公共衛生界和其他醫藥領域學者參與，所以有些重要議題，如菸害防制、愛滋病預防、避免酒駕、向藥物宣戰等主題均大量使用大眾傳播工具，透過不同管道，實施大型健康傳播宣導計畫，以達到改變個人行為和社會環境，達成提升健康的目的（Rogers, 1994）。這些計畫通常是由公共衛生專業人員、醫學院校、傳播學者和計畫執行者共同合作，傳播學者主要是在媒體設計及效果評價盡其一份心力。1990 年代以後，健康工作者在應用傳播媒體時，更跳脫大眾傳媒固有的傳遞訊息角色，改採加強運用媒體倡導的方式來動員，以獲得社會各界的支持，在前述菸害防制等健康議題上，達成制定政策和執行法規的目的。

　　質言之，健康傳播專業的興起，實是因應健康促進與疾病預防的政策

和實務的需要，另外，傳播領域學者 Kreps（2010）也指出，健康傳播學術領域的研究，也是因應公共衛生的需要和問題而推動。許多公共衛生學院相關科系也陸續在 1980 年代左右，開設健康傳播課程培育人才。

## 貳、重要里程碑

　　傳播學者應用專業投入健康促進與疾病預防活動已經有許多經驗，其中尤以在 1971 年開始實施的美國史丹福心臟病預防計畫（Stantord Heart Disease Prevention Program, SHDPP），可說是健康傳播領域開展的重要里程碑。這個社區健康促進計畫由心臟科醫師 Jack Farquahar 和傳播學者 Nathan Maccoby 共同合作，由美國國家心臟、肺臟和血液研究所（National Heart, Lung and Blood Institute, NHLBI）提供多年期計畫，在美國加州北部三個社區進行場域實驗，故又稱「史丹福三個社區計畫」（Stanford Three Community Study），並在 1972 年成立史丹福預防研究中心（Stanford Prevention Research Center）以主其事。該中心在整個說服宣導活動中強調戒菸、規律運動、飲食改變和減少壓力的重要性，另外，因為此計畫使用大眾傳播媒體，並且有醫療衛生專業人員從事面對面諮商，研究結果顯示計畫效果良好，心臟病患者顯著減少。至 1980 年代，該計畫又擴展成五個社區研究，這個計畫應用了三個理論去形成實施策略，包含社會學習理論、社會行銷理論以及創新傳播理論，這三個理論也成為日後許多健康傳播介入重要計畫的主要基礎架構。其後很多美國大型社區疾病預防與健康促進計畫都採用 SHDPP 的模式，例如明尼蘇達州和羅德島的心臟病預防計畫，另外也複製到國際，例如芬蘭的 North Karelia Project。

## 參、後續發展

　　從 1970 年代晚期直到 1980 年代，美國國際開發總署（U.S. Agency for International Development, USAID）應用當時先進的社會行銷策略於所謂的第三世界去推動訊息、教育、傳播工作（information, education, communication, IEC），包括家庭計畫、兒童保護、疫苗注射，最後擴及於健康、農業和環境管理各個層面。所採用的手法很多是參考商業行銷得來的經驗。同時也結合教育領域的心理學理論於其中，其後這些經驗又回流到美國本土，去影響當地進行的傳播宣導工作。

在 1975 年和 1985 年國際傳播學會和美國傳播學會分別成立健康傳播小組。到 1997 年，美國公共衛生協會公共衛生教育與健康促進組也確認健康傳播為一門必備專業。而在教材方面，美國癌症中心（National Cancer Institute）在 1983 和 1985 分別出版了 *Making P(ublic) S(ervice) A(nnouncement)s Work* 和 *A Handbook for Health Communication Professionals* 兩本手冊。其後又結合此兩本小冊，成為俗稱的粉紅皮書（pink book）*Making Health Communication Program Work: A Planner's Guide* [3]，也是公共衛生界健康傳播宣導實務的聖經。

# 肆、我國經驗

## 一、中國大陸時期

一如美國，我國開展健康傳播工作也是因應實務需要，而且政府和民間組織均扮演重要角色。中國大陸學者劉娟（2015）指出，民國初期至抗戰前，中國社會疾病橫行，民眾身體羸弱，對醫藥知識有迫切需求，促使以醫界人士為代表的社會菁英和國民政府做出種種衛生救國的嘗試，他們的作為就是透過報紙刊物，向公眾傳播醫學知識，展開防疫宣導，並且在其創辦的刊物嚴格審查廣告，不刊登誇大的醫藥廣告。1934 年國民政府發起的「新生活運動」則將「清潔」與「衛生」提升到國家治理的層級，教導民眾去導正行為。

---

[3] 粉紅皮書可於http://www.cancer.gov/pinkbook網站查閱。

## 二、臺灣時期

政府自民國 38 年播遷來臺後，政府主導健康傳播工作。在 1950 至 1960 年代，主要是透過衛生所醫護人員挨家挨戶進行拜訪和人際傳播宣導，使得公共衛生資訊可以廣傳（呂槃、闕富雄、姚克明、林武雄、張英二，1980）。1970 年代起，臺灣學習美國經驗並引進社會行銷手法來主導健康傳播工作。其中以家庭計畫的推動最為成功，主責單位使用大眾傳播及辦理各種宣導活動去推動工作，獲得豐碩成果，例如相關口號「家庭計畫應趁早，兩個孩子恰恰好」、「女孩、男孩一樣好」等口號深入民心，其中尤以「兩個孩子恰恰好」人人耳熟能詳，幾乎成了家庭計畫的同義詞。在 1987 年、1992 年及 1997 年，美國人口危機委員會（後來改為國際人口行動委員會）更連續三年將臺灣地區的家庭計畫推行績效評審為全世界 95 個開發中國家第一名（陳肇男、孫得雄、李棟明，2003）。

自 1978 年起，政府的健康傳播策略採用宣導月的方式規劃（呂槃、闕富雄、姚克明、林武雄、張英二，1980），於每個月選定一個主題，加強宣導。當時有行政院新聞局統籌辦理電視政令宣導，宣導月主題的宣導影片和廣播稿透過這個途徑，在電視和廣播電臺排定時間播出，所觸及的閱聽眾為數眾多。此外，新聞稿亦視時機的適宜性，廣送平面及電子媒體發布。

1980 年代起，以社會心理學為本的傳播理論和健康行為理論被引進臺灣，作為學術研究的架構。自 1990 年代起，臺灣的健康傳播學術和實務蓬勃發展，大學公共衛生相關科系（如國立臺灣師大衛生教育學系）開始正式以「健康傳播」名稱開設教學科目，傳播科系也在西元 2000 年後陸續開設。在實務方面，民間組織和學術機關在政府經費補助下，紛紛加入健康傳播宣導的行列。同時也呼應世界各國醫療衛生服務重視成本效果的趨勢，在這些工作中，也都進行較學術性的成效評價計畫（例如呂槃，1992；林東泰，1992；黃文鴻，1994；黃淑貞，1996；丁志音、陳穎慧和彭晴憶，2005；鍾起惠和黃聿清，2007；鍾起惠，2020），其評價內容愈見精細，讓國內的健康傳播實務品質更往前邁進。

# 第三節　健康傳播的內容及重要性

## 壹、健康傳播的內容

　　健康傳播係一跨領域的整合學科，研究多層次的社會情境。在實務上，常使用多種管道，並應用於多種場域。

### 一、跨領域的整合學科

　　美國學者 Nelson（2002）指出，健康傳播主要結合和應用八個相關學門的理論和研究方法發展而成，包括：(1) 行為科學（例如心理學、社會學、人口學、人類學）；(2) 傳播學；(3) 衛生教育和健康促進；(4) 新聞學；(5) 商業；(6) 醫療照護專業（例如醫學和護理）；(7) 政治學及 (8) 資訊科技。各學門均有其專業理論和研究方法，實際應用上，傳播學則與行銷學、教育學、資訊學及健康領域結合，特別是在公共衛生上的應用，它們就是健康傳播的內容。其示意圖略如圖 1-1

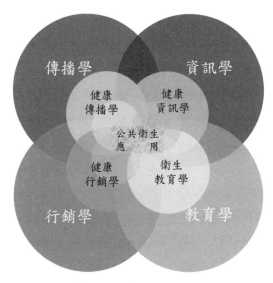

圖 1-1　健康傳播相關領域示意圖

修訂自 Parvanta, C. F., Nelson, D.E., Parvanta, S.A., & Harner, R. N. (2011). Essentials of Public Health Communication. Jones & Bartlett Learning.

## 二、研究多層次的社會情境

　　依社會學的分類，個人的社會關係分爲多個層次。而健康傳播係以傳播策略去增進公眾健康，自然也可以用社會關係的角度區分其研究內容，大致而言，包括：(1) 個人內在的健康傳播（intrapersonal communication），如影響個人就醫保健的信念、態度和價值觀；(2) 人際健康傳播（interpersonal health communication）探討關係對健康狀況的影響，包括醫療照護提供者和消費者的關係，治療互動和衛生教育的訊息交換；(3) 團體健康傳播（group health communication）探討群體內個人的互動，包括如病友團體和家庭分享訊息，並協助醫療團隊做決定；(4) 組織健康傳播（organizational health communication）檢視不同的專業人員在機構內的溝通互動，以便醫療照護或預防保健；及 (5) 社會的健康傳播（societal health communication）則探討健康資訊經蒐集、整理後，透過各種管道，傳達給專業人員或一般民眾，以增進健康。

## 三、使用多管道

　　健康傳播管道包含極廣，包括人際傳播以及應用大眾傳播媒體傳達訊息。人際傳播如健康服務提供者和支持團體對病人及家屬的面對面溝通，而透過媒體（例如廣播、電視、報紙、影片、廣告牌）來傳達健康訊息也是經常使用的。近年來，應用新興媒體科技傳達健康訊息是很重要的傳播管道，它也成爲連結健康服務人員的必備工具。

## 四、運用在多種場所

　　實務上，健康傳播可應用的場域很多元，舉凡健康訊息產製和傳布交換的地點皆是，例如家庭、職場、學校、診所醫院和社區等，舉例而言，互助團體提供支持給病患；衛生醫護人員對大眾說明新型冠狀病毒肺炎的訊息，來增加大家的危機意識；以及設計說服宣導活動去鼓勵有吸菸習慣的青少年戒菸皆是。

# 貳、健康傳播的重要性

大眾傳播媒體是有力的傳播工具，能觸及多數民眾，約超過 80% 的人認為，媒體是他們獲得健康資訊最重要的來源。事實上，傳播一直存在人類社會，歷經印刷術出現以及各項電化科技，如電報、電話、攝影等，及至現代 World Wide Web 的出現，使得訊息能夠傳達給更多大眾。許多跨國企業及政府擁有媒體龐大力量，使得每個人的生活都受到影響，涵蓋範圍包括經濟、政治、社會和行為各層面，當然公共衛生也不例外。

從公共衛生的角度而言，傳播科技的魔力以及不斷發展的影響力，使實務工作者需要了解及應用它，並注意提防它可能帶來的害處。公共衛生人員也愈來愈需要具備健康傳播的素養。以美國為例，美國公共衛生院校協會（Associations of Schools and Programs of Public Health, ASPPH）所訂定公共衛生碩士（MPH）的核心能力，即含有「健康傳播與資訊學」（Health Communication and Informatics）。這項核心知能意指——合格的公共衛生碩士必須具備「蒐集、管理和組織資料的能力，藉由符號以整合、處理和呈現資訊，顯示其意義。並透過親身傳遞，或藉由資訊科技和媒體管道，提供給不同的觀眾。經由策略性的設計訊息和交換知識的過程，以達到特定目標」。

我國公共衛生學會近年來積極推動公共衛生人力專業化，並舉行「公共衛生核心課程基本能力測驗」，將測驗科目訂為五個學科，健康傳播的專業，係屬社會行為科學領域。另外，《公共衛生師立法》於 2020 年 5 月通過，未來也需要訂定相關考科，而美國公共衛生院校協會教育委員會制定的指標極富參考價值。由上述國內外公共衛生專業人才培育的內容，可見在平時健康傳播學科的重要性。而在緊急時刻，如全球遭受新冠肺炎流行衝擊，健康傳播更被稱為有效因應此挑戰的重要關鍵因素（Finset et al., 2020），其重要性更是不言而喻。

# 第四節　本書內容與架構安排

　　設計健康傳播介入需要了解的內容相對繁多，為方便讀者了解這個領域，並有助於實務工作的推動，本書內容涵蓋健康傳播理論及實務工作重點。編輯順序上先介紹本領域的背景，其次說明如何將健康相關知識傳達給一般人和立法者的途徑及操作方法與原則，再其次則介紹特意設計的策略性傳播計畫。本書共分為以下三篇：

　　**第一篇　健康傳播緒論**：第一章至第二章敘述健康傳播的定義和歷史，及在公共衛生領域的角色與其理念架構。

　　**第二篇　告知和教育民眾健康事項**：第三章至第六章描述從蒐集健康資訊至呈現訊息給一般民眾，尤其是要如何才能清楚明瞭地傳達給民眾了解。

　　**第三篇　實務策略和理論**：第七章至第十三章敘述相關的理論和計劃模式，以及如何發展策略性的計畫以改變民眾的知識、態度、行為。第二篇所敘述的工作方法和注意事項均可應用於第三篇。但是第三篇則敘述更精細的實施計畫、設計和評價，以及媒體設計過程，以確保民眾接收到訊息及理解和實行。

## 結語

　　健康傳播具有跨領域和多層面的特質，其目的係為說服個人及政策制定者接受有利健康的行為，來達到健康的狀態。影響健康的因素很多，包括個人、社會、政治各層面，因此不論研究和實務工作，均可由這個角度去構思計畫內容，所顧及層面愈廣，則計畫愈臻完備。

　　回顧歷史可以發現，健康傳播實務往往是因應當時公共衛生和醫療服務的需要而制定，由於學術研究者的參與和資訊科技的進步，使得工作內容更科學化。美國史丹福心臟病預防計畫，則建立了健康傳播計畫的典範，而國際經驗的交流讓成功的經驗更可以發揚光大，我國的健康醫療服務宣導工作也因此深受影響。未來公共衛生及傳播教育領域的工作人員，

均有必要在這個專業充實自己，以便為社會大眾提供更好的服務。

# 參考書目

丁志音、陳穎慧和彭晴憶（2005）。疾病管制局公共傳播教育宣導成效評價。行政院衛生署疾病管制局委託計畫（DOH94-DC-1165）。

呂槃（1992）：台灣客運車站衛教看板傳播效果評估。行政院衛生署委託計畫（DOH81-HP-108）。

呂槃、關富雄、姚克明、林武雄和張英二（1980）衛生教育手冊。行政院衛生署。

林東泰（1992）：行政院衛生署衛生教育宣導短片之效果研究。行政院衛生署委託計畫（DOH81-OP-105）。

劉娟（2015）：衛生觀念和社會責任：健康傳播視閾下的《大公報，醫學周刊》（1929-1937）。傳播與社會學刊，31，155-188。

陳肇男、孫得雄，和李棟明（2003）：台灣的人口奇蹟：家庭計畫政策成功探源。聯經書局。

黃文鴻（1994）：後天免疫缺乏症候群衛生教育宣導計畫之績效評估。行政院衛生署委託計畫（DOH84-DC-14）。

黃淑貞（1996）：愛滋病宣導教育影響民眾知識、信念與預防行為意向研究：1995台北經驗。文景書局。

鍾起惠、黃聿清（2007）。建立衛生教育宣導評估指標計畫。行政院衛生署國民健康局。

鍾起惠（2020）。健康議題傳播成效評價計畫——108年後續擴充。行政院衛生福利部國民健康署。

Finset, A., Bosworth, H., Butow, P., Gulbrandsen, P., Hulsman, R. L., Pieterse, A. H., Street, R., Tschoetschel, R., van Weert, J. (2020). Effective health communication-A key factor in fighting the COVID-19 pandemic. *Patient Education and Counseling*, 103, 873-876.

Harper, D. (2020). Communication. *Online Etymology Dictionary*. https://www.ety-monline.com/? term = communication).

Kreps, G. L. (2001). The evolution and advancement of health communication inquiry. in G. L. Kreps (ed) (2010). *Health Communication*. Sage.

Maibach, E. W., Flora, J. A., & Bonaguro, E. W. (1993). Developing strategic communication campaigns for HIV/AIDS prevention. In S. C. Ratzan (ed.) *AIDS: Effective Health Communication for the 90's* (pp.14-35). Taylor & Francis.

Nelson, D. E. (2002). Current issues and challenges. In D. E. Nelson, R. C., Brownson, P. L. Remington, & C. Parvanta (eds). *Communicating Public Health Information Effectively: A Guide for Practitioners*. American Public Health Association

Paisley W. (2001). Public health communications campaignss: The American experience. In R. E, Rice C. K. Atkin (eds). *Public Communication Campaigns*. 3rd ed. Sage, 3-21.

Parvanta, C. F., Nelson, D. E., Parvanta, S. A., & Harner, R. N. (2011). *Essentials of Public Health Communication*. Jones & Bartlett.

Rogers, E. M. (1994). *A History of Communication Study: A Biographicalapproach*. Free Press.

Rogers, E. M. (1996). The field of health communication today: An up-to-date report. *Journal of Health Communication*, 1(1), 15-23.

Schiavo, R. (2007). Health Commuication-From Theory to Practice. Jossey-Bassus US Centers for Disease Control and Prevention (2020). *Health Communication Basics*.http://www.cdc.gov/health communication/health basis/WhatISHC.html#what

World Health Orgnization (2021). *Health Promotion Glossary of Terms* 2021. World Health Organization. https://www.who.int/publications/i/item/9789240038349

# 第二章　健康傳播工作框架

進行健康傳播工作時，如能系統性的遵循既定步驟進行規劃，應可收事半功倍之效，這些步驟可稱爲工作框架（framework）。工作框架若具有理論基礎，則其效果將會更好。本章首先提出以生態學模式爲分析問題和執行工作的理論基礎。其次，工欲善其事、必先利其器，健康傳播工作要能切中核心，必須植基於完善的資料，作爲規劃依據。近年來，醫療和公共衛生研究日益精進，若結合資訊科技的快速發展，讓公共衛生資訊體系更見完整，可以作爲規劃工作時的利器，更是值得工作人員去了解學習。最後，執行健康傳播工作本身就是一項計畫，必須系統化的進行，所以執行者也應該具備規劃的知能。

本章共分四節，第一節說明如何以生態學模式分析問題，第二節介紹公共衛生資訊系統，第三節則敘述整體規劃的做法。

## 第一節　以生態學模式分析問題

不喜歡理論的人，覺得理論不切實際，但事實上，理論是很實際的，因爲理論可以陳述概念，又可以明示概念間的關係；可以引發思考，並指引思考的方向。生態學模式植基於生態學理論，從事健康傳播工作如引用生態學模式，去和外界溝通理念時，它就成爲很好的說明工具。

### 壹、生態學模式與人類社會環境

生態學理論源起於生物學，指的是物種組織和其環境的相互關係。人類是社會動物，需要與他人互動，所以深受環境中他人的影響。近年來，

社會科學界也經常援引生態學概念來研究人類社會環境。在社會學研究中，「生態」一詞指的是個人的心理與行爲特質，及其所處之物質、社會和文化環境的互動（Stokols, 1992）。生態環境具有多層次（multilevel）概念的特色，這些層次包括人際環境、組織、社區、大社會以及文化和宇宙整體；而大環境的小小變化就會造成個人行爲的大大改變。多層次概念的起源可溯至 Urie Bronfenbrenner（1979），他指出有三個層級的環境會和個人特質互動並帶來影響，即微系統（microsystem）、中系統（mesosystem）以及外系統（exosystem）。微系統指的是特定場域的人際互動，例如和家人、熟人以及工作團體成員的往來和溝通；中系統指的是不同場域的互動，例如家庭、學校以及職場等；外系統是會影響個人和場域的較大社會系統，能發揮的力量包括經濟力、文化信念和價值，以及政治活動。Bronfenbrenner 的理論是發展心理學領域的領導理論，其多層次概念提供行爲改變領域工作者很好的構思方向。

## 貳、生態學理論在健康領域上的發展

公共衛生政策或醫療服務要達到預期效果，必須要接受服務者的配合參與或改變行爲，而他所處周遭社會、政治和經濟的多層次環境就相當重要，所以多位學者將生態學理論應用於健康領域。如 Rudolph Moos 在1980 年發展出一項和健康行爲相關的社會生態學模式，該模式指出四種和健康相關的環境因素，其一是物質環境（physical settings），包括地理和氣候等自然環境，以及建築和都市設計的人爲環境；其二是組織，例如職場、學校和教堂影響許多個人行爲；第三類是人群團體，例如某環境中個人的社會人口學或社會文化特質；第四類環境因素是社會氛圍，例如是否感覺到社會對特定行爲的支持，或對行爲之對錯判斷的明確性。其後，McLeroy、Bibeau、Steckler 和 Glanz（1988）則提出簡要明確的五層次影響因素，包括個人因素（intrapersonal factors）、人際互動過程以及初級團體（interpersonal and primary groups）、機構因素（insitutional factors）、社區因素（community factors）以及公共政策（public policy），亦

即可以從這些層面提供健康服務或介入計畫。

## 參、生態學理論應用在健康實務

美國醫學研究所（US Institute of Medicine）的公共衛生教育發展委員會深切了解公共衛生實務有必要應用生態學模式，所以建議每個公共衛生人員均應了解這個模式，並且將其運用於工作上（Gebbie, Rosenstock & Hernandez, 2003）。例如將生態學模式應用於醫療業務，包括癌症（Yano et al., 2012）和重度心理異常（Liu et al., 2017）等慢性病，做多層次介入，均在持續執行及討論做法。

在健康領域的應用上，從生態學的觀點實施介入計畫就必須由適當的環境層級著手，由於環境因素彼此環環相扣，所以影響的方式可能是在同一層級內，也可能是跨層次的影響方式。因此，多層次的介入措施在公共衛生是最有效的方式。反之，單一層次的介入往往無法展現持久有效的結果，例如希望改變個人信念和行為的教育介入手段，需要輔以政策和環境的改變，才能達到長期成效。因此，1960 年代起，世界各國均積極採用多層次介入來推動菸害防制工作，而且獲得相當的成效。舉例而言，我國的菸害防制工作，在政策方面，包含立法、推動公共場所禁菸，提高菸稅；在組織方面，有以菸害防制為主題的職場健康促進計畫，和以家庭社區為基礎的社區菸害防治計畫；另外還有針對個人的戒菸門診（尼古丁貼片）和戒菸專線（個別諮商）。我國的菸害防制工作，經逐年推動，成人吸菸率從 2008 年的 21.9%，下降至 2020 年的 13.1%，降幅達 4 成（40.2%），可謂成效卓著。

環境和政策的改變是屬於較上游的工作，而個人行為的改變，則屬於較下游的工作。健康傳播工作雖然無法改變健康問題的上游因素，如貧窮和醫療資源不足的問題，但仍然在多個層次可以有其著力點。假如個人應該接受某種重要的醫療照護，但卻不了解有這種服務，也沒有接受服務，或被鼓勵去接受該服務。在這種情境下，健康傳播就可以介入宣傳此類資訊，並作說服他們。另一方面，假若政策制定者包括立法人士或行政人員

缺乏重要資訊，或沒有相關法令，健康傳播工作者也可以用政策倡導的方式去鼓吹立法行動，促成改變。總而言之，健康傳播策略在每個層級均可對各層次影響因素產生作用。它可用在上層的政策改變，或用於較基層的組織或個人行為改變，也可以上下層都採行，亦即面面俱到，希望能獲得最大效果，讓公眾得到利益。

# 第二節　公共衛生資訊系統

精準公共衛生（precision public health）一如精準醫學（precision medicine），成為當前的時代風向。不同於精準醫療強調個人化醫療，公共衛生的工作對象則是群體，但兩者均希冀透過正確的資料蒐集和快速的資訊科技處理，佐以實證資料，以達到效果最大化及副作用最小化。健康傳播傳達公共衛生訊息，自然也需要有良好的公共衛生資訊系統來優化工作效果。

資訊學（informatics）的定義是：「蒐集、分類、儲存、讀取和散布已被記錄的知識」；而美國疾病管制署（US Centers for Disease Control and Prevention, CDC, 2014）對公共衛生資訊學的定義則是：「系統化的應用訊息和電腦科學及技術於公共衛生實驗研究和學習」。傳播和資訊學兩者的關係密切，因為資訊學大幅增進資料的可獲得性，而傳播所強調的是訊息（message）和閱聽群眾，另外，資訊學強調的是資訊（information）本身，以及蒐集、儲存、讀取分析和呈現訊息的科學系統。公共衛生的推動有賴於正確資料的蒐集，因此公共衛生領域也深受資訊科技（information technique）發展的影響。各種當代的網路和行動科技，例如智慧型手機、平板電腦、電子照相機和地理資訊系統（Geographic Information System, GIS），都被廣泛應用於公共衛生實務。

資訊學是二十一世紀的公共衛生基礎建設，有如建構二十世紀的飲水和環境衛生。透過資訊學這個平臺，帶給大眾許多訊息，但是主要的內容和工作方法，仍然是由傳播理論主導。

資訊科技應用於公共衛生領域時，強調的是公眾以及預防作為，今日已應用在很多疾病的監測，特別是傳染病方面。早期資訊科技係應用紙筆和電話通報，而由於資訊科技的進步，如今疾病資料的報告、蒐集、彙整和分析均比以往更為迅速，因此，有助於發現和確定疫情，並採取預防作為。資訊系統也廣泛應用於其他健康相關資料系統的建立，例如美國有癌症登記系統、生物性危害系統、新生兒缺陷通報系統和其他健康狀況。我國的公共衛生資訊系統也相當豐富多元，舉其犖犖大者，如疾管署有傳染病通報系統、學校傳染病監視通報資訊系統、院內感染監視通報系統、結核病追蹤管理系統和慢性傳染病追蹤管理系統；而健保署則有健康存摺（含西醫門診資料、用藥資料）。另外，國民健康署則有癌症登記系統和新生兒通報系統。我國在 COVID-19（新型冠狀肺炎）防治上，在疫情發生初期，即應用健保系統結合內政部出入境管理系統，用旅遊史去發現可能感染者，並對他們實施試劑檢測等防疫作為，就是很出色的例子。

公共衛生資料經蒐集和簡易分析後，也可以提供原始資料或試算表給其他相關人士，進而設計介入計畫和進行評價；例如我國中研院的學術研究調查資料庫和健保資料庫均允許民眾去申請原始資料從事研究。由於更精準的資訊軟體被發展出來，使得分析和呈現資料的方式也更為精細和視覺化，例如使用地理資訊系統可以追蹤個案的生活軌跡，也可以繪製地理分布地圖，例如肥胖地圖、吸菸地圖、傳染病個案地圖等，所以應用層面頗廣。

雖然公共衛生資訊系統有其重要貢獻，但在建立時，很重要的原則是資料的正確性和一致性，否則有「垃圾進，垃圾出」（garbage in, garbage out, GIGO）的問題，因為許多國家級的資訊系統均是由地方政府機構或民間組織輸入原始資料，因此這些資料的蒐集及鍵入人員均應接受較嚴謹的訓練，清楚作業準則及注意事項。

# 第三節　整體規劃的思考藍圖

　　回顧第一節所述的生態學模式，可知我們的健康被周遭物質環境和社會環境所影響，所以多層次的介入計畫往往是最有效的。而在健康傳播實務工作中，首先應該做整體規劃，也就是將有關健康的各層級因素都納入考量，再針對重點提出策略去應對，還要結合夥伴，並給予適當資源配置，方能將美好的理念實現。以下進一步提出一個規劃框架作為思考藍圖。

## 壹、計畫相關概念的循環性

　　健康傳播是公共衛生的重要工作項目，其策略有「告知」、「教育」和「增能」。而在其他公共衛生工作項目，也可能應用到這個步驟。簡言之，健康傳播的計畫、執行和考核是連續循環進行的形式，先由計畫的籌劃和策略發展開始，再進入發展和測試觀念訊息及教材，接著是實施和評價與精進兩個步驟，評價和精進所得到的結論，可以作為下一個循環籌劃和策略發展的參考資料，如圖 2-1 所示。

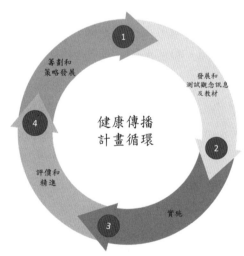

圖 2-1　健康傳播計畫循環圖

資料來源：參考 US National Cancer Institute. Health Communication Planning Cycle. http://cancer.gov/publications/health-communication/pink-book.pdf. accessed December 20, 2022

　　為便於了解，也可以將其拆解爲以下數個次計畫，以利工作。

- 整體規畫（a macro plan）：也就是分析問題，決定介入策略和目標群眾。大約可分爲四個步驟進行，將在下個小節詳述之。
- 策略性健康傳播計畫（a strategic communication plan）規劃：其次是聚焦於選擇特定的改變目標、閱聽眾、訊息和媒體。
- 實施計畫（implementation plan）：再進一步說明工作的人、事、時、地、物等事項，以及需用哪些經費和如何完成。
- 評價計畫（evaluation plan）：再其次是說明介入的哪個部分將被監測或評價，其結果可以讓相關人員明瞭這個計畫是否值得實施。由於每個計畫通常都列有可測量目標，在計畫實施之前就需擁有基礎資料（baseline data），並且在規劃時，評價計畫就必須同步設計，而執行實施計畫時，爲評價而做的資料蒐集也必須同步開始。
- 擴充計畫（expansion Plan）、後續計畫（continuation Plan）或夥伴計畫（partnership plan）：在計畫開始以後，或許可以開始思考如何擴充，以保證本計畫有較大的接觸面和較多的經費，以確保計畫的連續性。

　　假如有興趣進一步推廣的話，可以設計傳布計畫（dissemination plan）和出版計畫（publication plan），讓計畫更廣爲周知或爲其他領域採用。

　　本章僅敘述整體規劃、實施計畫等，而其他類型的計畫將於其他章節再詳細敘述。

## 貳、發展整體規劃

　　整體規劃通常是在流行病學資料指出有影響某族群健康問題存在時進行，假若有證據顯示：「特定的介入方法在他處顯示能有效減少這個問題，即應做可行性分析。」附錄 2-1 簡述整個規劃的步驟。簡而言之，這個階段的計畫，主要分爲以下四個步驟：

## 步驟一：分析問題以及其在生態學架構所占的位置

前述生態學模式中的層級，意指在環境（或場域）中的各類集體人群。計劃者期望找出針對某些人或某些地方應該做什麼事，才會讓這些地方的人健康。如果影響是多層次的，就應該針對不同層級都做介入。

## 步驟二：依據實證資料，選擇最有效的介入方式

除非是發展一項從未試過的計畫，否則最好是參考之前以實證為基礎的介入方案，再根據欲實施的社區狀況做修正，這樣較能正確預估可能的影響，以及在時間、人力、經費、評價上的需求。

過往的實證研究可以從資料庫尋找，以往許多研究者會對以實證為基礎的研究做系統性回顧分析（systematic review），也就是從諸多針對單一臨床或公共衛生問題的研究中，用明確系統化的步驟去找出、選擇和評述這些研究。近三十年來，綜合分析（meta-analysis）逐漸成為結合這些研究發現的重要量化方法。由於電腦網路的發達，上線檢索資料日益方便，有些資料庫也提供很好的資料供查閱。在西文方面，考科藍合作組織（The Cochrane Collaboration）和美國醫學圖書館建置之 PubMed Systematic Review Filter 均收藏豐富資訊。我國政府所建置的 Government Research Bulletin（GRB）研究資訊系統、臺灣全文資料庫和華藝線上圖書館（Airiti Library）均可用關鍵字，包括系統分析（systematic analysis）、綜合分析（meta analysis, integrated analysis）、實證醫學（evidence-based medicine），臨床試驗回顧（review of clinical trails），並結合公共衛生（public health）、醫療服務（medical care delivery）等進行檢索。

除了這些研究資源外，並應與預定的目標對象群或其代表接觸，進行意見交換。在擬定計畫前，最好先做可行性分析，以了解介入方式的可行性及適合性，甚至也可以探討採用傳播計畫是否為最好的介入方式。

## 步驟三：找出對象群及想好互動策略

對象群可以分為主要對象群（primary audience）、次要對象群（secondary audience）和第三對象群（tertiary audience）。主要對象群就是受

該健康問題影響最大，最希望他可以改變行為的人。直接和他來往並分享訊息，是最有效的方法。例如你希望有性行為的女性做子宮頸抹片檢查，則直接和已婚婦女談抹片檢查的好處，就是最好的策略。但經過社區訪談後，發現會影響已婚婦女做抹片篩檢的是其丈夫和同住的婆婆，他們的情緒支持和家務上的實質協助，會讓婦女更願意採取行動，所以丈夫和婆婆是次要的對象群。最後，計畫執行者可能會發現，為了影響先生和婆婆，必須要健康服務人員接觸對他們有影響力的人，如丈夫的工廠老闆，然後說服他們接受有關抹片篩檢的好處，這種情形下，計畫者就是在影響第三對象群。接著要為每個對象群選擇傳播策略。

　　而傳播策略選擇的第一要件，就是要決定目的是要告知或說服哪些對象群。若是「告知」，要將資料清楚呈現給問問題的人，而且內容要易懂又有意義，也要包含跨文化和背景的考量。若是「說服」，則不僅止於此，除清楚說明內容外，還需使用行為改變理論，使得某些選擇看起來優於其他選項。依據行為經濟學者 Rothschild（1999）的理論，一般人決定是否採取某些新行為，通常會先衡量做某件事的成本和利益，其次是看個人的動機和行動的機會，再其次是選擇促進的策略。促進策略可採以下三種方式進行。

## （一）教育方式

　　當個人感覺能得到的明顯多於失去的部分時，僅提供訊息或教育方法便已足夠。例如在 COVID-19 新型冠狀病毒疫情期間，鼓勵大家勤洗手。

## （二）立法方式

　　當人們感覺到個人能得到的利益很少，但是卻要花費很多精力和時間去實行或維持行為時，就適合用法令規範，很多公共衛生法規均屬此種方式。例如，公共場所禁菸規定、汽車後座放置幼兒安全椅。為了讓新法令能夠通過，政府機關和相關民間組織必須蒐集健康危害資料，提出可以消除傷害的方式，同時倡導說服立法院或地方議會正視此問題。

## （三）社會行銷

　　介於強制規範和給予訊息間的灰色地帶，就是社會行銷可以發揮的空間。社會行銷即是將商業行銷的概念及原則應用於社會公益，其可定義為：「透過設計、執行和調控計畫，以提升注重社會公益的想法、讓實務或產品被一個或多個目標對象群接受。」這個過程是積極的讓目標對象群參與，他們自願花時間和付出努力，交換外界對他們健康需求上的協助（Lefebvre & Flora, 1988）。在行銷的世界裡，有些產品是顯而易見的，而有些則是隱性的需求。商業行銷者如果能夠就隱性的需求，例如希望沒有不悅的氣味，就研發出漱口水和體味消除劑產品，而且價格和方便性都可接受，則購買者眾，行銷者就可以有不錯的獲利。社會行銷將這些做法應用於公共衛生上，特別是非具體的「產品」（即行為），包括期望民眾採取好的行為或戒除不良行為。

　　綜上所述，依據改變是否容易達成，或難以為人接受，以及這些利益是否很明顯，或是特別需要去強調說明，方能克服個人拒絕或否定心理的不同情況，所以健康傳播工作者必須決定是要選擇教育、立法或社會行銷方式作為核心策略。

## 步驟四：選擇合作夥伴

　　許多健康傳播計畫是由多個團體共同完成，經常是透過組成「聯盟」的方式進行，意即多個團體為一個共同目標或活動一起工作。例如，美國反菸聯盟（Coalition on Smoking OR Health）大約成立於 1976 年，係由美國癌症協會（American Cancer Society）、美國心臟協會（American Heart Association）和美國肺臟協會（American Lung Association）主導建立的全國性組織，其主要工作是針對吸菸的相關公共政策提供建議。它是一個很有力量的反菸聯盟組織，其工作方式係將與吸菸有關的公共衛生問題引起立法者和聯邦官員的注意，以增進聯邦吸菸預防教育的支持。合作夥伴也可以是跨國性的，例如亞太地區拒菸協會（Asia Pacific Association for the Control of Tobacco, APACT）係以共同抗菸為工作重點的國際聯盟，成

立於 1989 年。1980 年代晚期國際菸草商挾其龐大國力，並且利用懲罰法案（如美國的《301 條款》）對亞洲各國施壓，要求開放洋菸進口，並降低關稅，且可進行廣告促銷，迫使各國相繼妥協，我國菸害防制工作也同樣備受威脅。當時國內民間組織董氏基金會即邀集美國、日本、韓國、香港、新加坡、馬來西亞、泰國、印尼、菲律賓共九個國家及地區三十多位反菸領袖來臺，召開第一屆亞太地區國家拒菸與健康研討會。會中強烈譴責美國向亞洲國家傾銷美菸的行為，進而成立亞太拒菸協會，此舉成功地結合亞洲各國政府及非官方的拒菸力量，讓亞洲人民的健康獲得更大的保障。其後，更於 2017 年成立台灣拒菸聯盟，結合 119 個公共衛生、醫藥、護理、婦幼、社福、病友、學生、教育團體，經常對菸害防制工作如電子煙和加熱煙等新型態的菸品管理提出建言。

　　聯盟夥伴如能經常互通聲氣，可以在適當時機發揮實力，協助公共衛生工作。菸害防制工作就是一個美好的例證。1991 年我國當時最高衛生行政機關——衛生署研擬完成《菸害防制法草案》，因為草案內容有菸品廣告、促銷、進口等規定，受限於 1986 年中美菸酒協議規定，需舉行諮商。美國反菸聯盟在歷次諮商時，均提供我方代表甚多寶貴意見，同時也致函美國貿易和衛生主管機關、國會議員及白宮幕僚長，表達支持我國訂定法令的立場。聯盟倡議的方式，在多次諮商活動中都被充分運用，例如 1992 年 1 月 23 日在美國華府進行中美綜合貿易諮商時，亞太拒菸聯盟召開臨時會議發表聲明，支持我國研訂菸害防制法案，並譴責美國公然祭出 301 貿易報復條款，傾銷香菸到我國。在衛生署 200 萬元經費贊助下，董氏基金會及亞太拒菸聯盟於美國《紐約時報》、《華爾街日報》和《華盛頓郵報》等三大報刊登公益廣告，訴求反對美國挾《301 條款》，傾銷香菸至臺灣，並表明這種以鄰為壑的做法深深傷害中美雙方傳統友誼，引起美國民眾矚目，也讓菸商知所節制。4 月 8 日在臺北舉行進一步諮商時，適逢第八屆世界反菸大會在阿根廷首都布宜諾斯艾利斯召開，我國與會代表聯合國際友人造勢，經美國「反菸聯盟」全力協助，由聯盟律師 John Bloom 起草聲明一份，並在大會閉幕式中通過成為正式決議文（附錄 2-2），支持我國制定《菸害防制法》，並致函美國貿易代表署和持反

菸立場的參議員，要求其尊重大會決議，將健康的價值置於菸品貿易利益之上。這些行動都有助於掃除我國《菸害防制法》的立法障礙。

發展聯盟有好處，但也要付出代價。好處如加強整體計畫的知識、視野、專長、服務資源或可信度；保留資源、避免服務重複、結合組織和整體合作；減少資源浪費及提高計畫的能見度和可信賴感；這些都可提供決策者、出資者和媒體參考。組成聯盟的缺點，包含：整合費時費力、原團體內的成員需要再訓練並重整工作內容、計畫的主導權被拿走或整個計畫的成果被聯盟或個人掠奪等。同時聯盟組成後，工作上也可能遭遇困難。例如工作成員的認同困難，以及對某些重要議題無法妥協；另外，對工作夥伴的角色、責任、需要的時間和投入的過度期待，反而使關係惡化，均是可能發生的。

總而言之，健康傳播計畫者如果希望內容完整，就需要花許多時間與努力去尋求適當的工作夥伴。這樣的夥伴必須是：

・有相同的願景。

・在社區內有工作經驗或工作方法。

・有和主事者互補的專長技術。

最重要的是，這些夥伴要非常在乎這個計畫的成功，因為他們的生活、健康、聲名和經費都仰賴於此。

## 結論

健康傳播計畫的第一階段是整體規劃，其重點在於實現計畫的主要目標，而本章尚未提及詳細的規劃內容，只談及它的遠景、大方向，和重要內容。整體規劃通常是和組織夥伴一起發展的，這些夥伴通常都各有其關注焦點，也有各自的方法學，以及服務的對象群。但是經由各個領域的合作，可以讓這個計畫更加縝密、達成效果。讀者可以參考附錄 2-1 的規劃步驟範本，規劃自己的工作。

# 附錄2-1 整體規劃範本

| 步驟 | 訊息 |
|---|---|
| 1. | 分析問題以及其在生態學架構中的位置。 |
| 1.1 | 陳述健康問題：正要發生什麼事情？應該是什麼狀況？誰會受到影響？影響程度如何？<br>如果問題沒有解決，狀況會怎樣？ |
| 1.2 | 需要做什麼改變？個人行為、政策、環境條件？ |
| 2 | 何謂主要介入？實證基礎是什麼？<br>它的優點和缺點是什麼？ |
| | 為了使該介入方法能解決問題，需要做什麼？<br>傳播將扮演什麼角色？主要還是輔助？ |
| 3.1 | 確定主要、次要和其他對象群。 |
| 3.2 | 對於每種對象群，你會告知、增能或說服他們？ |
| 3.3 | 將使用哪種核心策略（教育、行銷、倡導／法律）？ |
| 4 | 你需要誰成為你的合作夥伴，形成聯盟？<br>他們的合夥角色大致是什麼？（接近人群等，任務明確。） |

資料來源：Paravanta, C., Neoson, E., Parvanta, S. A. & Harner, R. N. (2011). Essentials of Public Health Communication. John & Bartlett Learning.

## 附錄2-2 第八屆世界吸菸與健康大會決議 —— 美國香菸貿易政策與臺灣

鑑於臺灣之「中華民國」政府已擬訂《菸害防制法》送請立法院審議。

鑑於「菸害防制法」將禁止菸品之廣告及促銷，禁止自動販機售菸，限制公共場所吸菸，要求菸品應標示尼古丁和焦油含量，並且規定應有大眾菸害防制教育。

鑑於《菸害防制法》所規定之各種措施 含括世界各國公共衛生專家公認之有效菸害防制措施，可以阻止青少年及兒童開始吸菸，及鼓勵成年人戒菸。

鑑於此法對於所有菸品，包括國內及國外產製者一體適用。

鑑於美國貿易代表署以美國總統之名義，試圖對臺灣政府施予壓力，以削弱其《菸害防制法》之內容，而保護美國香菸出口貿易之利益。

因此，第八屆世界吸菸與健康大會決議，對臺灣（中華民國）防制菸害的努力喝采，並要求美國政府尊重臺灣（中華民國）政府的主權，以通過菸害立法的方式，保護人民健康。並且呼籲美國政府在臺灣及其他國家諮商時，應將人類健康置於香菸貿易利益之上。

資料來源：黃淑貞譯（1992）第八屆世界吸菸與健康大會決議 —— 美國香菸貿易政策與臺灣。衛生報導 2(10)，36 頁。

## 參考書目

黃淑貞譯（1992）：第八屆世界吸菸與健康大會決議 —— 美國香菸貿易政策與臺灣。衛生報導2(10)，36頁。

Bronfenbrenner, U. (1979). *The Ecology of Human Development*. Harvard University Press.

Gebbie, K., Rosenstock, L., Hernandez, L. M. (Eds). (2003) Who Will Keep the Public Healthy?: Educating Public Health Professionals for the 21st Century. The National Academies Press, pp.32-22.

McLeroy, K. R., Bibeau, D., Steckler, A., & Glanz, K. (1988). An ecological perspective on health promotion programs. *Health Education Quarterly*, *15*, 351-377.

Lefebvre, R. C. & Flora, J. A. (1988). Social Marketing and Public health intervention. *Health Education Quarterly*, 15, 299-315.

Liu, N. H., Daumit, T. D., Aquila, R., Charlson, F., Cuijpers, P... Saxena, S. (2017). Excess mortality in persons with severe mental disorders: A multilevel intervention framework and priorities for clinicalpractice, policy and research agendas. *World Psychiatry*, *16(1)*, 30-40.

Moos, R. H. (1980). Socio-ecological perspectives on health. In G. C. Stone, F. Cohen & N. E. Alder (Eds)., *Health Psychology: A Handbook.* Jossey-Bass.

Rothschild, M. L. (1999). Carrots, sticks, and promises: A conceptual framework for the management of public health and social issue behaviors. *Journal of Marketing*, *63*, 24-37.

US Centers for Disease Control and prevention (USCDC) (2014). *Introduction to public health. In Public Health 101 Series.* http://www.cdc.gov/publichealth101/informatics:html.

Yano, E. M., Green, L. W., Glanz, K., Ayanian, B. S., Mittman, V. C., Cholette, V., Rubenstein, L. V. (2012). Implementation and spreads of interventions into the multilevel context of routine practice and policy: Implementations for the cancer care continuum. *Journal of National Cancer Institute Monographs*, *44*, 86-99.

第二篇

# 告知和教育民眾健康事項

# 第三章　了解和報告科學

## 前言

　　科學是公共衛生的根本。專業人員必須應用科學方法和統計的原理原則去蒐集、分析和解釋資料，以提供科學證據去支持公共衛生的行動和建議。要在公共衛生領域產生傳播效果，則深賴科學研究和科學傳播兩者相輔相成，也就是要讓「需要知道」的人得以知道他們應該知道的訊息。不過，有兩個重要但經常被公共衛生專業人員忽略的工作是：

　　1. 評估有關特定議題的健康科學知識現況。

　　2. 傳播健康科學發現的訊息給一般人，要他們同時在腦中想到這樣的發現對其有什麼意義。

　　公共衛生專業人員必須了解自己的領域，而且要將有用訊息傳達給一般很少受過這方面訓練的人士。為達此目的，本章共分三節說明，第一節介紹公共衛生科學研究的品質；第二節說明一般人如何看待健康訊息；第三節則敘述如何傳達科學的健康知識給一般人，例如民眾、決策者、媒體從業人員和組織代表們。

## 第一節　公共衛生科學研究的品質

　　科學是系統性的知識體系，科學研究是同領域內研究人員採用一致同意的方法學，也就是透過假設和演繹，試圖發現有關現象的普遍真理。所用的方法有量化研究，也有質化研究。

　　要傳播健康相關訊息，首先要確定這訊息是否合乎科學的原則。評估知識的科學品質可從：(1) 研究的考量；(2) 科學共識；和 (3) 資訊來源三

方面著手。

# 壹、研究考量

研究是否合乎科學和下列因素有關。

## 一、研究設計

研究結果的可信度在一開始做研究設計時就已經決定，某些種類的研究設計是優於其他種類，因爲它可以減少偏誤（bias）。而各類實驗設計，依優至劣臚列如下：

1. 實驗研究或準實驗研究（experimental or quasi-experimental studies）。

2. 世代研究（cohort studies）。

3. 個案控制研究（case control studies）。

4. 時間序列研究（time-series studies）。

5. 橫斷式研究（cross-sectional studies）。

6. 生態學研究（ecological studies）。

7. 個案研究（case studies）。

茲將各類實驗設計說明如下。

### 1. 實驗研究或準實驗研究

古典的實驗研究中，研究者將實驗組的人或動物暴露於某種介入活動，然後將結果和在各個方面均極爲相似的一群未暴露者比較。例如一組人接受某種藥物，另一組人則沒有接受該藥物，最後兩組人都接受結果的測量。而準實驗的研究對象，則是成員自然形成的兩個團體，而非研究者控制分配，例如比較某班的國中生和隔壁班的學生。

### 2. 世代研究

世代研究指的是針對同年齡的一群人，長期蒐集資料，它有可能是前瞻性的（prospective or going forward）而要一直蒐集下去，也有可能是歷

史性的回顧性資料（retrospective or looking backward）。蒐集後，研究人員則要檢視隨著時間產生的改變，例如暴露於某種「處理」（treatment）或刺激的某次群體，和沒有接受該類處理和刺激者的比較。

## 3. 個案控制研究

在個案控制研究中，通常是透過調查資料蒐集過往個人曾暴露在某個健康議題（疾病或健康狀況均可能）上的資料，同時也從可匹配而沒有這類疾病或健康狀況的控制組族群蒐集資料，再進行兩相比較。

## 4. 時間序列研究

時間序列研究是分析某群體多次測量的資料，重點是分析比較在介入前後的不同。例如在菸害防制法修正案實施前後，職場吸菸人口的比率為何。

## 5. 橫斷式研究

橫斷式研究則只蒐集某時點的資料。最典型的橫斷式研究就是調查。這種研究設計最大的缺點是，同時蒐集暴露原因和結果兩種資料，所以資料缺乏時序性。如此一來，就很難決定暴露是否真的發生在可能的結果之前。

## 6. 生態學研究

生態學研究亦稱作「區位研究」，它蒐集並比較相關兩類族群層次的資料。這個族群可能是學校、班級、工廠、城市、國家等。此研究設計常用在流行病學研究，資料包括：研究族群的危險因子暴露及疾病分布情形，如族群的疾病發生率（incidence rate）及死亡率（mortality rate）。舉例而言，用每個城鎮的菸酒稅收平均值資料，作為每個城鎮的菸酒消費指標，來和該城鎮的肺癌發生率做相關比較。這樣的研究設計方便用於設立假設（例如菸酒消費高的城鎮肺癌罹患率較高），但是卻可能導出極錯誤的結論，因為犯了生態（區位）謬誤（ecological fallacy）。其原因是群體資料把群體內的變異隱藏起來，而個人因素和群體因素有時有交互作用，會影響結果變項，這些在過度簡化的分析中卻被忽略掉。生態學

研究所下的結論，不完全是對的，資料分析時可用多層次分析校正（multi-level data analysis）。

### 7. 個案研究

個案研究是針對特定案例進行近距離的深入研究，在醫療上有可能是檢視一位病人或醫生。在公共衛生上可能是一間學校的衛生教育策略，而一個案例可能就是分析的單位，包括個人、組織、事件或行動。個案研究最常用在調查某種疾病的危險因子暴露，例如肺結核或冠狀病毒的發生，或突然發生的化學物質暴露，如汞的流瀉。

## 二、人口群和樣本考量

除了檢視研究設計外，同樣重要的是，評估蒐集資料的種類，以及其是否對其欲推論的母群體具有代表性。舉例而言，動物樣本研究可能在科學上很有意義，但結論無法應用到人類。同樣重要的是樣本數要夠大，以及要能代表母群體。

## 三、相關和因果關係

因果關係這個概念，對科學研究的結果與解釋均極為重要。研究若發現因素 A 和因素 B 相關，並不代表兩者一定有因果關係。英國統計學者 Austin Bradford Hill（1965）曾提出因果關係成立的 9 個要件，即「Hill's Criteria」，內容相當詳細，可作為參考：

1. 相關的強度：即相對危險性（relative risk）的大小：當相對危險性的估計值上升時，因果關係的可能性增高。例如吸菸者的平均肺癌死亡率，是非吸菸者的 9 至 10 倍，而重度吸菸者則是 20 至 30 倍。在此情形下，因果關係相當明顯。Hill 本身對相對危險性小於 2 的因果關係相當懷疑，也有其他學者將標準設定大於 2。但即使如此，也不能因相對危險性小於 2，就排除因果關係的可能性。

2. 劑量效應：即危險因子暴露量和效果大小是否相關。如相關性穩定增加，則是因果關係的指標。例如暴露於放射線的劑量越多，症狀越明顯，則因果關係的可能性越高。

3. 反應的一致性：在相似情境下，不同人口群中，這種效果會出現多少次？如果類似結果的研究比率有增加，則因果相關的可能性也增加。

4. 時序正確性的相關：暴露是否先於結果，或疾病的發生和致病因素的暴露時間有適當的延遲發生時間。

5. 相關的特異性：效果有多特異？是否有很多事情影響此效果？要注意的是，對罕見的健康狀況，這個證據可能有用；但對多因子導致的疾病，這個規則可能不甚有用。

6. 生物的合理性：因果關係的機轉是已知的？或有合理的假定？

7. 連貫性：本因果關係的推論，是否與已知的疾病自然史和生物學有嚴重衝突？

8. 實驗證據：是否實驗室動物研究也顯示類似效果？如同前述第6和第7個標準，實驗室動物研究可以支持因果相關。然而，要注意的是，有些人類的致癌化學物質在動物研究顯示負相關。

9. 類推性：是否結構上相似的化學物質引起相類似的效果？例如沙利竇邁藥物和德國麻疹對孕婦造成的影響有先例在前，因此科學家也傾向會接受某些藥物，或病毒在懷孕期間會引發類似但較輕微疾病的例證。

## 貳、科學化的共識

過去有許多研究針對同一健康主題得到相關或相去甚遠的結論，這種矛盾現象有時會帶給讀者，特別是一般民眾，相當混淆的感覺，此時端賴有經驗的研究者系統化整理這些資料，做出一致性的結論，方能提供傳播的素材。

數十年來，「以實證為本」的健康相關研究引發高度重視，其所強調的是，診療上嚴謹的設計與完善的執行，達到知識論上具有強度最高的證據，而非只是經驗（empirical）支持。這種主張也漸漸擴大應用到醫療和公共衛生的各個層級，包括決策和政策應用。本於此種精神，具共識性的時興科學知識，將有助於專業人員和一般民眾做正確決定。以下提出兩種整合科學研究發現的形式。

## 一、專業組織的統整報告

　　有些健康專業機構或組織會定期邀集專家學者提出特定主題的報告，可提供有興趣的人士參考。例如美國有多份針對菸害議題的公共衛生署長報告（The Surgeon General's Report on Smoking and Health），也有針對其他主題的，例如愛滋病、身體活動和營養。

　　此外，有兩項工作指引也很有參考價值。其一是建置於美國疾病管制局（Centers for Disease Control and Prevention）網站，由社區預防服務專案小組（Task Force on Community Preventive Services）所製編的社區預防服務指引（*The Guide to Community Preventive Services*），目的是協助社區工作者去選擇合適的計畫和政策，以促進民眾健康和預防疾病。其製編是用嚴格且系統化的方式回顧科學研究，它特別強調研究設計的品質，會決定計畫和政策的成效。另外，有時也有成本效果分析及經濟相關分析。

　　其二是臨床預防服務指南（*The Guide to Clinical Preventive Services*），由美國 Preventive Services Task Force（USPSTF）製編，主要是針對基層醫療院所提供的篩檢、諮詢和其他個人層級的預防性醫療服務提供建議。資料建置於 Agency for Healthcare Research and Quality（AHRQ）的網站，其內容是針對臨床預防性服務的科學文獻做系統性回顧，探討這些服務的利益和可能風險，並清楚標示科學證據的強度。許多美國專業團體、健康組織和醫療品質審查單位都會參考其建議，並形成臨床標準。在我國，衛生福利部和教育部等公務機關也出版諸多健康議題的工作指引，如糖尿病共同照護指引手冊、登革病／屈公病防治工作指引、學校衛生工作指引等，提供有興趣者參閱。這些政府出版品均由國家書店販售，也可在網路上查閱。

## 二、專業期刊的文獻回顧論文

　　專業科學研究期刊有許多文獻回顧的文章，從事文獻回顧的學者通常使用關鍵字詞去資料庫尋找一段時間內，針對某健康議題所發表的文章，然後表列所回顧的文獻，最後簡述他們在文獻中的發現。

Meta-analysis 是文獻回顧研究中最特別的一類，meta 這個希臘字詞近似「over」、「across」，有「在……之後」及「轉變」的意味，所以有翻譯爲「綜合分析」和「後設分析」。從事 meta-analysis 研究時，學者會根據一套事先設定的規則，選擇研究、資料來源和統計方法，然後從多項研究中合併數據，並針對某個題目計算出一個總結數字，用以估計暴露於 A 因素和結果 B 因素間的相關。（例如暴露於菸害防制的宣導活動中是否就會戒菸，或減少吸菸量）。

這種量化的文獻回顧方式，讓其結論更有說服力，但整合文獻的研究也有下列缺失：

1. 期刊通常都刊登正向結果的資料，不刊登負向結果的研究，所以因果相關的有效性常常被高估。要校正這種現象，必須小心尋找和檢視未發表的報告中，有負向結果的研究。總而言之，這種整合研究可能出現虛假的相關。

2. 要注意研究的作者是否和研究主題有利益糾葛的問題。例如以菸草或藥物爲主題的回顧文章，是否得到菸草公司或藥廠的經費贊助。對有此種經費背景的研究結論，均應有所保留。

3. 要選擇有品質的研究，不要被一些過分新奇誇大的內容所迷惑，同時也要注意有些研究結果是過分類推和誇大解釋。偶爾有些期刊、新聞報導和口耳相傳的新資訊，聽來相當驚奇眩目，但我們應該謹慎以對、細心評估，才決定是否接受其建議。表 3-1 列出一些問題可供考量。

### 表 3-1　評價新科學資訊品質要考量的問題

- 新發現是否發表在可信賴的期刊？
- 這些發現是初步成果嗎？
- 這些完全是新發現？或者之前曾經報告過？
- 和之前的研究比較又如何？（假如和之前的發現不同，爲何這個研究會比較可信？）
- 有多大把握這些研究結果並不是碰巧發生的？
- 什麼是可能的替代解釋？
- 這些結果可能類推到其他族群嗎？
- 什麼是這些發現的限制？
- 基本上可能有什麼缺失？

續表 3-1

> ・是否應該等到較多證據出現時再做判斷？
> ・其他本領域的專家對這些發現有何說法？

# 參、資訊來源

　　一般人評價資訊品質會看其可信度（credibility），意即值得信任的程度以及專業性。就如同我們找人修車時會相信一位修車技師，但不會相信一位毫無修車經驗的人；同時我們也不會相信在「過度飲酒與健康危害」議題中，酒類商業同業工會的理事長是適當的資訊來源。

　　科學資訊來源的可信度可用兩個層面觀察：

　　1. 報告的科學家和他們任職的機構。

　　2. 報告的出版者。

　　想了解個別研究者，可以看他／她以前的研究，在其專業領域中，其他專家對其評價，以及其工作單位的聲譽。這可以運用搜尋引擎如 Google 以及政府建置的研究者資料庫，輸入人名或關鍵詞就可以找到個別研究者的研究成果。研究者任職的工作機構是另一個重要的品質指標，在名聲卓著的機構中工作，通常其研究者的作品都會經過較嚴謹的審查。

　　有些國際期刊如 *Science*、*New England Journal of Medicine*、*The Journal of the American Medical Association* (*JAMA*)、*Lancent* 和 *American Journal of Public Health*，都是學術聲譽較高的期刊，文章經常被其他研究所引用，或作為制定實務政策的參考。臺灣則有由國家科技部主導建置的 *Taiwan Social Sciences Citation Index*（*TSSCI*）和 *Taiwan Humanities Citation Index*（*THCI*），全名分別為《臺灣人文引文索引》及《臺灣社會科學引文索引》，它們收錄在這兩個研究領域中較優質的期刊，這些論文均值得參考。

　　綜合而言，並不需要本身是專家，才能評論科學著作的知識品質。仔細考量上列因素，並保持些許存疑探索的態度，慢慢就會找到高品質的科學資訊，做為健康傳播的素材。

# 第二節　一般人如何看待健康訊息

一般人都有一套自己的世界觀和個人經驗，並非空空如也的器皿，有很多因素會影響一般人吸收、理解和應用公共衛生上的科學資訊，這些因素將簡要敘述如下。

## 壹、興趣

除非有重大疫情發生或個人及家人的健康出現問題，一般人對於健康議題的關注度並不高，這就是傳播學上所謂「涉入」（involvement）程度的高低。每個人每天都有日常要關心的事情，並不是時刻都在思考健康問題，所以要特別努力宣傳，以吸引一般民眾關心健康，讓他們特別關注到公共衛生議題。

## 貳、文化和世界觀

有許多人擁有相當特別化的健康理念，而且各個種族有不同的健康理念，例如東方人受中國文化影響，相信有「陰陽」、「氣」的觀念，這便是屬於東方人世界觀（worldview）的範疇。而世界觀指的是個人或社會的基本認知取向，涵蓋個人和社會的全部知識和觀點，也就是他們認為，什麼控制了他們的生活、權利以及財富分配等。而且可能會和科學化的健康訊息相左，例如宿命論、個人主義和服從權威等。舉例而言，個人主義強烈的民眾可能對平時騎機車要戴安全帽，或新型冠狀肺炎流行時期，搭乘大眾交通工具必須戴口罩，且居家隔離者不得任意外出的禁令非常反感；宿命論者也往往不願做癌症篩檢，他們認為命當如此，逃也逃不掉。傳統上，較不信任政府的地區、人民，也常常不願配合政府很多的預防保健措施。

# 參、信賴和信念

人們不見得一定會相信具有可信度的人,他們可能會相信自己的朋友、家人、同事、牧師、廟公、大眾傳媒、網路、社區組織的領導人,而不一定會向具有可信度的「教授學者」去索取資料。有時這些謠言形成的內容是:「我小舅的好朋友的媳婦吃了某些偏方,結果減重 10 公斤」,但是這些說法卻未提及不成功的案例,關於保健,我們總會聽到眾家說法,甚至是許多特殊案例,它們純屬個人經驗或是鄉野奇談,並沒有科學實證。這些內容就不應被過度放大,或認為適合每個人。事實上,唯有經過大規模研究,合乎前述科學原則的設計,才比較適用於一般大眾。

有兩個心理學的原則說明個人會接受或不相信某健康資訊的原因:

1. 確認偏誤(confirmation bias):指個人選擇性的回憶、蒐集有利的細節,忽略不利或矛盾的資訊,來支持自己既有的想法和假設。一個典型的例子是,一位吸菸者聽說有位吸菸者吸了一輩子菸,也活到 90 歲,就會強化自己的一些想法——吸菸有害健康的說法是誇大不實的宣傳,而且自己可以繼續吸菸。

2. 選擇性呈現和接受(selective exposure):指個人傾向喜歡強化現存觀點的訊息,或避免與其矛盾的資訊。人們通常喜歡和其有類似想法的個人或媒體接觸,因為要人「聞過遷善」是很困難的境界,反而多的是「忠言逆耳」。特別時值今日,消息來源非常多元,要產出具獨特性且科學化的優質公共衛生資訊非常不容易,且所費不貲。資訊從發出到被閱聽眾接受,須有一段歷程。事實上,要產製大量訊息已經很困難,另外,議題是閱聽眾不熟悉和太複雜的情形下,往往讓他們就把眼目關閉起來,不予理會,或只記得開頭和結尾的陳述,要他們因這則訊息而改變行為,更是難上加難。因此健康傳播者應小心,不要讓訊息內承載的資訊量過多,而且須摘要出重點,幫助閱聽眾了解。除非本來對這項健康議題極為關注的人,否則提供更多內容並不會幫助閱聽眾更了解訊息內容。「Less is more」(簡單就是美),這種簡約主義的精神,也適用於撰擬健康傳播教材。

# 肆、資訊的呈現方式和公共衛生問題的本質

資訊的「確定性」是閱聽者很期待的特質。忙碌的現代社會中，每個人都急切希望能夠很快得知訊息的要點，忙碌的媒體從業人員和政策制定者更是如此。每個人忍受「不確定性」的能力不同，所以公共衛生人員往往很難達到他們的傳播期望，例如疫情爆發的原因和傳染途徑往往需要經過調查，且耗時費神。此外，疾病的發生和致死往往是機率問題，而非百分之百的因果關係。如果科學家無法及時提供確定答案，或建議「暫時不需做什麼事，再觀察看看」，經常就會給公眾帶來恐慌和憤怒。

另一個複雜的問題是科學日新月異，針對同一個問題，有時會因為有進一步更嚴謹的研究，而改變了之前的建議，這常常也令民眾無法接受。舉例而言，以往醫療衛生教育人員會告知民眾少吃海鮮、蛋黃等食物，以避免膽固醇過高，但較新的研究發現，我們體內膽固醇約有 70～80% 是內生性膽固醇，是自己身體從肝臟或小腸細胞合成的膽固醇，剩餘的 20～30% 才是來自飲食中，其中最主要引起膽固醇過高的是飽和脂肪酸，所以我們應該要更注意飽和脂肪酸的攝取量，例如五花肉、培根、奶精、烹調用豬油等不宜攝取太多，而適量吃海鮮與雞蛋是沒有問題的。（林世航、吳映蓉、孫惠萍、謝淑貞，2018）

總而言之，傳達科學資訊給民眾是很複雜的。並非我們敘述事實、解釋發現，以及進一步闡述，閱聽眾就會相信我們所說，做我們期待他們做的事情。即使當我們的健康介入措施有很強的科學證據和共識，但是傳達這些科學知識內容，並不必然會帶來行為改變。

# 第三節　傳達科學的健康資訊給一般人

## 壹、健康資訊的內容

健康傳播領域專業人員必須考慮的是，閱聽眾希望能從公共衛生和其

他領域的專家身上獲得什麼訊息？從實務角度而言，大多數人均希望能得到以下四種問題的解答：

　　1. 你希望發現什麼（描述）？

　　2. 爲何它發生（解釋）？

　　3. 這代表什麼（進一步闡述）？

　　4. 需要做些什麼（行動）？

茲將這四種問題說明如下。

## 一、描述

　　描述是報導者基本上寫出「何人、何時、何地、發生什麼，爲何發生」。有一則個案，案例的描述是「2018 年 1 月 19 日有 A 市某教育中心舉辦講習課程，90 餘位與會人員課後出現腹瀉、腹痛等症狀。而進一步調查發現，這是諾羅病毒引起的食品中毒事件」[1]。

## 二、解釋、闡述和行動呼籲

　　解釋和進一步闡述是要回答「如何」和「爲何」的問題。舉上述食品中毒的例子而言，這個案例的解釋是：「午餐菜色分析結果顯示：水梨爲中毒原因的食品，因爲水果不須烹煮，且須經廚工削皮切片裝盒，而水果店清洗的水源爲不潔的地下水。」闡述則是用假設或理論說明事情發生的因果關係或相關性。「若地下水不潔是受諾羅病毒汙染，且未經加氯消毒或煮沸，亦可能成爲汙染媒介。」

　　很多科學家把重點放在科學資訊的描述、解釋和闡述，例如研究或公共衛生監測的結果。然而，應用資訊讓一般人知道某個公共衛生問題，可能會製造情緒上的緊張和害怕。當害怕、憤怒或發怒被引發時，人們可能會否認問題的嚴重性，變成過度樂觀。因此，在發布訊息後，應該要有行動的呼籲。讓人們知道他們在得知訊息後，應該做何種決定。在個人層

---

[1] 本案例見吳佩圜、蘇家彬、戴民主、陳境峰（2020）2018年桃園市A教育訓練中心腹瀉群聚事件，疫情報導，36(9)，138～143頁。

次，可能是鼓勵別人採取某些方法，以避免某些不好的健康後果，例如為了避免得肺癌和其他癌症就要戒菸；對政策制定者而言，就是要制定（或繼續實施）法令、政策或某種措施，例如實施（或修訂）《菸害防制法》，三人以上工作場所禁菸或在職場推動「菸害防制」的健康促進計畫。以上種種措施都能營造健康友善的社會，協助癮君子戒菸，讓從未吸菸者更堅定拒菸的態度。如上述食物中毒案例中，調查者就可提出下列建議。

1. 廚工需確實遵守手部衛生原則，包括處理食物前必須以肥皂洗手。

2. 建議廚工使用自來水或簡易自來水作為清洗用水。地下水要經過處理後，才符合飲用水的水質標準，才能作為飲用水和用於清洗食物。

## 貳、撰寫的脈絡情境

所謂脈絡情境（context），指的是周圍的情境和因果關係。一件事情會發生，以及人們做決定往往不只是行為人本身，其實和其他周圍環境也有關係，科學發現總是建立在之前的研究發現和建議上。

有效的健康傳播，最好是把相關結果呈現在目標對象群的社區內。舉例而言，假若科學研究證實某種篩檢方式有效，地方媒體就可以報導在該社區居民能夠在何處得到這項檢驗。又如假設在國內某個地區發生某位知名演員腦中風猝逝，或公車司機腦中風發作以致發生擦撞多輛自小客車的事故，這時候就很適合發布「如何實行良好健康生活型態，避免吸菸、喝酒、要多運動，減少三高」的新聞。

## 參、基本原則

對外行人說明訊息可能是費時費力的，但為了達到較好的效果，下列原則可供參考。

### 一、根據對象群的背景寫作

先從對象群有興趣和在意的事情說起，例如他們的健康、他們的休

閒，與其他和他們相關的事情，等他們覺得你要敘述的事情爲他們所熟悉，也感覺比較實際後，你可以再進一步闡述。

此外，要連結不熟悉的事項到熟悉事項，比喻是很好的方法。例如電腦和人腦（或者相對的，人腦和電腦，看對象群的屬性而定）。或是用職場組織的合作比喻身體器官的相互影響。簡言之，要從你的目標對象群所熟悉和重要的事項開始。一旦連結建立了，就可以繼續進一步闡述，但是也不要離題太久。

其次，不要用太科技化的術語，例如要用「彩虹」，而非「折射」；用「感冒」這個詞，而非「免疫學」；用「眼睛近視」，而非「屈光異常」；用「洗腎」取代「血液透析」，也可以從一則名人軼事說起，或說一個個案或病人的小故事。

## 二、從一般的概念開始

先從一般的概念開始，接著才敘述詳細的內容。要引導閱聽眾，並幫助他們決定是否要進一步了解詳情，就要先敘述一般原則，再說明詳細內容；或先說結果，以及過程的主要階段，再說明逐步的工作方法；或先說明主要的結果和應用方式，再很詳細的討論發現的證據。說明過程中，最好是穿插例子來印證你的想法。

## 三、清楚描述事件的關係

當對專業人士描述事實時，簡單的學術語詞可能已經足夠，但是對一般民眾說明時，各個概念之間的關係也要說明清楚。有些連接詞可以幫忙閱讀者澄清這些觀念，如「因此」、「再者」、「然而」等等，如果能將這些連接詞用粗體字或斜體字呈現，或加上標題，以及文章分成小段，再加上數字區分各個項目，就可以讓閱讀者更清楚了解。口語表達時，在冗長的演講中加些停頓，或音量、音調的不時改變，也常常可以引導聽眾。上述兩個例子，事實上是有異曲同工之妙。

## 四、避免專業術語

專業人士經常被取笑的行爲就是喜歡滿口專業術語，但是用這種方式和一般民眾溝通時，可能效果不佳。專業人員對自己這種常用專業術語或外國語言的習慣可能不甚自覺，不過爲了讓閱聽眾比較了解，還是應該儘量用簡明的詞語。特別值得一提的是，應該愼用數字，一般人數學能力並不特別好，也常常忘了他們在課堂上學到的數學概念，甚或對這個科目有恐懼感。研究也顯示，學童和成人對於一般衛生教育教材的表格閱讀和數字計算能力，比文字閱讀能力明顯較差（黃淑貞、徐美玲、洪文綺，2016；US Committee on Health Literary, Institute of Medicine, 2004）。因此在設計健康傳播書面訊息時，應該少用繁複的表格，而且不應讓民眾自行計算數字去獲得該有的資訊。

## 五、用簡短的文句和段落

對一個讀者來說，要了解和消化不熟悉、而且很技術性的訊息已經很辛苦，如果還要面對冗長的文句和詰屈聱牙的段落，傳播效果可能不會太好。不管是做公共演講，或接受媒體訪問，要保持簡短的用語、文句和段落。其實教育程度較高者，常常也比較喜歡簡明易懂的字句。

## 六、善用數字（但是不要太多）

一般人希望能夠有數字來幫助他們了解和記住健康科學研究發現的數據，例如「多大」、「多遠」、「多快」、「多少」、「多高」、「多少百分比」等，提供這樣的資訊有其必要，但不要太浮濫，以致閱聽者受不了。同時也要注意以下事項：

1. 用對他們有意義的形式和文字脈絡呈現數量。

2. 要避免科學符號、統計名詞，和一般人不熟悉的數學單位。

3. 用他們了解的說法和類比來說明。舉例而言，新冠肺炎目前（2023年4月）死亡人數全球達到 686 萬人，已將近 30% 的臺灣人口數。

## 七、提供簡單的插圖

　　一定要使用插圖，一張圖有時勝過千言萬語，價值難以估算，特別是在 e 化時代，大眾會期待有張圖片。但要記住，除非意在吸引注意和裝飾用，否則圖片最好是很簡單的。不然也可以用圖表，可以強調重要的相關部分，而把較不重要的部分忽略掉。舉例而言，當為一般大眾準備心臟繞道手術的初學者讀物時，我們希望簡明呈現心臟冠狀動脈狹窄處和繞道血管，圖 3-1 優於電腦斷層攝影的心臟照片，圖 3-2 是示意圖，顯示阻塞的血管可以用手術繞過，讓民眾對手術有概念。

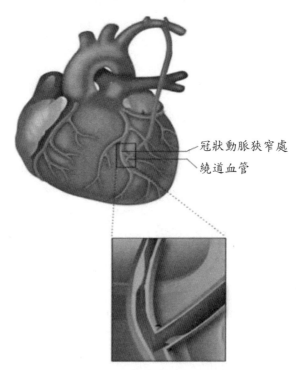

冠狀動脈狹窄處
繞道血管

圖 3-1　適合一般民眾的插圖

資料來源：台中榮總 https://www.vghtc.gov.tw/UploadFiles/WebFiles/WebPagesFiles/
　　　　　Files/72d9c276-5d68-4718-948f8a348c0187c6/ 冠狀動脈繞道手術病人健
　　　　　康指導手冊 .pdf

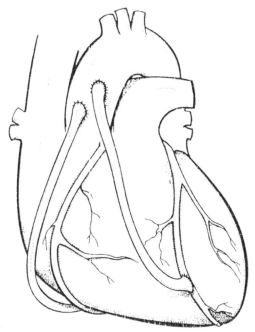

圖 3-2　對民眾有效的插圖

資料來源：Gastel, B. (1983). Presenting Science to the Public. Institute for Science Information Press.


## 八、重複敘述主要的論點

　　複雜的健康訊息有時難以立即理解，特別是用口語敘說時，所以可用下列這些策略：1. 說出主要的論點；2. 再詳細闡述該論點；3. 做結論。在這個過程中，可以考慮用別的說法重複敘述；如「……換句話說……」。

## 九、事先和閱聽眾確認

　　到底以上所敘述的原則是否有效？你的想法有被聽到嗎？最好的方法就是事先詢問對象群。方法包括：

　　1. 如果是接受記者採訪時，可以請他複述你的主要論點，然後再進一步解釋任何不清楚的內容。同時，鼓勵記者打電話給你，如果任何內容看起來不完備或不清楚，讓記者知道你很樂意澄清內容的正確性。

2. 如果是對公眾演講，可以先對該聽眾團體的代表試講，先講過一遍，或給他們看過演講稿。題目有趣嗎？有何讓他們不明瞭之處？從他們的回應中，了解是否知道你的中心旨意？他們的問題有得到解答嗎？他們對內容和形式有何建議？根據這些回應，你就可以修改演講內容。

## 十、避免過多訊息

解釋複雜的健康訊息，已經是相當費力的事情，特別當訊息量很多而內容又複雜時，更是令人難以負荷，因此呈現訊息時要精要。以下提出數個原則：

1. 提供簡短的執行摘要（executive summary），摘錄出重點和建議事項。

2. 用粗體字顯示重要字詞。

3. 要有足夠的留白，避免太過於擁擠的版面。

4. 使用圖表並在其中用箭頭標出重點或概念間的關係，還可加上圖例以協助閱讀。

## 結論

傳播健康資訊給非專業人員是科學也是藝術，如果希望達成效果，就必須有系統、有步驟的進行，從描述問題、解釋和闡述，並提出行動呼籲，讓目標對象群有所遵循，而操作的基本原則，則是要根據對象群的背景來寫作或演講，並且要用平易近人、簡單明瞭的敘述方式；另外，也要善用數字和插圖或表格。如能夠事先和閱聽眾確認內容的適當性，則效果會更佳。最後是應該秉持簡約原則，避免用過多的訊息淹沒閱聽眾。

# 參考書目

林世航、吳映蓉、孫惠萍、謝淑貞（2018）：膽固醇太高，不吃海鮮就對了嗎？https://www.hpa.gov.tw/Pages/Detail.aspx?nodeid=1425&pid=8450（國民健康署健康主題網站）。

黃淑貞、徐美玲、洪文綺（2016）：我國兒童及家長之健康體重管理素養評估量表發展及調查計畫。衛生福利部國民健康署。

Hill, A, B (1965). The environment and disease: Association or causation? *Proceeding of the Royal Academy of Medicine*.

US Committee on Health Literacy, Institute of Medicine (2004). *Health literacy: A prescription to end confusion*. The National Academic Press.

# 第四章　對新聞媒體傳播健康資訊

　　長久以來，有效使用新聞媒體協助民眾增進健康，是傳統公共衛生重要的工作項目之一。然而在現今混亂龐雜的資訊環境中，使用媒體是福是禍，實未可知。但實務工作者仍有必要較深入了解媒體，因為新聞媒體可接觸兩類重要族群：一般大眾和政策制定者，如各級民意代表、政務官及事務官，並在兩者之間做很好的連結。

## 第一節　背景

　　望文生義，媒體本身即具有媒介和管道的意涵，也就是可以達到其他閱聽眾的途徑。新聞媒體原本是如字面上所說的報紙（newspaper），在二十世紀初，只有報紙一種媒體，但是隨著時間推移，新聞媒體開始有重大轉變，原來是大部分城市中有多家報紙媒體，每家報紙會針對某一群特定讀者的需求，提供新聞訊息。時至今日，報紙與讀者之間的關係有了改變，特別是對於 50 歲以下的人來說，電視及網際網路的新聞傳播比報紙更為重要，今日的網際網路提供使用者利用無數個新聞網站，方便民眾瀏覽世界各個角落的即時新聞。

　　大眾傳播媒體包括印刷品及電子媒體，可以說，大部分大眾傳播媒體均致力於娛樂觀眾，其中的新聞媒體則試圖將播報焦點放在對大眾有益及有興趣的真實訊息。表 4-1 列出新聞媒體的類型及傳播公共衛生訊息的方法，電視能夠觸及大量及多元的觀眾群，廣播、印刷媒體（報紙及雜誌）及網路則能深入更專業的群眾。新聞媒體透過多種方法傳播公共衛生訊息，包括新聞廣播、健康性節目、社論、文章及讀者投書等。

表 4-1　新聞媒體的類型及傳播公共衛生訊息的方法

| 媒體種類 | 傳播方法及工具 |
|---|---|
| 電視 | 新聞播送、新聞性節目、健康性節目、脫口秀、社論、付費廣告、公共宣導片 |
| 廣播 | 新聞播送、新聞性節目、健康性節目、脫口秀、社論、付費廣告、公共宣導片 |
| 報紙 | 特別報導（如頭版）、健康或是生活版報導、社論、專欄、社論對頁版的評述、讀者投書、運動、商業或藝文報導、付費廣告 |
| 雜誌 | 特別報導（如頭版）、健康或是生活版報導、社論、專欄、讀者投書、運動、商業或藝文報導、卡通、付費廣告 |
| 網站 | 特別報導（如頭版）、健康或是生活版報導、運動、商業或藝文報導、付費廣告 |

資料來源：Nelson et al. (2002) *Commumnicating Public Health Information Effectively-A Guide for Practitioners*. American Public Association.

　　健康實務工作者偏好使用新聞媒體為傳播途徑，主要有兩個理由：(1)它可廣泛觸及大眾，一般民眾和政策制定者都同樣注意這些資訊；(2) 它是影響人們思考事情的必要角色，美國歷史學家 Bernard Cohen（1963）很早即指出，「新聞或許無法成功的告訴人們該如何解決問題，但卻成功的影響人們要思考些什麼問題」，也就是所謂的「議題設定」（agenda setting）效果。換句話說，新聞媒體在決定要報導哪些事件、議題，或是自我判斷一般人會認為有報導價值的事情上，長期扮演關鍵且具決定性的角色。

　　民眾也經常從新聞媒體獲取健康方面的訊息。有項針對全國成人的調查（張卿卿和陶振超，2017）顯示，國人最常用來獲取健康資訊的前三項管道分別是「網路」（72.0%）、「報紙」（65.2%）與「電視」（64.3%），遠高過「醫療人員」（43.0%）和「政府醫療機構的文宣品」（33.9%）。在緊急狀態下，大眾傳播媒體更是民眾的重要資訊來源，如 2020 年公布的「疫情與媒體的連結」調查資料（臺灣傳播資料庫，2022）顯示，民眾了解疫情消息的主要管道前三名，依序為：電視新聞

（78%）、網路新聞（77.3%）及 LINE（68.6%）。由此可知，媒體在傳達健康訊息上的重要性。

　　健康實務工作者與新聞媒體、記者，常透過接受採訪或舉辦記者會的方式相互溝通。所以有必要了解新聞媒體特性，以及良好溝通的要素，有助於未來工作推展。

# 第二節　新聞媒體的特質

　　新聞媒體具有一些基本特性，這有可能會影響其和受訪者的溝通方式，以及報導的取捨。因此，健康專業人員必須了然於心，方能在工作時得心應手。

## 一、商業考量及報導的競爭性

　　新聞媒體是種規模龐大的商業組織，也要考慮營運績效，因此，可能會投消費者所好來製作新聞。美國著名媒體人 A. J. Liebling（1961）曾經表示，「新聞在社會的功能是告知，但它的角色是賺錢」，就是在描述這個現象。「媒體是個商業組織」的本質，不可避免的就會造成「廣告收益影響報導內容」的問題。例如著名醫療經濟學者 Kenneth Warner 的研究指出（1992），會接受香菸廣告的雜誌就很少報導「吸菸會危害健康」的事實。

　　記者也會對健康議題有興趣，但在與其他議題競爭後，這方面常被新聞媒體所忽略，這種情況在時間有限的電視媒體上更是明顯。健康實務工作者希望電視臺能夠報導這則新聞時，就必須是真的有新聞價值，而且內容要框架（frame）得讓它被選入播報之列。相對的，如果是媒體主動要求一則新聞，就代表這議題具有話題性，民眾可能會有興趣，所以傳播媒體才會將其列為優先報導事項。

## 二、科學與新聞媒體間有相當大的文化衝突

　　新聞記者與學者可能因工作方法及目標的不同而帶來衝突。表4-2是針對大眾傳播媒體與公共衛生目標的對照表，此表可說明兩者的潛在衝突。新聞記者找尋的是具明確、適時、有趣的相關訊息，且記者被訓練從數個看法觀點中來尋找答案。而科學則透過許多不同的路徑和方法，並依據假說實驗、長期觀察，且新證據可能使先前既定的想法改變。而且，新聞報導通常較為誇張，例如有時研究中的藥物僅在動物實驗階段顯示對癌細胞有效用，或尚在人體試驗第一、二期，卻即刻被宣稱為能治癒癌症；這些都顯示科學和新聞兩個專業所關心的重點有所差異。

表 4-2　大眾傳播和公共衛生目標的差異

| 大眾傳播目標 | 公共衛生目標 |
| --- | --- |
| 1. 娛樂、告知、說服 | 1. 教育 |
| 2. 獲利 | 2. 增進大眾健康 |
| 3. 反映社會 | 3. 改變社會 |
| 4. 針對個人所關心 | 4. 針對社會所關心 |
| 5. 聚焦在短期事件 | 5. 聚焦在長期結果 |
| 6. 呈現兩個或更多觀點 | 6. 忽略和冷處理沒有實證的主張 |
| 7. 傳達訊息的顯著部分 | 7. 建立對複雜資訊的理解 |
| 8. 提供確定的答案 | 8. 承認不確定性，結論有可能改變 |

資料來源：Nelson et al. (2002) *Commumnicating Public Health Information Effectively-A Guide for Practitioners*. American Public Association.

## 三、新聞價值的確認

　　有新聞價值的議題，較容易讓記者有採訪和報導的意願，其特性如下。

## 1. 新聞必須是新的

　　依定義，新聞就是有些新東西，但有些例外，非新鮮情況也會被報導，例如傳染病爆發、天災，或因緊急的環境或職業暴露，所導致的傷害等。一般而言，健康議題很少是新鮮事，所以用不同的角度和方法呈現資訊〔或稱重新框架（reframing）〕是很重要的。一個經典的實例是在1980年至1990年代間，使用新的敘述角度來強調菸害，讓一般人更趨向反菸。其方法是：(1) 強調不吸菸者暴露於環境中的二手菸，會對其身體造成危害，而且也對其不公平；(2) 菸商針對兒童和青少年做香菸廣告是戕害其健康，且極爲不道德。這種說法有別於傳統宣導中，只強調吸菸對吸菸者本身有所危害的講法。如此訴求對象群更廣大，也容易引起共鳴。

## 2. 新聞必須是閱聽人需要的

　　新聞的內容應該和閱聽人有相關性，最好是有益於他們的生活。記者在聽完科學家的研究報告後經常發問的問題，也是健康實務工作者可以先自省的問題：「你發現什麼？」和「這對我們的讀者有何意義？」

## 3. 新聞應是即時的，且容易過時

　　資訊釋出後，如果媒體大量報導，但內容千篇一律，則可能降低報導的新聞價值，除非是用新的視野報導，或有新的內容加入，才能夠維持閱聽者的興趣。

## 4. 新聞經常是關心矛盾和衝突的事項

　　新聞記者需要做平衡報導，有時也會讓訊息呈現衝突，此種情況讓實務工作者可能有些擔心，但事實上，也是因爲爭議點，這些健康訊息才有被報導的機會。例如當記者詢問：「您是否對此發現感到驚訝？」時，就可以陳述重點，並對其他可能意見提出自己的看法。

## 5. 新聞讓人有親近的感覺（proximity）

　　親近感很重要，特別是地理上的親近性會讓人有新聞的價值感，所謂「土不親，人親」，有些採用「眞人」增加新聞價值感，利用一個人或多人經驗可以發展成專題報導，除了引發情緒外，也是讓人有親近的感覺。

### 6. 名人效應

知名人士如電影明星或運動明星可以吸引人看新聞，有時某位名人發生健康問題，或是為特殊活動代言，或成為政策倡導者時，也會提升閱聽眾的興趣。

### 7. 其他

較特別的報導方式，如幽默諷刺的方法，具突破性的進展和發現，或是事件週年或連結某些季節慶典等，都會增加新聞性。

## 四、公共衛生機構和公共衛生專業人員的可信度是被認可的

前述全國性成人健康傳播特性的調查（張卿卿和陶振超，2017）顯示，臺灣民眾最相信的健康資訊來源是「政府醫療機構文宣」（95.9%）和「醫療人員」（95.6%），高於「報紙」（83.1%）、「電視」（76.1%）和「網路」（67.8%）。因此，他們認為公共衛生行政機關和醫療人員提供新聞媒體的是最正確的資訊。先前所說民眾經常獲得健康資訊的來源，未必就是他們所相信的。這也意謂著大多數媒體會採訪醫療衛生人員是希望得到專業、中立不偏頗的資訊，而非想要蒐集矛盾或衝突的意見。

## 五、各種新聞媒體有基本差異性

各種媒體有其獨特性質，例如電視是高度視覺化的媒體，需要使用影像傳達其想法，而且通常可以觸及廣大群眾，舉例而言，如果報導兒童需要更多體能活動的主題，就可以選擇一個重視體育教學的學校，去錄製學童活動的情形。

各廣播電臺通常在不同時段各有其特定的擁護族群，不同的主題、播放音樂和談話方式，可能會吸引不同的族群收聽，所以需要針對聽眾的型態決定播放頻道，例如談銀髮養生之道，可以鎖定以老年族群為主要聽眾的廣播頻道，而酒駕報導可以在較多年輕人收聽的頻道播放。同時應注意，使用廣播的新聞報導內容應該較為簡短。

報紙和雜誌文章的長度和形式有異，可接觸到的讀者也不同，報導的

內容由記者自己決定，報紙尤其較具即時性，截稿時間較固定且急迫，因此健康實務人員和其互動時，需要快速回應其採訪需求，並提供較多資訊。雜誌作者通常寫作較有深度的文章，因此截稿時間也較長。

近年來網路新聞平臺大量增加，大多數新聞媒體均有其網站，但也有些媒體僅在網路上呈現。基本上，網路新聞與報紙、雜誌並無二致，但是通常比後二項更具即時性。

## 第三節　對新聞媒體傳播的過程

在和媒體溝通之前，要先考慮目的、對象群、訊息內容和訊息傳遞時機。

## 壹、目的、對象群和訊息

首先要確定這是回應性（reactive）的行動或是積極主動性（proactive）的行動。回應性溝通如記者到公共衛生機關，或民間健康相關組織索取某項新聞的資料；很明顯的，他已經對該項議題表示興趣，並視這個機構或個人是可靠的訊息來源，所以接近（access）並不是個問題。相反的，如果是機構或個人希望新聞媒體對某項健康議題感興趣，則需要框架訊息，讓媒體覺得有新聞價值，而願意刊登這則新聞。

不論是回應性或積極性的傳播溝通，首先均需要決定活動目的。其目的是：告知或說服個人改變某種健康習慣？或是要倡導大眾去支持某項政策？其次要想好，透過新聞媒體所能接觸到的對象群，是一般普羅大眾？或是某些特定人士？或是民意代表？如此細分對象群，或簡稱分眾（audience segmentation），這會影響如何和新聞媒體互動。

其次要考慮訊息的傳播內容，換言之，「要傳達的重點是什麼？」例如「我們希望閱聽大眾採取什麼行動？」以及「我們要求大眾對這個訊息有何反應？」這些問題對於設計健康訊息的內容和形式都是很重要的。

# 貳、訊息的傳遞時機

　　訊息的傳遞時機也是很重要的，在回應性傳播時，必須儘快回應記者的提問，因為他們的截稿時間很緊迫，特別是報社記者。例如日報的截稿時間多在下午 4 點，網路新聞可能無時無刻都在發稿，電視即時新聞需在半小時內找到專家，日報則最多可有半天時間聯繫專家。訊息提供者應該注意這些時間，並進行配合。

　　時機對積極主動傳播也是很重要的。一些季節性或假期性的健康相關議題，如過年時的爆竹傷害和酒駕等，可能會吸引媒體注意；食品如端午節有粽子、中秋節有月餅、柚子，而春節有年菜等，均是發布食品營養資訊，和提醒民眾注意食品衛生、年節期間慢性病藥物服用注意事項的好時機。例如衛生福利部（2015）的新聞提及柚子是中秋節的應景水果，但柚子和葡萄柚併用某些藥物，如降血壓藥、Statin 降血脂藥、抗心律不整藥物、免疫抑制劑等，可能增加藥物不良反應（風險）發生機率，故建議正在服藥的民眾可以應景淺嘗幾瓣無妨，但切勿大量食用，以免發生藥物和食品的交互作用。一些著名事件（如八仙塵爆）的週年，或有一些正在新聞報導中提及的事件（如名人或明星罹患可預防的癌症或發生事故傷害、政治人物感染新冠肺炎），也都可以增加媒體報導的興趣。

　　但是也有讓人失望的時刻，例如若社會上發生較重大的事情，如政治事件或天然災變，媒體報導篇幅甚鉅，例如主要政黨的總統提名人揭曉當天，如果要吸引媒體報導和刊登健康議題，如全國小學生潔牙比賽冠軍的表演活動，則相對困難。但也請不必太氣餒──這就是人生，下次總有機會的。

# 參、與新聞媒體互動的具體建議

　　不論是主動對媒體發布訊息，或是被動地接受採訪，皆可參考以下建議來增進互動的效果。

## 一、為採訪做準備

接受採訪者在面對記者時，可能會膽怯，或覺得有點壓迫感，好像身不由己。事實上，在採訪過程中，雙方都得學習，有商有量，互相讓步，並交流想法，也認識到彼此都需要對方。可能最重要的一點，就是實務工作者不必因為有記者在電話另一端等候，就貿然接受訪問。相反的，應該多花一些時間了解訪問的緣由，搞清楚後，可以同意當天較晚時再回電話。同時在這一段空檔時間可以檢視資料、彙整訊息，並且撰寫接受採訪時的書面文件，如後面段落中所述。

在接受訪問前，應向記者詢問一些問題，如：(1) 訪問的截止期限為何？(2) 訪問是預錄的或現場直播？(3) 這個報導確實要講的內容是什麼？(4) 已經有誰接受過訪問？(5) 會探討哪些爭論議題？記住：被詢問接受採訪意願者沒有義務回答自己不了解的問題，發生這種狀況時，應請記者去找更清楚該問題的專家，而若答應記者將提供後續資訊，就應盡快做到。

## 二、撰寫一份接受採訪的書面文件

在媒體採訪前最重要的事情就是要準備一份書面文件，內容就是要對記者說明的最重要事項；理想中，它應該是會出現在新聞報導的第一段，或是作為廣播、電視、網路新聞的第一個或第二個句子。除目標清楚外，內容應該簡短明確，以符合新聞報導的規格。此外，應該有個可讓讀者銘記在心的「主要訊息」（take home message）。美國疾病管制與預防中心（US Centers for Disease Control and Prevention）所設計的首要傳播目標綱要（Single Overriding Communication Objective, SOCO）甚為簡明，可作為各界接受採訪或提供媒體訊息時參考，如表 4-4。

表 4-4　美國疾病管制與預防中心首要傳播目標

| · 主要訊息：提供意義和情境內容<br>用一段話，說明你希望傳播的觀點和目標。 |
| --- |
| · 主要事實<br>三個你希望讀者了解（有關本議題）的事實是什麼？ |

續表 4-4

| · 目標族群<br>誰是你希望本訊息能接觸的主要目標族群？誰是次要目標族群？<br>主要目標族群：_____<br>次要目標族群：_____<br>第三重要目標族群：_____ |
| --- |
| · 傳播目標<br>什麼是讀者需要了解的訊息或採取的行動？ |
| · 主要聯絡人<br>在你的辦公室／組織內，誰是主要的接觸人員？<br>姓名：_____　　電話：_____<br>方便接洽的日期和時間：_____ |

## 三、少用艱深的專業術語和數字

在傳達訊息時，儘量用日常語彙來訴說，如此可以減少被錯誤引述的機會。如果要使用專有名詞，必須先有一些內容介紹，而且要解釋清楚。

如果內容中有數據，挑重要的介紹就好，不需要多，大多數新聞報導並不會有很多數字。可以對記者敘述一、兩個數字，由他們決定如何採用，並且應該簡化其內容為較清晰具體的概念。例如癌症罹患率用「癌症、時鐘」的概念發表，即很清楚易記。媒體（太報，2023）使用的標題為「癌症死亡時鐘又調快 3 秒！每 10 分 7 秒就有 1 人癌症死亡」，內文則敘述：「癌症蟬聯國人十大死因榜首 41 年，去（111）年累計 5.2 萬人死亡，癌症死亡時鐘較前年快 3 秒，每 10 分 7 秒就有 1 人因癌症死亡；癌症時鐘撥快推測與癌症篩檢率下降有關。」概念相當清晰易懂。另外，也可使用視覺化的陳述，如圓餅圖、線型圖或肥胖地圖、癌症地圖等，都有助於數字的解釋。

## 四、適切的回答問題

在處理採訪問題時，很重要的是要先想好媒體會問哪些問題，以及想好要如何回答這些問題。通常實務工作者應該要準備一張答客問（Frequently Asked Questions, FAQ），這些問題不僅要有顯而易見者，也應包含較困難的，甚至有些令人難以招架的惡魔問題也應預想到，並且事先練習回答內容，以減少焦慮感。

　　一個簡單的「是」或「否」，並不足以讓記者滿意，答案必須要要詳盡闡述，最好有實例可以佐證，並且說得更清楚。被採訪的當下，實務工作者也應該承認，社會上亦有不同的觀點和立場存在，而且可以進一步討論。同樣重要的是，被訪問者切忌說「相關內容不能對外公布」或「無可奉告」。特別是公部門工作者，絕對不能用這樣的詞語。

# 參、注意事項

## 一、需和新聞記者發展長期友好的互動關係

　　和媒體保持良好互動非常重要，卻也常常被忽略，特別是在地方層級的工作單位。如何和記者建立良好關係？最簡單的方法就是：迅速回應記者的要求，提供他們索取的資料。而且，提供的資料最好讓媒體立即就能使用。此外，跑同一路線的各媒體記者往往處於競合關係，不僅不能漏新聞，又期待有獨家新聞發，工作壓力也是相當大。發布消息的人員如能展現誠實正直的行事風格，也有助於彼此互動。

　　值得一提的是，公共衛生實務工作者經常期望新聞媒體可以協助宣導，但媒體自許為第四權，功用為監督政府，摘奸發伏是他們的天職，並非可操縱的工具，所以雙方實需彼此體諒對方立場。唯有實務工作者平時和記者保持良好關係，未來機關想主動請媒體發布新聞，方能輕易達成目的。

## 二、消息未獲得媒體關注時，也別沮喪

　　大部分公共衛生人員的最大挑戰或許是不會、也不想和新聞媒體打交道，一方面可能是得不到媒體的注意力，另方面也可能是曾經在打交道的過程中發生衝突，因而產生挫折感。但因媒體的影響可及於一般大眾與決

策者，並可引發大眾對健康議題的興趣，因此仍須更加努力和新聞媒體打交道。尤其要注意的是，俗話說：「當不提供消息時，錯誤的消息就會趁隙而入。」躲避媒體或不發訊息、拒絕採訪，永遠不是一個好主意，定期開記者會則是不錯的解決之道。

　　另一種情形是，媒體關注的公共衛生議題往往都是極短期且具爆炸性的議題，例如伊波拉病毒出現在許多媒體和電影中，但在現實生活中除了非洲疫區外，其他地方其實幾乎未曾出現。相對的，日常生活中常見的菸酒、檳榔引起的疾病和職業傷病，並不特別引起大眾注意，這些都需要實務工作者長期持續努力，用更多創意來發展更多有價值的訊息內容與傳播途徑，來扭轉這種情勢。

## 三、要適當安排和媒體互動的流程

　　和媒體互動時，有些是機關主動溝通，因為有些訊息要傳達，此時要思考其中有何賣點，相反的，若是應媒體之邀的回應性溝通，就必須決定是否需要回應；若沒有新的消息，在回應時也可以回答：「目前沒有新的消息。」

　　假若決定要回答時，應該讓較高層的行政主管知道有這樣的活動，而主管必須指定發言人，人選在組織內部尋找，或在組織外延聘均可。同時要運用有媒體應對經驗的人，例如機關內或其他機關的公關部門人員以及新聞傳播科系教師。公關人員可以提供一些基本資料，例如媒體截稿時間、其他也曾被訪問的人，和最近該話題被報導的內容等，或者可以將該議題的採訪排在機關例行記者會議程內。

## 四、不要過度相信記者，或和記者談論太開放的內容

　　和記者應對太封閉不好，但太過於信任記者，以致太開放，也會製造問題。如前所述，新聞是個專業，而優秀的新聞記者往往是問問題的高手，他們會嘗試和受訪者建立信任關係，但是健康實務工作者千萬不要忘記：「記者永遠在找新聞」，能夠引發矛盾衝突的回應，極有可能在第二天就上了新聞版面，或出現在雜誌和網路上，切記！「記者（鏡頭）面前

沒有玩笑話」、「記者生活中沒有『純粹聊聊天』這回事」，和記者談話務必謹慎。要知道所有發言從接受採訪，直到記者掛斷電話、採訪團隊車輛駛離機關的停車場，所有說過的話都是記錄在案。公開發布資訊，豈可不慎？

### 五、慎重處理媒體引述錯誤或斷章取義的情況

　　健康實務工作者愈常和記者溝通，就愈有可能被錯誤引述或斷章取義。當此種狀況發生時，必須迅速決定是否要回應，如果只是引述錯誤或斷章取義，而沒有太過分，在此建議，通常是可以忽略，冷處理即可。如果認為這個錯誤實在太嚴重，而決定更正的話，就應該聯絡記者，而且告知其錯誤所在，但媒體不見得一定會發布更正聲明或釐清事實。而若是報紙或雜誌刊載錯誤消息，另一個可行辦法則是寫封讀者投書去澄清這件事。

## 第四節　撰寫新聞稿

　　撰寫新聞稿是健康實務工作者很重要的能力，因為發新聞稿是免費的公關，也有廣告效果。此外，更可以創造新聞議題，讓大眾注意、討論，進而形成信念和態度，達到宣傳效果。

　　新聞稿如果寫作得宜，相當接近報社發表的要求，讓編輯不必大幅修改，就可以直接發表，這會大幅提高文章被採用的機會。因此，學習撰寫合乎格式的新聞稿是很重要的。

## 壹、新聞稿的基本要素

　　新聞報導的內容必須包含六個「何」的問題：何人（who）、何時（when）、何處（where）、何事（what）、為何（why）和如何（how），也是靠這 5 個 W 和 1 個 H 組成新聞的相關內容。一個報導最好具備這六

個要素，讓讀者能很快得知事件的概貌。

# 貳、新聞稿的架構

　　新聞稿撰寫的最重要原則就是簡淺明確，而且有其特殊的段落結構，也就是文體。一般而言，新聞稿有三個部分：導言（或引言）和本文，最後加上標題。由導言和本文構成的新聞稿，有數種不同的段落結構寫法，本書就其中最被普遍使用的「倒金字塔式」加以說明。

　　「倒金字塔式」的寫作方式又稱為「倒寶塔式」，其寫法是把較重要的新聞元素寫在前面，較不重要的元素寫在後面。此種寫作架構符合一般民眾希望獲得資訊的思考邏輯，也方便編輯人員處理稿件，因為在版面有限的情況下，如果由於稿擠，必須刪除一些文字時，編輯可以將新聞稿後端的段落直接刪去，也不至於影響報導內容。

# 參、撰寫新聞稿的過程

　　寫稿之前就要開始蒐集各項資料，並決定要報導的主要事件和方向，以及如何把新聞稿發送到適當的傳播機構，工作步驟可以分為以下幾項。

## 一、蒐集和整理資料

　　在動筆之前要先蒐集相關資料，例如想發布某項疾病的預防保健活動訊息時，首先，可以蒐集該項疾病在國內及本地區的流行情形，及民眾的相關知識和預防疾病的態度、行為概況，以及目前有何相關宣導活動，和本次預定推動的事項有何相關性。接著也可以蒐集其他相關資料，逐步充實新聞內容，最後可以訂出行文脈絡。

## 二、撰寫導言和本文

### （一）導言的寫作

　　導言就是新聞稿的第一段，新聞重點一定要在第一段揭示清楚，亦即

要簡潔闡述新聞事件，而且要寫得強而有力，引發讀者閱讀的興趣。而要決定新聞重點何在，用五個「何」（W）的問題也相當有用，若其中一個「何」（W）的重要性高過其他，這個部分就會成為新聞的主題。重點不同，寫法也會有所差異。如果是以時間為重點的新聞，應該在導言中就寫出「何時」這個重點。如果在導言中無法全部寫出 5W1H，可將「何事」與「為何」兩部分在第二、三段內文中補述。

　　導言的寫法，可用下列方式來報導可能引起談論或評論的話題：

　　1. 就新聞故事中，一般人最關心的部分概括敘述。

　　2. 運用數據事實，顯示話題的可靠性。

　　3. 依時間先後敘述事實，如果時間序很重要的話。

以下舉一則 2022 年的新聞報導標題和第一段的導言為例：

---

**衛生局把關日本進口食品，公布輻射殘餘查驗結果**

　　為監測市售食品中輻射殘留狀況，宜蘭縣政府衛生局於 111 年 7 至 12 月間至超市、賣場及食品進口商抽驗市售包裝及散裝食品計 196 件，其中包含生鮮蔬果、水產品、乳製品、嬰幼兒食品、休閒食品、調味醬料、飲用水及茶類等，並依「食品中放射性核種之檢驗方法」進行輻射檢測，檢測分析項目包含碘 -131、銫 -134、銫 -137 等人工核種，檢驗結果皆符合規定。

---

這篇導言回答 5W1H 的情形如下：

**何人**：宜蘭縣政府衛生局。

**何時**：111 年度 7 至 12 月間。

**何事**：抽驗市售包裝及散裝食品計 196 件，並依「食品中放射性核種之檢驗方法」進行輻射檢測。

**何處**：超市、賣場及食品進口商。

**為何**：為監測市售食品中輻射殘留狀況。

**如何**：檢驗結果皆符合規定。

　　許多機關都希望其所舉辦的活動可以廣為周知，以上這則新聞報導的導言內容四平八穩，可為參考。

## （二）本文

　　本文就是導言之後的第二段、第三段和其後的文字。新聞稿的內文有兩個功能：(1) 發揮解釋的功用；(2) 補充導言提到之事件的次要事實；(3) 分擔導言過多的內容。寫作本文時，作者應該將前述整理過的資料，剔除無關的部分後，依序鋪陳，如此寫作出來的成品就會井然有序、易於明瞭。

　　綜合整理以上內容後，可用圖 4-1 簡示新聞稿寫作內容的順序邏輯。

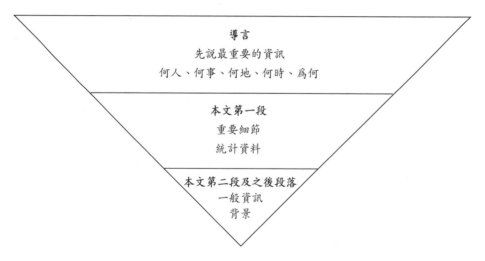

**圖 4-1　新聞稿各個段落寫作內容的邏輯順序**

## （三）下標題

　　標題是新聞稿中最後撰寫的部分，而且要能點出整篇稿子的重點，以收畫龍點睛之效。下標題的原則如下：(1) 標題要短；(2) 簡單易懂；(3) 要有動詞，使標題鮮活起來；(4) 要有節奏感，讀來有抑揚頓挫的感覺，可加深讀者印象。舉例而言，上述導言的標題是「衛生局把關日本進口食

品，公布輻射殘留查驗結果」，看來很積極生動，值得參考。

### （四）寫上發稿日期和聯絡方式

新聞稿的第一頁要註明發稿日期，同時為了讓記者知道從何處以及向誰可以索取更多資料，要在新聞稿上列出聯絡人的姓名和電話號碼，或電子郵件信箱（e-mail）帳號。這常列在新聞稿左（右）上角發布日期之下，或是在新聞稿最後加上「詳情請洽」、「新聞聯絡員」等字樣後列出資料。

附錄 4-1 列出一份前述地方公共衛生機關新聞稿，相當符合以上所述各項原則，可供參考

## 參、發送新聞稿

發布新聞稿的途徑很多，如郵寄、快遞或透過傳真皆可，當今科技時代則較多使用電子郵件和 LINE 等新興媒體。如果希望某些記者收到此新聞稿，則可上媒體網站找記者的電子郵件，或直接打電話到媒體找記者，表示有新聞稿可以提供。機關的發稿者也可於徵得長官同意後，在服務機關的網頁公布新聞稿。

## 肆、注意事項

1. 新聞稿是精鍊的文章，要懂得割捨，儘量用最少的字，表達最完整的意思。一則新聞字數原則上不要超過 600 字，至多 800 字。
2. 新聞稿內容要據實報導，避免過度吹噓和自我膨脹。
3. 文章要通順易讀，千萬不能出現錯別字和漏字，也不要有文法的錯誤，更不要使用火星文和注音符號。
4. 寫完稿件後要進行檢查和校對，以避免錯誤。最後，投遞之前可以再多看一眼，做事細心謹慎些，總是不會錯的。

# 第五節　舉行記者會

## 壹、爲什麼需要舉辦記者會？

當有新的健康訊息或具衝擊性的健康議題發生時，舉辦一場記者會是個快速有效的方法，可以在媒體大量曝光，透過記者報導，媒體向大眾傳達最新訊息，喚起民眾有效回應，共同守護社會的健康。此外，如果要讓記者會發揮最大效益，透過網路媒體能讓登載的新聞資料在日後被搜尋到，也可讓當天記者會有後續曝光的機會。

## 貳、記者會流程該如何規劃？

### 一、前置作業準備

首先，應規劃出記者會的主題、預估參加人數和邀約媒體數量，確認揭露的訊息，並決定舉辦記者會的日期，需特別注意當天是否和其他重要大事撞期。例如國家考試、重要節慶或是另有政治人物、名人等召開記者會，記者會依據重要程度選擇是否出席，因此必須避開以上列舉的情況，以提高出席率。然後找到具有象徵意義的地點召開記者會，並安排在一個和其他事件不相衝突的時間。

此外，記者會舉辦的時間要配合各類媒體的截稿時間，例如晚報截稿時間或電視午間新聞播出時間，如此才能夠被報導出去，達到效果。

### 二、挑選適合的記者會場地

依據來賓和媒體數量的不同，記者會的場地大小有非常大的差距，從小規模的茶會到幾百人的新品發表會都有，所以依照人數挑選適合的空間與設備，才不會讓場地看起來過於空曠和擁擠，尤其電視臺可能會有較大型的腳架，需要有足夠的空間，才能拍出好看的畫面。除了場地大小的選擇，地點也非常重要，地理位置方便、有足夠的停車位，也會提高記者採訪意願。

## 三、記者、媒體的邀約

前一天將新聞稿以傳真或信函送達記者處，然後以電話追蹤聯繫，請教他們是否接到訊息，解釋這件事情的原委，試著使他們承諾前來，切記要使記者看到新聞稿及背景資料。

媒體邀約是記者會最重要的一個環節，須依照議題和記者會內容的不同，發給對應的記者，特別是醫藥線記者務必要邀請到，建議在活動兩個禮拜前先確認出席名單，並於 1 週前發送記者會邀請函。若記者會議題夠吸引人，可以附上清楚完整的相關資料，也會讓曝光的資訊更完整。會議前要在會場檢查音響設備是否足夠讓每個人皆能聽到講者聲音，以及能看到講者。

## 四、現場活動的進行

為了讓記者會能夠照流程順利走完，現場時間的安排和秩序掌握要注意，記者會前也可以先彩排、預估突發狀況或是練習負面提問。記者會中要用具有機構識別標誌的主題背板、大螢幕電視牆、影片等，可以讓電視畫面更加豐富，最後也需要保留時間給記者提問。讀一段簡短的書面聲明（大約 5 分鐘），然後讓媒體問問題，指定組織中對這個問題有認識者對媒體發言，記住要讓他們戴上標識，說明他們是組織指定的發言人。

## 五、會後作業與新聞稿的發布

記者會結束之後，必須把事後新聞稿傳送給未出席的記者，新聞稿的內容應包含理念傳達說明、舉辦記者會的目的和想揭露的訊息。

## 六、後續成效檢討

記者會的花費高，後續也必須進行檢討回顧，包括蒐集各媒體對記者會的報導內容做剪報資料，以評價該記者會的曝光效益，做為以後舉辦的參考。

# 結語

　　新聞媒體的傳播效果無遠弗屆，而且又有議題設定的效果，對健康資訊的傳達極有幫助。健康實務工作者若能合宜的運用媒體力量，就可以作為提升工作效能的動力，但若運用不當，就可能成為一大阻力。因此，與新聞媒體溝通前，就必須了解大眾傳播的特性，體諒彼此工作文化的差異，與媒體保持良好的互動關係。

　　另一方面，由於社會進步，人們愈來愈注重健康議題及消費者權益，加上近年來急性傳染病事件（SARS、禽流感、H1N1、COVID-19 新冠肺炎）頻傳，新聞媒體對於公共衛生議題的關切度大幅提升，健康相關新聞也愈來愈多，然而新聞媒體在呈現問題或事件時，有時會受制於新聞價值判斷、新聞陳規、記者個人或媒體組織因素，或社會刻板印象的影響，而在報導內容上出現缺失，或有所侷限。當記者不當引用消息，可能會降低新聞價值。因此新聞媒體也需要醫療健康專家的協助，一起共同推動有益社會的各類健康事務，達到雙贏目標。

# 附錄4-1　新聞稿

發布日期：111 年 12 月 30 日

發布單位：衛生局食品藥物管理科

聯絡人姓名：莊○○科長

電話：03-9322×××

## 衛生局把關日本進口食品，公布輻射殘留查驗結果

　　為監測市售食品中輻射殘留狀況，宜蘭縣政府衛生局於 111 年 7 至 12 月間至超市、賣場及食品進口商抽驗市售包裝及散裝食品計 196 件，其中包含生鮮蔬果、水產品、乳製品、嬰幼兒食品、休閒食品、調味醬料、飲用水及茶類等，並依「食品中放射性核種之檢驗方法」進行輻射檢測，檢測分析項目包含碘 -131、銫 -134、銫 -137 等人工核種，檢驗結果皆符合規定。

　　本府衛生局另針對日本輸臺食品進行原產地標示查核計 3,527 件，結果計 2 件日本包裝食品未依《食品安全衛生管理法》第 22 條規定及《消費者保護法》第 24 條第 2 項規定標示，其中 1 件違規產品已裁處在案，另 1 件違規產品已移請來源廠商登記所在地之衛生主管機關進行後續查辦。

　　衛生局將持續針對市售日本輸入之包裝食品及散裝食品進行查核與檢驗，依規定日本輸入包裝食品應依其原文以繁體中文明顯標示產地至都、道、府、縣；而日本輸入散裝食品應依「食品及相關產品輸入許可通知」載明生產國別（原產地），以插、立牌、標籤等方式，以繁體中文揭露產地資訊至都、道、府、縣。

　　有關衛生福利部食品藥物管理署「日本輸入食品每日輻射檢測結果」，可逕至該署網站（網址：https://www.fda.gov.tw）首頁 > 業務專區 > 食品 > 日本輸入食品輻射檢測專區 > 最新食品輻射監測專區項下查詢；另行政院農業委員會漁業署針對「沿近海漁獲輻射抽驗檢測結果」，可逕至該署網站（網址：https://www.fa.gov.tw）首頁 > 訊息公告 > 檢驗專區 >

輻射檢驗結果項下查詢。

　　民眾如有食品衛生安全問題，可撥打衛生局食品藥物管理科專線：03-9332779，或洽衛生局政風室廉政食安專線：03-9322634 分機 1501。

# 參考書目

太報（2023/6/12）：癌症死亡時鐘又調快3秒！每10分7秒就有1人癌症死亡。https://www.taisounds.com/news/content/92/64603

張卿卿和陶振超（2017/12/13）：台灣民眾的健康傳播特性。科技部傳播調查資料庫電子報61期，http://www.crctaiwan.nctu.edu.tw/epaper/%E7%AC%AC61%E6%9C%9F20171213.htm

臺灣傳播調查資料庫（2022）：疫情與媒體的連結—疫情期間台灣民眾使用媒體之情形。https://crctaiwan.dcat.nycu.edu.tw/ResultsShow_detail.asp?RS_ID=150

衛生福利部（2015）：中秋吃柚，小心藥物交互作用。https://www.mohw.gov.tw/cp-2648-20155-1.html

Cohen, B. (1963). *The Press and Foreign Policy*. Princeton University Press, 1963.

Liebling A. J. (1961) The Press. Ballentine.

Nelson, D. E., Brownson, R. C., Remington, P. L., Parvanta, C. (2002). *Commumnicating Public Health Information Effectively-A Guide for Practitioners*. American Public Health Association.

Parvanta, C. F., Nelson, D. E., Parvanta, S. A., & Harner, R. N. (2011). *Essentials of Public Health Communication*. Jones & Bartlett Learning.

Warner, K. (1992).Cigarette advertising and magazine coverage of the hazards of smoking. *New England Journal of Medicine, 326*:305-309.

# 第五章　政策溝通與倡導

## 前言

　　在生態學模式中，中央和地方的法令規章形成環境因素，會影響健康，其中包括：資源如何配置、管理和保護。社區內很多團體都關心健康議題，要在多個團體間折衝協調，就是個充滿政治角力的工作。傳播工作的著力點在於將衛生資料呈現給決策者，以獲得支持。

　　健康政策範圍廣泛，可能影響個人生活，例如食品標示、三人以上工作場所禁菸規定、學校營養午餐供應等，均多方影響民眾生活。政策能夠成立和執行，往往是相關人員的熱情和政治力激盪形塑的結果，也是相當複雜的歷程。本章將描述如何把公共衛生資料傳達給政府層級的決策者，並將這些資料所呈現的問題，形成一個議題，用倡導的策略，喚起民眾和決策者的注意，以達到提升民眾健康的目的。

## 第一節　政策制定者的特質

　　政策制定者包括各級民意代表以及較高層級的行政人員，例如衛生行政機關首長，他們有權決定法律、政策和分配資源，而這些都深深影響平民老百姓。影響公共衛生決策的因素很多，包括問題可預防的程度和嚴重程度、經濟因素及公共利益。有時即使公共衛生資料很明確，也很一致，但也可能有多種不同解釋和政策方向的選擇。

　　依照理想，政策制定者在發展政策、執行計畫時，應該將科學知識奉為根本，然而在實務上，許多決策是基於短期需要，而非由長期的研究指引。確實，科學發現往往是長時間累積得到的成果，然而在危機當下，政策制定者必須用迅速和明確的方案回應民意。儘管有這些挑戰，不過，從

研究和監測系統得到的資料，仍然是健康傳播工作者最重要的溝通工具，
因為「事實」勝於雄辯，一般人很難反駁。

　　公共衛生專業人員和政治工作者決策過程不同，在公共衛生和醫療專
業領域，經常是個人或少數人就可以做決定；相反的，在政治系統內運作
是靠表決達成共識。行政官員和民意代表的不同處，如表 5-1 所示。

表 5-1　各種政策決定者特質

| 特質 | 公共衛生部門行政人員 | 立法部門民意代表 | 立法部門工作人員 |
|---|---|---|---|
| 1. 在職時間 | 較長 | 較短 | 較短 |
| 2. 督責者 | 縣市長、衛生機關主管 | 選區選民、政黨 | 立法委員、議員、委員會主席 |
| 3. 個人和選民的關係 | 普通 | 高度相關 | 高度至普通 |
| 4. 知識範圍 | 對健康議題有深度知識 | 較為寬廣但不深入 | 較為寬廣但不深入 |
| 5. 依外在因素做決定（研究除外） | 低至中度相關 | 高度相關 | 高度相關 |
| 6. 在特定議題上花費的時間 | 較長 | 較短 | 較長 |
| 7. 依循的資料 | 科學的實證研究由專業領域得到的經驗 | 科學、媒體；「真實世界」案例，選民、遊說者：政黨的優先順序 | 科學、媒體；「真實世界」案例，選民、遊說者：政黨的優先順序 |

資料來源：Parvanta, C. F., Nelson, D.E., Parvanta, S. A., & Harner, R. N. (2011).
Essentials of Public Health Communication. Jones & Bartlett Learning.

　　行政官員通常對健康議題的認識較深入，做決策時較傾向用科學實證
資料，也因為和選民沒有直接接觸，因此不像民意代表需要對選民意見立
即回應。相反的，民意代表對一般知識的接觸較廣泛，但對健康議題並不
特別深入，同時他們的政治工作特質也讓其較重視輿情和選民意見的迅速
回應。

# 第二節　和決策者溝通的過程

本節所稱決策者，主要是指制定法律的民意代表。

## 壹、接近決策者

和決策者接觸的第一步，通常是透過他們的助理。助理的任務是讓其上司了解這個議題，並且避開提案中可能的陷阱。助理通常對決策者是否接受提案具有相當影響力，提案人和助理互動時，陳述要有說服力，同時要讓助理向上司報告時，訊息簡明且能化為政策行動。為達此目的，可以準備新聞節目的一小段錄音或錄影檔聲刺（soundbite），方便助理使用。健康醫療的訊息通常是極為複雜的，當決策者和其助理想要有更詳細的訊息時，或許會向提供聲刺者請教，此時就可以更深入的敘述。

## 貳、留意輿情

### 一、媒體掃描（media scanning）

透過媒體掃描，機構可以了解媒體如何看待自己的機構，以及整個健康醫療工作。在很多機構，媒體掃描係用剪報方式處理，公關部門人員一大早會剪下主要報紙（早期的《中央日報》、《聯合報》、《中時》、《自由時報》、《民生報》等）的重要衛生新聞，然後送到相關部門提供工作人員參考。其後隨著媒體工具的發達，特別是網際網路的出現，媒體掃描工作愈趨容易，但也更複雜。有些機關會將相關新聞放在機關內部網站，但也有較特別的，例如我國疾病管制局（現今疾病管制署的前身）在嚴重急性呼吸道症候群（SARS）發生之後，於機關內部設有戰情室，其中有監看各電視臺新聞報導的設備。

### 二、新媒體工具

近年來網路媒體和社群媒體發達，讓訊息傳播更是無遠弗屆，許多人

都在網際網路上搜尋訊息。要了解一般民眾所關心的議題為何，可以使用 Google 公司所開發的 Google 趨勢（Google Trend）軟體。此軟體在 2008 年推出，只要輸入關鍵字，就可以透過指定的時間、所屬領域和資料來源範圍，來進行這個關鍵字的時間序列以及流行度分析。一般而言，公共衛生議題的線上搜索度較其他社會議題為低，但仍不妨使用這個工具。

# 參、呈現政策訊息

溝通時可以就目的、對象、訊息和途徑四方面來考量。

## 一、目的

和決策者溝通的目的主要是說服他們，以獲得資源，或在計畫、政策及法規上得到支持。健康工作者應該採取明確的立場，並根據科學證據，提出明確的訊息。訊息要很明確的回答兩個問題：「我的目標是什麼？」「我希望留下什麼訊息給這位決策者或這個機構？」同時要注意的是，如果政府官員希望和立法委員等民意代表溝通，其談話內容必須獲得較高層級的行政人員或機關首長同意。

## 二、對象

溝通要成功，必須了解受眾，對決策者也不例外。要注意的是，決策者通常都很忙碌，而且針對某項議題也經常接到各方請託。所以要提出請求前，多了解這位決策者及其辦公室的運作方法，成功的機會就愈高。如能事先上網或和其有交情的人打聽其背景喜好和投票紀錄，溝通上應該會有助益。此外，民意代表的個人網頁往往就有許多公開訊息，可以多予以使用。

## 三、訊息

能夠打動決策者的訊息必須簡單、明確、合乎情理，並有科學實證支持，同時最好有實際案例，會更有說服力。如果訊息是要陳述給立法院的

委員會，就要針對委員會中有極大影響力者發出訊息，同時要設想委員會中誰可能反對，以及如何針對其意見駁斥。

　　在溝通之前，實務工作者應該預先設想會有多少財政資源？例如「這計畫要花多少錢？」和「這個計畫將為國家和我的城市省下多少錢？」這些議題應該小心處理，因為經濟問題是很複雜的。一般而言，健康專業人員所採取的預防性措施雖然並不能馬上省錢，但和其他措施比較，仍然是相當經濟有效的（cost-effective），在短期和長期內都可以從投資中回收成效（World Health Organization, 2014）。實務工作者在準備資料時，應視狀況而定，強調能得到的好處並非財政上的節省經費，但可以提升民眾的健康和生活品質，並有助於建立穩定安全的社會。

## 四、途徑

　　接觸途徑可區分為直接溝通與間接溝通兩種方式。

　　1. 直接溝通：直接與政府高層官員對談，或與立法委員接觸，做意見交流，尋求支持。

　　2. 間接溝通：請選區內的居民採取寫信、打電話、寄電子郵件等方式，和該選區內的民意代表聯繫，以表達一般民眾的意見，藉以影響立法者。

　　此外，也可以舉辦公聽會和座談會。公聽會要安排正式流程，也要有人做口頭說明。通常這種會議同時會邀請多位民意代表在會議室開會，由健康專家和素人做親身見證。由於時間有限，每位發言人只能報告數分鐘，因此事前要先妥為準備，想好重要論點，以及可能會有哪些反對意見，和如何駁斥這些意見。

# 肆、注意事項

　　立法者和行政長官的工作或有不同，但是和他們溝通時，仍有相似之處，以下事項在口頭和書面溝通時均適用。

## 一、要很快說到重點

決策者通常極為忙碌且行程滿檔，和他們溝通的時間極為有限，所以陳情者不能花太多時間與介紹背景，要很快切入主題，並且提綱挈領，說明希望的行動步驟。為了讓決策者可以確實明瞭，重點可以多重複幾次，讓決策者可以確實了解，並且衷心肯定這個主題和他們的職分高度相關。

## 二、要慎選適當的信使（messenger）

傳話的信使有可靠聲譽時，往往能得到決策者的尊重，其重要性不亞於訊息內容。如果其背景看來就是能夠提供正確、即時的訊息，而且談話方式又相當沉穩，不會引起爭辯或惹人反感，如此的信使才能有效達成目的。若目標對象是民意代表，則選擇選區的居民或是發起此議題的民間組織發言人也有加分作用。當然，如果是代表政府的人員去和中央機關人員溝通，就不需要考慮這部分。

## 三、要熟習立法程序

每個立法團體都有其獨特的結構、行事曆和文化，法律的通過也有其一定程序和重點階段，和決策者溝通就有必要了解這些程序，以便在適當時機使上力氣。

## 四、要和立法者及其助理保持良好關係，並尊重他們的角色

相互尊重和了解永遠是溝通的基礎，首先要認識立法單位的組織架構，例如立法院有 8 個常設委員會，而和健康相關的是社會福利及衛生環境委員會，就有必要對其多了解。其次，可以透過資料，了解委員們的立場傾向。作為民間組織的成員，可以透過拜會、寫信或電子郵件等方式，進一步結識民意代表，而在非開議期間，民意代表較閒，也可以在此時邀聚民意代表，進一步建立關係。此外，不定期將進行中的計畫進度寄送民意代表辦公室，或提供他們所需要的訊息，也是維持關係的好方法。

而民意代表助理通常會幫民意代表過濾各方訊息，並提供意見，對民意代表的影響力很大，所以健康實務工作者也必須和他們維持良好關係。

但無論如何，民意代表通常是各地區民眾選出來的，通常要傳達當地民眾的意見，有其先天的任務取向，未必會接受專業人士認同的普世價值，這也是需要多理解的。

## 五、溝通的成效會受組織的結構和文化所影響

每個機關都有其固定的組織編制和不同的領導風格，這些都會影響組織內的人員互動和效率。外部人士要接近某個機關，自然必須了解其內部狀況，才能事半功倍。舉例而言，在結構嚴密的大型機關中，通常很難和最高層主管見面，只能和中階主管談話，健康實務工作者應該先有心理準備。

## 六、專注於「大方向」和「長遠的目標」

在工作時應該考慮大方向，而非一個接著一個的議題，雖然民意代表可能在某個議題不支持你，但是切記，未來仍然有可能因為某個議題而需要回來找他，議題總是不斷在發生，最重要的是：不要斷了溝通的路徑！

跨領域合作較有可能成功改變政策，而一群專業人士組成團隊就較有可能有效地傳達訊息，這些專業人士包括健康傳播專家、流行病學者和衛生教育專家等。在組織的層次上，民間組織、倡議團體和私人機構整合起來，形成聯盟，可以提供有效的合作。此外，不斷進步的資訊科技也提供決策者溝通的新契機，這方面也值得健康專業人士去努力熟悉，如果能和傳統的人際溝通管道，例如面對面開會、寫信、寄資料等並用，將會使工作更加得心應手，以達成目標。

# 第三節　媒體倡導

上節討論直接和決策者溝通有關健康的議題，但是在現實生活中，經常沒有這樣的機會讓民意代表和行政官員知道這個看來很重要的議題，如何讓議題得到關注呢？最重要的方法就是透過草根性的倡導，也就是一群

關心此議題的社會人士共同合作、一起倡議，並透過媒體將聲量擴大，讓所有人都聽得到，這就是「媒體倡導」（media advocacy），亦稱為「媒體倡議」。

　　簡言之，媒體倡導的目的為運用媒體，框架健康議題，以吸引民眾注意，並得到社會支持。進一步更動員社會人士採取行動，促使社區或團體變更不利健康環境建立之政策。然而，在運用媒體力量前應審慎評估，且要記住的是切忌輕率為之，因媒體十分難以駕馭，記者會自行尋找其認為具有報導價值的議題，若無完善之溝通與規劃，將使情況失控而無法達到預期目標。由於媒體是一種寶貴的資源，如何去應用它，在執行者的心中應有明確想法。通常在組織目標與現行公共健康政策發生衝突時，運用媒體力量較能發揮其效果與價值。

　　爭議是媒體倡導中很基本的部分，所以組織或個人願意加入公共爭議之中，為運用媒體倡導策略之先決條件。若一個議題未產生顯著爭議，則無需運用媒體倡導，使用社會行銷（social marketing）方式推動即可。雖然部分組織成員可能對於爭議感到不適應，但那並不是放棄運用媒體倡導的好理由。例如地方和中央衛生機關可能需要避免捲入爭議，但可以供給重要的資源，支持那些可以公開征戰又關心健康議題的民間組織，例如提供概況說明和最新調查資料、即時媒體資訊、專業發言人選等。公家衛生機構不需要站在第一線戰鬥位置，但可以和民間組織團體簽約，提供他們進行媒體倡導人員培訓的財務和後勤支援。重點是讓聯盟的其他成員在媒體倡導活動中扮演領頭羊的角色，不必因為自己的單位不能扮演領導者的角色，就放棄使用媒體倡導的力量，來支持健康政策發展。

## 壹、規劃媒體倡導活動

　　媒體倡導一般運用於行銷政策，任何特定行動可能是為達到短期目標，例如能占據媒體版面、建立公眾知覺、對當權者施壓、質疑反對立場、刺激社會關注或動員社會資源。媒體倡導者是很會觀察並利用環境形勢的，他們必須監控媒體、尋求機會，使得欲倡導的議題成為每日新聞，

但由於新聞通常難以預測，使得媒體倡導者無法總是主導和自行規劃相關議題。雖然如此，要達成目標必須要有完善的計畫，方能適時把握機會，達到最好的效果。

以下是一些應該思考的問題。

## 一、什麼是你的媒體目標？

大部分的團體和組織都有一個想要追求的整體目標。因此有必要自問：「我們希望媒體在幫助我們達成整體目標及近程目標上，扮演什麼角色？」例如你想要實施一項政策：禁止賣電子煙，則你的具體目標可能是：得到媒體關注，從事新聞報導，框架社區供應電子煙的議題，以獲得一般公眾和意見領袖的支持。

目標所針對的問題，必須縮小到針對某個特定族群，例如一開始就想要降低整體電子煙吸用情形相對比較困難，此時可以縮小對象為未成年人吸電子煙的問題，目標就是經由倡導，通過限制未成年人買電子煙的法律。

## 二、誰是你的媒體傳播目標族群？

媒體倡導最終目的是促進政策的改變，目標族群通常是政策決定者，其次是可以影響政策執行的人，例如長官的幕僚或是顧問團。有時媒體倡導的對象是具有投票權的市民，或是有組織、支持政策主張的市民。所以，如何吸引上述目標族群是非常重要的，例如要考量到須傳達哪些訊息、要在哪些頻道播出以及如何回應反對方的意見。影響決策者通常意味著我們的訊息必須引起政策制定者的關注，上述電子煙的法律問題訴求對象就是立法委員，所以我們就必須注意這些特定人物的收視行為，主打這些媒體就好。在我們的目標裡，有時候只是要改變人們一般的想法，那我們就必須配合人們有興趣的報導，去傳達我們的訊息。

## 三、你的訊息是什麼？

一個媒體倡導團隊裡，要有一致的訊息，更務必要確定每個成員都知

道相同的資訊，並且所有資料都可以支援媒體發布的訊息。訊息的基調就是：問題是整個社會造成的，而很多機構要為不良的社會環境負起責任。所以成員在框架訊息時，應思考兩個問題：

1. 什麼樣的報導最能呈現社會環境對健康的危害？
2. 在整個社會環境下，我們希望媒體的注意力集中在何處？

媒體倡導者在報導的後續追蹤中，要不斷的做出決定：哪些要持續追蹤？哪些要讓它簡單帶過？應該用哪些角度去切入做這些報導？可以利用不同方式去表達自己想要傳達的訊息，有很多方法可以使用媒體讓你的訊息傳出去，例如舉辦記者會或公聽會，或者使用廣告，特別是可以透過電視或新媒體宣傳，用圖像來表達訊息，讓社會大眾注意到。事實上，透過行銷和廣告，發出有力的訊息——具說服力和吸引人的事實，有時效果會比發新聞稿和聯繫記者更好。此外，藉由賦予議題人性化的框架，這會比只描述統計數字，對大眾有更大的影響。

# 貳、執行媒體倡導活動

真正的執行倡導活動和前節所敘述之「對決策者呈現政策訊息」極為相似，主要差別是投注多少心力去有效組織聯盟，共同深入探討這個議題，並想出解決之道。之後的工作就是設計一個活動，或直接和新聞媒體及公關公司合作，並依據目標來執行。以下分別敘述使用傳統媒體和新媒體從事倡導的步驟。

## 一、使用傳統媒體

傳統的媒體倡導主要透過無線電視和地區有線電視、廣播和報紙等，需要做的功課如下所述。

### （一）深入密切觀察媒體

密切觀察媒體的目的，是要了解哪些媒體對你關注的議題較有興趣，且是我們希望能影響的守門人，並能從其利益觀點、對話來了解他們。最

基本的媒體觀察是經由閱讀本地報紙，了解特定記者對各項議題的關切程度，再推及本地的電視臺及廣播電臺，這有可能帶來媒體倡導的契機。例如某家媒體有社論評述「毒品」主題，也報導相關事件，但都僅就犯罪和司法角度談論，這就提供健康倡導者一個好機會，例如可以向報社投稿一篇讀者投書或評述性的論壇文章，以健康觀點「框架」這個主題，順勢吸引民眾從健康的角度來考慮此事。另外一個例子，如假設倡導團體想提倡口腔癌的預防，此時一位記者可能對山坡地水土保持相關報導有興趣，兩者便可進行合作，共同推動減少檳榔的種植，以強化水土保持，並減少民眾罹患口腔癌的機會。

密切觀察媒體亦可使倡導者了解變化中的社會關注事項，也可即時掌握媒體議題的迅速轉變，有助於接近適當的報導管道。

## （二）建立媒體聯絡資料庫，並和記者培養良好工作關係

了解可以合作的媒體後，應該建立一個媒體聯絡資料庫，內容可以包含機構名稱、聯絡地址、電話、傳真、聯絡人（包括記者、資料研調中心人員、編輯和主編）的電話、電子郵件等，並就欲蒐集的資料內容分門別類，例如健康、食品、美容時尚、科學、環境、暴力預防、商業、地方新聞、運動及娛樂等，且隨時更新資料。理想的媒體聯絡資料庫需要結合報導內容，例如那位記者報導過什麼，熟知不同的記者、編輯和主編有興趣的領域，可以設定未來合作的記者或管道，以便在有需要時可以運用。

此外，平時需要和記者培養良好關係，並在記者工作時，支持他們的需求。我們也必須理解，記者不論表現得多麼認同你的觀點，他們不會只站在我們的立場做報導，他們對於相反立場亦需要做平衡報導，以避免失去報導的平衡與客觀性。

## （三）執行倡導的工作

有許多方法可以使用媒體做倡導，例如專訪、特別報導、開記者會、寫信給主編或籌辦編輯委員會議。最佳選擇應該是最能夠行銷議題的方式。很重要的是，要從先前建立的資料庫了解媒體機構和記者的重點。同

時可以先聯絡記者,安排一個非正式的訪問,來和記者討論,如何框架一個報導的方向,適合他們的閱聽眾,也讓記者感覺他們有帶給閱聽眾一些重要的訊息。特別要注意媒體的截稿時間和他們的工作流程,以便讓報導及時播出。

通常倡導團體需要舉辦活動,以激發媒體報導的興趣,如果要吸引電視臺記者播報,必須要有好看的畫面,以及要有播報採訪的機會;同樣的,廣播電臺的記者希望要有適當的音景(soundscape),亦即收音必須很容易進行且效果好,而周遭環境不能太嘈雜,以致無法進行訪問。至於平面媒體(報紙和雜誌)部分,可以寄些報導或宣傳資料給記者和編輯,他們可能只打個電話給主辦單位,查核一些事實資料。無論是和哪種媒體接觸,邀請記者參與活動時,要早點和記者聯繫,讓他們可以及早準備,並安排出席人選,有時有些名記者出動來採訪,也可以吸引一些慕名而來的人群,對活動本身和媒體機構雙方均有助益。如果是全國性的活動,但希望地方媒體也報導時,就要準備地區性的資料以及地方的影像和發言人。

## (四)事先準備媒體公關工具

當和媒體互動時,必須備好一些媒體公關工具,茲說明如下。

### 1. 新聞稿(press release)

第四章已經說明新聞稿的寫作方法,一般而言,新聞稿係用於有新發現、科學報告或資料的釋出,通常這些事項是關乎對於社會有較大的影響,而且需要儘速報導的。

### 2. 媒體採訪通知(media alert)

如果你有興趣邀請媒體界參加記者會來採訪,或有其他重要新聞價值的活動,請寄發媒體採訪通知,這是簡短的一頁文檔,用於邀請媒體界,以促銷某項活動,內含重要且一目瞭然的資訊,例如活動的日期、地點和時間、相關的交通和停車資訊,以及對活動的簡要描述,本質上,媒體採訪通知是概述新聞稿之引言所包含的主要細節,圖 5-1 是媒體採訪通知寫

法的圖示。最後並提供國民健康署「響應世界無菸日」的媒體採訪通知，如附錄 5-1，可作爲寫作參考。

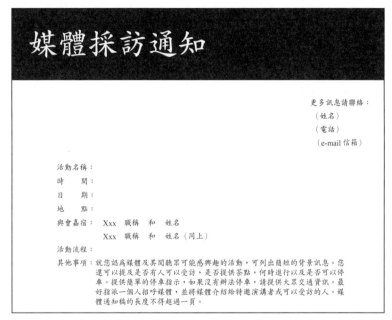

更多訊息請聯絡：
（姓名）
（電話）
（e-mail 信箱）

活動名稱：
時　　間：
日　　期：
地　　點：
與會嘉賓：Xxx　職稱　和　姓名
　　　　　Xxx　職稱　和　姓名（同上）
活動流程：
其他事項：就您認爲媒體及其閱聽眾可能感興趣的活動，可列出簡短的背景訊息。您
　　　　　還可以提及是否有人可以受訪，是否提供茶點，何時進行以及是否可以停
　　　　　車。提供簡單的停車指示，如果沒有辦法停車，請提供大眾交通資訊。最
　　　　　好指派一個人招呼媒體，並將媒體介紹給特邀演講者或可以受訪的人。媒
　　　　　體通知稿的長度不得超過一頁。

圖 5-1　媒體採訪通知

## 3. 背景資料

通常是較詳細的資料，讓記者對於本議題活動或宣導有更清楚的概念。

## 4. 其他

如答客問（Frequently Asked Questions, FAQs），包括事先設想的問題和回答、組織領導人的履歷資料和眞人故事等。

在舉辦一個希望媒體參加的活動時，最好在活動前發出媒體採訪通知，然後在活動結束後發布新聞稿，詳細介紹所發生的事情，以及簡單說明所獲致的成果，字數不用多，數百字即可，透過發放媒體公關工具包（media kit），內容既有新聞稿，又有媒體通知，將可更有效地讓媒體出席和報導本團體的活動。

此外，也有些值得注意的事項如下：

1. 活動結束之後，應該致函電視臺高階主管或報社主編，感謝他們對活動的支持。

2. 要感謝記者出席參加活動，並詢問是否需要更進一步的資訊。也要確認自己的聯絡資料已經建檔。此外，要讓工作人員知道，如果有記者來追蹤進一步的資料，應該要引介到哪位負責人員；也可以用電子郵件寄送資料給未參加的報社或電視臺，以保持聯繫。

3. 對記者之後的報導要有所回應，因為記者很關心這些反映意見，不管是正向或負面的，因為他們可能會整合這些建議在未來的報導中。

4. 可以考慮登廣告表達感謝之情，如在報紙刊登「感謝支持社區活動」的廣告。許多報紙和電視臺對非營利機關的廣告給予折扣，也有些報紙將尚未賣出的廣告欄讓非營利機構免費刊登，或是有些電視臺在公益廣告時段播出公益組織具名的宣導片，這些都值得表達謝意。

## 二、使用新媒體

近年來，媒體倡導領域使用了很多網際網路及其衍生發展的 e 化工具，特別是在 2010 年之後。其做法主要是透過社群媒體（social media）的連結，發送消息和動員網友支持共同的行動。有學者（Marita, Becky & Simon, 2013）曾經分享他們在印尼推動菸害防治的經驗，他們透過自己的組織和其他反菸團體的臉書網頁發文，加上連結 Twitter 上網友的發言，抵制由菸商贊助、且能吸引年輕粉絲朝聖的大型音樂演唱會，藉以削弱菸商的廣告行銷效果。反菸倡導者也到演唱者的臉書留言，想勸退這些歌手，不要參加由菸商贊助的演唱活動。他們進一步也連結國際性的線上請願網站 Change.org，在其部落格貼文，並在新聞專區發布此次活動各個面向的新聞報導，此舉吸引了印尼本國和國際人士觀看留言及附議請願聲明。這個活動吸引了該國各媒體報導，讓許多人更加關心反菸議題，達到媒體倡導的目的。

為了讓搜尋引擎可以發現自己的倡導團體，顯然這個團體必須要有個網站（website）、部落格（blog），或其他線上資源，例如 Facebook 和

YouTube 上的影片和錄音檔（如 Podcast）。由於一般人在搜尋引擎看新聞時，往往都只留意搜尋結果最前面的幾個項目，所以很多網站都希望透過各種形式，來影響搜尋引擎的排序，讓自己的網站可以有優秀的搜尋排名。此外，媒體倡導的結果經常是計算電視臺和印刷媒體的點閱率，因此，搜尋引擎優化（Search Engine Optimization, SEO）變成主要策略。SEO 是一種透過搜尋引擎的運作規則來調整網站，以及提高目的網站在有關搜尋引擎排名的方式。如果倡導團體的網頁有較好的搜尋可見度，那麼就比較可能得到注意，以及吸引更多支持者。搜尋引擎公司也推出一些指南，教導一般人如何讓網民願意造訪你的網站，這些也是可以參考的資源。例如 Google 的「Google 搜尋引擎最佳化初學者指南」（請見 https://static.googleusercontent.com/media/www.google.cn/zh-TW/cn/intl/zh-TW/webmasters/docs/search-engine-optimization-starter-guide-zh-tw.pdf）。進入 2020 年以後，要從事倡導活動，網際網路及各項隨之發展的工具是不可或缺的管道選項。

## 參、評價媒體倡導是否達到原來設定的目標

　　媒體倡導是冗長的倡導過程的一部分，目的是希望促成政策的改變。政策的改變是困難、費時的，而且很難得發現直接的因果關係。也因為資源匱乏，很少有機會做正式的評價。然而，評價還是很重要的，健康傳播人員仍然需要花點時間去探究成果如何。有回饋才可以確定獲致的結果是否值得付出努力，並可作為未來計畫的策略和方法。事實上，基本的評價是不能不做的。以下是當從事評價時一些基本的問題，引導工作人員去評價自己的成果。

### 一、您達到您的目標嗎？

　　這可以在三個層次上回答：

　　1. 您能夠接觸媒體嗎？如果是，在過去這些時間中，您得到多少篇幅的報導，您有得到更多新的延伸報導嗎？

2. 您被報導的事項是否放在您所希望的地方？有讓您的目標群眾接收到嗎？

3. 有用您希望的方式來報導您的倡導主題嗎？您所框架的方式是否定調了報導的重點？

## 二、這次的媒體行動是否有助於建立社區對整體計畫目標的支持呢？

舉例而言，若有個團體想要獲得媒體關注海洋廢棄物過多的問題，他們舉行了一個社區海邊踏浪及野餐活動，在其活動流程中穿插淨灘活動，並展示撿拾到的海洋垃圾種類和數量。在這個過程中，民眾透過親身參與，重新發現海洋之美，並反思自己在日常生活中可以做到減塑愛地球，且對如何改善廢棄物的管理制度興起一些想法。如此，此次的社區參與奠定了下次媒體倡導行動的基礎。

## 三、是否您和您的組織已經成為媒體記者的消息來源？

在您從事媒體倡導的過程中，這個問題應該一再的自省。總而言之，評價可能為未來的倡導行動帶來有用的訊息及想法。它不必然是需要走昂貴、費時，或是嚴格學術化的方向；不過要考慮周全，特別是針對您的計畫需求而設計並執行。

## 結語

政策走向一直以來就深深影響個人生活及公共衛生的環境。如何和決策者溝通，並獲得大多數民眾支持也是個大學問。健康專業人員為了達成工作目標，必須用清晰明白的表達方式，以及積極正向的態度和決策者溝通，並獲得媒體的注意，予以報導呼籲，方能竟其功。策略性地運用科學資料和訊息，可以大大增強影響力。雖然針對每個對象群和場域並沒有單一的定律，但本章所敘述的原則，可以有助於更有效的溝通結果。

# 附錄5-1 媒體採訪通知舉例

## 【採訪邀請】

### 衛生福利部 國民健康署

守護健康「響應世界無菸日—打擊電子煙害 守護青少年健康」

### 記者會

【活 動 名 稱】「響應世界無菸日—打擊電子煙害 守護青少年健康」記者會
【時　　　　間】109年5月28日（四）上午10：00~10：30
【地　　　　點】本署1樓新聞發布室（臺北市大同區塔城街36號）
【發 布 單 位】衛生福利部 國民健康署
【與 會 貴 賓】教育部國民及學前教育署學務校安組林OO組長、全國家長會
　　　　　　　長聯盟潘OO理事長、陳OO醫師（柚子醫師）
【新聞資料詢問】菸害防制組 陳OO組長 0988-xxx-xxx （02-2522-xxxx）
【新聞聯絡人】國會暨媒體小組 葉OO技正 0972-xxx-xxx （02-2522-xxxx）

### 【內容摘要】

　　為響應世界無菸日主題「保護年輕族群免受菸商操控，並預防他們使用菸品與尼古丁商品」，藉由本次記者會公布108年青少年吸菸行為調查重要數據，凸顯菸品及電子煙危害青少年的嚴重性，邀請教育部國民及學前教育署、全國家長會長聯盟及陳木榮醫師出席，共同呼籲各界重視菸品及電子煙對青少年的吸引與傷害，攜手合作保護青少年健康。

### 【活動流程／會議議程】

| 時間 | 活動項目 | 內容 |
|---|---|---|
| 10:00-10:02 | 揭示記者會主題並介紹來賓 | 國民健康署 |
| 10:02-10:04 | 開場致詞 | 國民健康署王OO署長 |
| 10:04-10:09 | 公布我國108年青少年吸菸行為調查重要數據 | 國民健康署 |
| 10:09-10:19 | 菸草及電子煙對青少年健康之危害 | 陳OO醫師 |
| 10:19-10:23 | 教育單位與家長聯盟呼籲保護青少年 | 1.教育部國民及學前教育署學務校安組林良慶組長<br>2.全國家長會長聯盟潘OO理事長 |
| 10:23-10:25 | 宣誓打擊菸（煙）害與合照 | 與會貴賓 |
| 10:25-10:30 | 媒體聯訪 | |

### ※敬邀各位記者朋友蒞臨※

# 參考書目

World Health Organization (2014). *The case of investing in public health-A Public Health Summary Report of EDH08*. World Health Organization Regional Office for Europe. http://www.euro.who.int/_data/assests/pdf_file/009/278073/case-investing-public health.pdf

Marita, H., Freeman, B., Chapman, S. (2012). Tobacco control advocacy in the age of social media: Using Facebook, Twitter and Change. *Tobacco Control, 22*(3): 210. DOI:10.1136/tobaccocontrol-2012-050721.

Parvanta, C. F., Nelson, D. E., Parvanta, S. A., & Harner, R. N. (2011). *Essentials of Public Health Communication*. Jones & Bartlett Learning.

# 第六章　健康識能概說與實務應用

## 前言

　　健康識能（health literacy）亦稱作健康素養，是近年來公共衛生學界研究甚多的主題，累積文獻頗豐。此概念是從 1990 年代中後期開始在美國醫療照護和公共衛生領域中受到廣泛重視。其起因是美國醫療界發現有些民眾在就醫和醫病合作上有困難，而這不僅僅是國民教育讀寫算 3R（Reading, WRiting, ARithmetic）能力不足，其實尚有許多社會性能力有待加強，也有賴醫療機構的覺醒配合。隨著世界衛生組織將此概念納入健康促進運動的工作範疇內，這方面的研究和實務推廣日益蓬勃，值得重視。

## 第一節　認識健康識能

### 壹、何謂健康識能

#### 一、識能（literacy）

　　識能意指個人能理解訊息，而訊息可能用各種形式呈現。「Literacy」一詞在我國教育研究院詞彙資訊網列舉的翻譯名詞，包括：識字、知能、素養、識讀、讀寫能力、辨識能力等。1991 年《美國掃盲法》（National Literacy Act）界定「識能」為讀、寫和說的能力，並同時擁有數學運算和解決問題的能力，以發揮在社會工作的功能，達成個人目標、發展個人知識及潛能。而在測量部分，美國醫學研究院（Institute of Medicine）之健康識能委員會（Committee on Health Literacy）（2004）

指出，識能的測量包括閱讀、寫作、數學運算（或計算）、口頭語言表達能力（包括口語和聽力）。實務應用上，負責辦理美國大學入學學術能力測驗（SAT）和美國研究生入學考試（GRE）的美國教育測驗服務社（US Educational Testing Service, ETS），則進一步區分並發展三類識能量表，使用於各項考試試題中：

1. 散文識能（prose literacy）：閱讀文句和段落的能力。

2. 文件識能（document literacy）：解讀表格、圖表或其他結構性格式訊息的能力。

3. 量性識能（quantitative literacy）：應用須以數學運算解讀之訊息的能力，例如使用量杯或打橋牌。量性識能是計算能力的一部分。

## 二、健康識能

「健康識能」一詞在 1974 年首見於文獻，係由曾任職於美國公共衛生機構的密西根大學衛生教育學系 Scott K. Simonds 教授所提出，他由衛生教育的角度出發，強調衛生教育應是重要的社會政策，而健康照護、教育及大眾傳播則是首應將衛生教育政策結合於工作中的三大領域。在學校衛生教育部分，從幼稚園到高中（K-12）的學生必須在健康領域展現足夠的識能，而不應只學習歷史、科學等科目。這個健康識能的概念原本並沒有引起太多迴響，直到 20 多年後，病人衛生教育不足的問題浮現（Williams et al., 1995），方才引起各界重視。1997 年德國女性政治經濟學者 Ilona Kickbusch，時任世界衛生組織日內瓦總部的健康促進、教育及傳播組主任，將健康識能的概念結合到健康的促進領域，也帶動研究和實務推廣的風潮，由於 Simonds 教授和 Kickbusch 主任均有公共衛生實務工作的經驗，深諳政策在推動變革上的重要性，因此會倡議針對政策的改變，著手健康教育與健康促進議題也就不足為奇。世界衛生組織於 1998 出版的《健康促進詞彙》（*Health Promotion Glossary*），係由 Kickbusch 主任的舊識，澳洲雪梨大學公共衛生與社區醫學系 Don Nutbeam 教授所彙整，他將健康識能的概念列入，定義健康識能是「決定個人有動機和能力去獲取、了解及運用訊息，來促進及維持良好的健康狀態的認知和社會

技能」。他也指出，健康識能並非只要能夠閱讀小冊子及預約掛號而已，經由增進個人接近和有效使用訊息的能力，健康識能有增能（empowerment）的效果。其後，他也參照識能教育的實務分類，提出三個層級的健康識能（Nutbeam, 2000），包括：

第一層級：基礎功能性識能（functiona literacy）：這類識能是指「個人擁有足夠的閱讀和書寫基礎能力，可以在健康場域有效運作，並發揮功能」。本項識能指傳統衛生教育方法，透過傳播健康風險以及教導醫療衛生體系使用方法，達成效果，使個人獲益。

第二層級：溝通／互動性識能（communicative/interactive literacy）：這是比較進階的認知和社會技能，使個體得以積極參與健康醫療照護活動，獲得資訊並了解其意義，且應用新知，以適應變遷的環境。此層次技能是個人於支持性的環境中得到能力發展，能夠獨立活用知識，並強化動機和自信心，可以依照建議而行，這個層級仍然是著重個人的獲益。

第三層級：批判性識能（critical literacy）：更進階的能力，強調個人可以批判、分析訊息，以及對生活事件和情境得到較佳控制，例如參與活動，並克服結構性障礙，獲得健康。要增強此層級的識能，除了傳播訊息外，並要促進個人的能力和社區的量能，以去除有礙健康的社會或經濟因素。所以此層級技能不只是個人獲益，更有助於人群，利於社會和經濟發展。

Nutbeam 在文中也提及健康促進結果模式（An Outcome Health Promotion Model），其中健康識能包含健康相關知識、態度、動機、行為意向、個人技能和自我效能，非常廣泛，難以量化。因此，往後有些學者在實證研究中特別說明僅探討功能性健康識能。

就以上三個層級的分類看來，Nutbeam 認為，健康識能連結「自我效能」和「增能」兩個概念後，幾乎相近於健康促進的領域。就三者的關係而言，健康識能是健康促進能成功的基石，也是衛生教育的成果。可以說，成功的衛生教育工作可以增進個人能力，知道如何接近和使用健康訊息，就是有良好的健康識能，進而能在健康相關問題上做出正確決定，得以增進和保持健康。經世界衛生組織登高一呼，以及實務需要，健康識能

的研究和實務都蓬勃發展，雖然期間也有反對聲音，如英國學者、已故衛生教育耆老 Keith Tones（2002）便曾撰文反對使用健康素養這個名詞，認為這只是重新包裝一些既有衛生教育和健康促進理論及實務的概念，且製造混淆，反而不利健康促進工作的推廣。不過各方學者及各國衛生機構仍積極推動健康識能提升事項，也紛紛爲健康識能下定義，以下就各地域分別敘述。

## 一、美國

　　作爲健康識能名詞發源地的美國，研究和實務工作一直持續穩定推展中。美國國家醫學研究院（US National Institute of Medicine, 2004）的健康識能委員會（Committee on Health Literacy）提出的操作型定義爲：「個體獲取及理解基本健康訊息與所需的健康服務，以做出適當的健康決策」。該委員會發展一個簡單的架構來解釋健康識能，如圖 6-1。識能是健康識能的基礎，內涵包括：認知能力、社交能力、情緒狀態和身體狀況（如視覺和聽覺敏銳度），讓個人能夠理解、溝通和關注健康訊息的技能。健康識能連結「識能」和「健康場域」。所謂健康場域，包括媒體、市場、政府機構以及個人會接觸到健康訊息材料的地方。依此，健康場域要能提供優質的服務，而民眾本身需要具備健康識能，兩者是一樣重要的。

　　美國全國性健康促進藍圖《2010 年健康國民》（*Healthy People 2010*）首次將提高健康識能納爲美國在 2010 年要達到的健康目標之一，形成健康傳播全新篇章的一部分，就是採用本定義，其後的「2020 年健康國民計畫」版本也繼續沿用，這兩階段的版本只強調個人健康識能，但在 2030 年健康國民計畫中，健康識能的定義已經擴展爲「個人健康識能」和「機構健康識能」兩個部分（US National Institute of Health, 2020）。比較兩者，2030 標的年的新定義結合了公共衛生的觀點，明確指出機構有責任去重視健康識能，不能只是個人的責任。同時更進一步強調以個人的能力去應用健康訊息，不能只是了解它，要更進一步做「明智」（well-informed）的決定，而非僅是「適當」（appropriate）的決定。其中：

・個人健康識能是指「個人有能力去尋找、了解和應用訊息及服務，以便爲自己和別人做出健康相關決定，並採取行動的程度」。

・機構健康識能則是指「機構能夠公平的讓個人有能力去尋找、了解和應用訊息及服務，以做成健康相關決定，並採取行動的程度」。

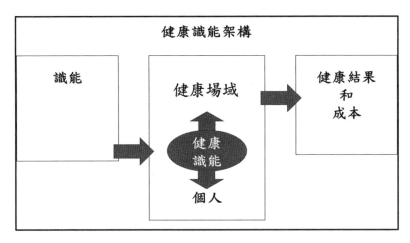

**圖 6-1　美國健康識能概念架構圖**

取自 US Institute of Medicine. (2004). Health Literacy: A Prescription to End Confusion. The National Academies Press. http://doi.org//10.17226/10883.

## 二、歐盟

歐盟原先所採取的健康識能定義（European Commission, 2007）較爲簡單：「健康識能是閱讀、挑選和了解健康訊息，以便做正確判斷的能力。」荷蘭馬斯垂克大學國際衛生學系教授 Sørensen 等人（2012, 2013）統整了 17 篇文章，提出健康識能定義如下。

「健康識能是結合個人識能及知識、動機和能力來獲取、理解、評價，並運用健康訊息，能夠在日常生活中針對醫療保健、疾病預防和健康促進綜合判斷，並做出正確決定，以維持或提升生命歷程的生活品質。」且將其概念統整出一個整合性健康識能模式，如圖 6-2。此定義也爲歐盟採用（HLS-EU Consortium, 2012），並在第一次歐洲國家健康識能調查

（Sørensen 等人，2015）據以發展問卷。

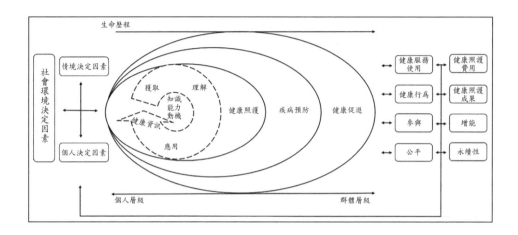

圖 6-2　整合性健康識能模式

摘自 Sørensen, K., Van den Broucke, S., Fullam, J., Doyle, G., Pelikan, J., Slonska, Z., European, C. H. L. P. (2012). Health literacy and public health: A systematic review and integration of definitions and models. *BMC Public Health, 12*(1), 80.

## 三、澳洲

　　澳洲健康照護安全和品質委員會（Australian Commission on Safety and Quality in Health Case, 2014）則基於「健康識能」概念的寬廣性，將健康識能區分為「個人健康識能」和「健康識能環境」，並將此概念以圖 6-3 表示，其中顯示個人健康識能和健康識能環境這兩個重要因素會影響人們的健康行為。

　　‧個人健康識能：個人所擁有的技能、知識、動機和能力，使其得以接近、理解、評估和應用訊息，以做有關健康和健康照護的決定，並採取適當行動。

　　‧健康識能環境：健康系統所擁有的基礎建設、政策、過程、材料、人力和關係網路，這些會影響個人接近、理解、評估和應用健康相關訊息和服務。

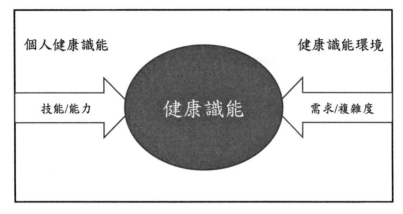

圖 6-3　健康識能兩大組成成分

資料來源：Australian Commission on Safety and Quality in Health Care. (2014) Health Literacy: Taking Action to Improve Safety and Quality. https://www.safetyandquality.gov.au/publications-and-resources/resource-library/health-literacy-taking-action-improve-safety-and-quality

　　Nutbeam（2008）比較美國公共衛生機構提出的概念和其本身的模式指出，健康識能是個持續發展中的概念，前者是臨床的「危機」，後者則是個人「資產」。美國模式是較偏向臨床應用，而歐洲模式比較是公共衛生或健康促進的概念。臨床模式使得醫療服務提供者意識到低健康識能會影響臨床照護的效果，而公共衛生模式則強調民眾要有自信心，做好自我健康管理，並能有效使用健康諮詢和健康服務。由於臨床模式發展較早，也較簡明，所以有較多評估工具和應用實例，公共衛生模式的概念較廣泛，也很難有完整的測試。

## 貳、健康識能在健康實務上的重要性

　　「健康識能」和參與健康促進與維護、疾病預防和早期篩檢、醫療保健和照護以及健康政策制定者都有關。聯合國經濟及社會理事會（the United Nations Economic and Social Council, UNECOSCO）曾在 2009 年邀集多國衛生部長開會後，發表聲明指出，健康識能是確保卓越健康成果的

重要因素，因此，呼籲世界各國制定適當的行動計畫，以提升健康識能。世界衛生組織（World Health Organization WHO, 2016）更指出，提高健康識能對於達到聯合國 2030 永續發展發展目標（Sustainable Development Goals, SDGs）極為重要。經由衛生教育和各種形式的傳播溝通，以及健康系統和相關政策所採取的措施，能夠達到永續發展目標——良好的健康與社會福利，並且減少健康的不平等。

許多先進國家均將「提升健康識能」作為國家重要公共衛生政策，除美國外，英國政府也早於 1990 年重要公共衛生政策報告「拯救生命：我們的健康國家」中明確指出，健康不平等是不可避免的，但政府將採取完整行動計畫，透過全民教育，提高健康識能，以消弭健康不平等，使得保健服務能獲致最佳利用，也幫助人民採取健康的生活方式（UK Department of Health, 1999）。澳洲於西元 2000 年之後，設定 3 個健康識能的目標。主要為改善群眾的語言技能與識字程度；改善健康識能使群眾能做出健康的決定，並促使群眾改善會影響健康的環境（Nutbeam, 1993）。

## 參、健康識能良窳所產生的後果

各國政府對健康識能的重視其來有自，因為歷年來的研究均指出，健康識能和國民的健康狀態高度相關，良好的健康識能使我們了解自己的健康狀態，以及如何預防疾病，且較容易達到下列目標：

・採取預防性的健康照護措施。
・了解早期偵測和管理疾病的必要性。
・更有效的利用健康照護服務。
・較能和醫事人員合作，共同完成治療計畫。

低度健康識能者的死亡率較高，因為依據學者（Berkman et al., 2011; Vernon et al., 2018）研究，他們通常不易做到以下事項：

・較不可能去做各種健康檢查，例如大腸癌篩檢、乳癌篩檢和子宮頸癌抹片檢查。
・較不會去接種疫苗，例如季節性流感疫苗、肺炎鏈球菌疫苗和各

種小兒疾病疫苗。

　　‧較不能適當有效地服藥，或解讀健康訊息和食品及藥物包裝上的標示。

　　‧誤解公共衛生方面的緊急事故，並且無法適當回應。

　　‧在美國，較不易接近、了解並使用健康保險。

　　同時，低健康識能者往往比高健康識能者：

　　‧較常使用急診。

　　‧花用 4 倍之多的年度健康照護費用（在美國，其費用是 13,000 美元對比 3,000 美元）。

　　‧高出 6% 造訪醫院的機會。

　　‧住院日期多出兩天。

　　民眾若健康識能差，也同樣會造成經濟損失。Vernon 等學者（2018）估計，在美國健康識能不足所導致的不良後果，包括：增加醫療照護的經費、薪水損失以及影響公共衛生推動等，經濟損失達 2,380 億美元。總而言之，不良的健康識能狀態可能造成社會醫療照顧系統的財務負擔。


# 第二節　健康識能的評量工具及各國現況

　　評估國民的健康識能有其重要性，以醫療照護機構為例，了解病人的健康適能後，(1) 醫護人員可以為其選擇適當的教材；(2) 病人在醫療機構內較會遵照合乎品質的照護準則；(3) 可以區分病人其他可能的異常狀況，如認知、視覺和聽覺障礙等協助正確的診斷。

## 壹、評估個人健康識能的工具

　　過去二、三十年來，世界各國研究者均積極開發健康識能評估工具，因為要增強健康識，能就必須先了解民眾在這方面的現況，除了一般健康識能，也有各種針對不同對象群和特定議題的測量工具。在美國有由國家

醫學圖書館委託波士頓大學建置的「健康識能工具區網站」（Health Literacy Tool shed）（網址為 healthliteracy.bu.edu），其中收錄各種測量工具及測量方式說明，同時也歡迎研究者將其開發的工具上傳，我國國民健康署網站「健康識能資源地圖」專區（https://www.hpa.gov.tw/Pages/Detail.aspx?nodeid=4166&pid=12155）中，也有各種中文測量工具。

以下介紹較為廣泛應用的幾項工具。

## 一、國外部分

### （一）快速評估成人醫學（The Rapid Estimate of Adult Literacy in Medicine, REALM）（Davis et al., 1993）

REALM 是針對 66 個醫學詞彙的識別測驗，是歷史最悠久和使用最廣泛的健康識能評估工具之一，從簡單的詞彙開始（如 fat、flu、pill），然後漸次移向困難的字彙（例如 Osteoporosis、impetigo、potassium）。測試者要求患者大聲唸出每個單字，但並沒有要患者確認是否真正理解其意涵。施測者根據正確發音的字數，判讀患者教育程度及閱讀能力。REALM 大約可以在 3 分鐘內完成測驗，並且僅以英文提供。

### （二）修訂版快速評估成人醫學識能（REALM-R, Bass et al., 2003）

REALM-R 是 REALM 的簡短版本，共有 11 個單字，有關此工具的材料，可以由以下網站下載 http://adultmeducation.com/downloads/REALMR_INSTR.pdf。

### （三）成人功能性健康識能測驗（Test of Functional Health Literacy in Adults, TOFHLA）（Parker et al., 1995）

這是 17 題數學運算能力及 50 題閱讀理解能力的測試。內容取材於衛生保健相關資料，例如閱讀一份上腸胃道檢查準備及通知書後，說明病人在此檢查中的權利與義務。數學運算題是測試病人了解血糖監測、預約診療、如何服藥及閱讀藥瓶上的說明等。TOFHLA 為英語量表，之後翻譯成西班牙語版本，因為信效度良好，適用於研究調查。完成長版需要 20

分鐘，短版需要 12 分鐘。

## （四）最新重要表徵（Newest Vital Sign, NVS）（Weiss et al., 2005）

測驗內容為冰淇淋的營養標示，共有 6 個題目，測驗閱讀解釋和計算能力，有英語和西班牙語兩個版本。通常患者可以在 3 分鐘之內完成，且相當快速準確。大多數患者均可接受其難度。實施測驗說明可由 Pfizer 公司網站（https://www.pfizer.com/products/medicine-safety/health-literacy/nvs-toolkit）免費下載。

## （五）電子式健康識能量表（e-health Literacy Scale）（Norman & Skinner, 2006）

共有 8 題，測量個人是否具有知識、技能和自覺勝任於尋找、評價和應用電子化健康訊息，以解決健康問題。這個量表可以在網站（http://www.jmir.org/200614/e27）免費下載。

## （六）理解醫學數字工具（The Numeracy Understanding in Medicine Instrument, NUMI）（Schapira et al., 2012）

這是 20 題紙筆測驗的評量工具，評量一般病人在健康照護可能遇到的有關數量的挑戰，題目包括：在電子體溫計讀出體溫數字，解讀圖示的數字，以及簡單的長方圖、線性圖、讀標示以及估計或然率的問答題。此工具另有較簡短的 8 題免費版本。

## （七）健康識能技能工具（The Health Literacy Skills Instrument, HLSI）（McCormack et al., 2010）

此工具測量印刷品之文字與數字運算識能、口語技能以及網路資訊搜尋識能，這些都是美國成年居民在健康照護場域可能面臨的情境。此工具有 25 個題目，可以在 12 分鐘透過電腦填答方式實施；此外尚有 10 個問題的簡短版本，兩者皆可免費使用。

## （八）美國國家成人識能評估（National Assessment of Adult Literacy, NAAL）（Kutner et al., 2006）其中有健康識能的部分（Health Literacy, NAAL-HL）

　　問卷由聯邦政府的健康議題文宣和其他有關健康的測驗工具，選出與時事有關的代表性健康題目，包括臨床（3 題）、預防醫學實務（14 題）和衛生保健系統使用指引（11 題），使用的測量方式有文章閱讀測驗（12 題）、文件圖表測驗（12 題）和數學測驗（4 題）。

## （九）一題或兩題測驗（One-or-two-questions）（Wallace et al., 2006）

　　主要使用於臨床實務，且頗受好評。包括以下問題：

　　1. 你多常因為理解書面訊息有困難，而無法理解你的醫療情形？（回答選項包括：總是、經常、有時、偶爾、從未。）

　　2. 你多常有人幫你閱讀醫院資料？（回答選項：總是、經常、有時、偶爾、從未。）

　　3. 你有多大信心可以自己填寫醫療表格？（回答選項：非常有信心、相當有信心、有點信心、一點也沒有信心。）

　　多問幾題會比單一問題有效，有研究顯示第三題最有效，但也有研究指出第二題最有效。在做完測驗後，對沒有選擇最精熟程度（如第一題和第二題選擇從未，第三題選擇非常有信心）就應該給他／她最簡單撰寫方式的訊息，不過也很少人會因為拿到簡單明瞭的訊息資料，就覺得被羞辱了。

## （十）歐洲成人專業識能調查表（European Health Literacy Survey Questionnaire）（HLS-EU-Q）（Sørensen et al., 2015）

　　這是依據前述 Sørensen 等對於健康識能定義架構（Sørensen et al., 2013）而設計的自評問卷，主要評估民眾在健康照護、疾病預防與健康促進三大領域上，獲取、理解、評估和應用訊息以做決定的方式，共有 47

題，另有 39 題測量健康識能前置因素的問題。原文為英文，並翻譯為保加利亞文、荷蘭文、德文、波蘭文和西班牙文等多種文字。

其他尚有以特定健康議題為研究目標者，如：Mazor 等人（2012）開發專門用於癌症的健康素養測量工具，包括：(1) 癌症訊息素養量表—聽力測驗（Cancer Message Literacy Test-Listening CMLT-Listening）：主要目的是評估對癌症預防與篩檢口頭訊息的理解，參與者必須對於每個項目做出反應，顯示含義是否一致。(2) 癌症訊息素養量表—閱讀測驗（the Cancer Message Literacy Test-Reading；CMLT-Reading）：主要目的是評估對癌症預防與篩檢書面訊息的理解，參與者必須針對書面指示做出反應。測試內容主要是日常生活中會遇到的癌症預防及有關篩檢的知識，包括常見癌症：子宮頸癌、乳腺癌、結腸直腸癌、肺癌及前列腺癌等高風險行為。Chinn 和 McCarthy（2013）針對健康照護素養進行研究，並發展及測試初級健康照顧素養的測量工具。

## 二、國內部分

我國目前有數種翻譯自國外的量表，如呂宗謙（2007）以短版成人功能性健康識能測驗（Functional Health Literacy in Adults）為基礎，發展成人健康識能量表。林純雯（2010）則將 Newest Vital Sign 翻譯為中文版本，針對幼教老師及南部一般民眾施測。

此外也有學者自行發展本土健康識能量表，如蘇哲能等人（2008）的66 項健康詞彙測試；蔡慈儀、李守義、蔡憶文、郭耿南（2010）則針對國人發展了一套中文健康識能測量工具（Mandarin Health Literacy Scale, MHLS），評估成年民眾的功能性健康識能，藉以了解民眾閱讀、理解及應用健康資訊的能力。此外，Duong 等人（2015）也以我國民眾為施測對象，就 HLS-EU-Q 修訂出中文版的健康識能問卷，此問卷同時也有簡短的 12 題版本（Duong et al., 2017）。

## 貳、各國健康識能現況

　　我國成人的健康識能現況，在功能性健康識能方面，不足程度（inadequate）者占 13.7%，邊緣程度（marginal）者占 16.5%，充足（adequate）者有 69.7%。也就是有超過三成的臺灣成人功能性健康識能程度不夠（Lee et al., 2010）。魏米秀等（2017）調查多面向健康識能，結果顯示：14.0% 的成人健康識能程度為不足（insufficient）、37.6% 為有限（limited/problematic）程度、40.3% 為充足（sufficient）程度，另 8.1% 為良好（excellent）程度，相當於每 2 個成人中，就有 1 個人的健康識能程度不夠。另項研究（Duong, Lin, & Sørensen, 2015）使用歐洲健康識能中文版調查問卷（European Health Literacy Survey Questionnaire, MLS-EU-Q）作為研究工具，以多層次隨機抽樣的方式調查 2,989 位 15 歲以上民眾，發現我國民眾一般健康適能的表現在總分 50 分的量表上，得到 34.4±6.6 的分數。

　　美國 2003 年國家成人識能調查（National Assessment of Adult Literacy, NAAL），係針對 19,000 位 16 歲以上具代表性成人樣本（其中包含 1,200 位監禁囚犯）調查其識讀能力（Kutner, Greenburg, Jin, & Paulsen, 2006）。152 項試題中，共有 28 個健康識能的題目。研究數據顯示，只有 12% 的民眾達到精良，使用健康照護系統時沒有困難；有 53% 的民眾在中低程度；有 36% 的民眾健康識能程度為基本或低於基本的不理想狀態，所謂基本能力，意指只有完成簡單以及日常生活所需的技能。

　　經濟合作開發國家（Economic Cooperation and Development, OECD）的會員國中，功能性健康識能不足之民眾的比率約在 7% 至 47%（UN Development Program, 2007），在開發中國家，這個數字可能更高。（Nutbeam, 2008）

　　加拿大 2003 年調查資料（Murray et al., 2008）顯示，10 名 16 到 65 歲成人中，就有 6 人沒有足夠的技能去處理他們日常健康生活以及健康照護所需。

　　澳洲統計局（Australian Bureau of Statistics, 2008）於 2006 年從事成人識能與生活技能調查，也發現將近 60% 成員的健康識能屬低下程度，

只有 40% 的澳洲成人具有適當程度（adequate level）的健康識能，可應付日常生活中的複雜情境需求。

歐洲健康識能調查（European Health Literacy Survey, HLS-EU）發現，在所有樣本中，健康識能程度不足（insufficient）及有問題（problematic）者加起來占了 47%，大約每 2 個人中，就有 1 人的健康識能程度不足夠。在參與調查的個別國家中，成人健康識能程度不夠的比率則落在 29-62% 之間（Sørensen et al., 2015）。

以上數據顯示，世界各國民眾的健康識能狀況並不理想，只有半數，甚至少於半數的受試者可以精熟使用健康訊息和健康服務，而發展中國家的情形甚至更為劣勢。

# 第三節　影響健康識能的因素

Nutbeam 和 Kickbusch（2000）指出，教育是攸關健康的重要因素。健康識能反映出受教育的機會，提高整體人口的識字程度，將大大提高群眾做出正確選擇的能力，更有助於國家的發展。事實上，健康識能的表現受許多因素影響。Sørensen 等人（2012）在其統合分析的文章中，整理出影響健康識能的因素，包括：(1) 遠端因素：社會環境因素（例如人口學、文化、語言、政治、社會系統）；(2) 近端因素：個人因素（例如年齡、性別、種族、社經狀況、教育程度、職業、就業、收入、識字）和情境因素（例如社會支持、家庭、同伴影響、媒體使用、物理環境）。從巨觀的角度而言，健康識能的差異表現，也是種健康不平等的現象，弱勢族群的健康識能在各項調查均呈現得分較低的情形，包括低教育水準、低收入、失能、多重障礙者及年長者均是。

此外，健康識能是我們理解和使用複雜健康訊息的能力，因此它是多面向的能力，這些面向包含：(1) 溝通技巧；(2) 有關健康主題的知識；(3) 文化；(4) 語言熟稔程度因素；(5) 公共衛生和醫療保健系統需求；(6) 情境的因素；(7) 使用數字的能力。以下從健康傳播的角度，逐一探討相關

的影響因素。

## 一、溝通技巧

在健康識能的領域下，溝通技巧是指使用語言（如基本的口語、書寫、簽名或其他溝通方式）與他人互動所需要的技能，包括基本的閱讀、寫作、聽力、口語和理解能力。閱讀能力有限的人，較無法使用網站上的書面訊息或印刷的健康素材，也無法在處處是指標的醫療機構中尋找要去的標的。如果他們在書寫方面有困難，就無法在醫療場域填寫表格，而口語不佳也使他們難以向醫療保健提供者說明病情或發問。

## 二、知識和組織能力

在健康識能上，知識的範圍從了解特定主題（例如心臟病發作的徵兆或瓶子上的骷髏頭和交叉骨符號表示「毒藥」），到對一般因果關係或科學方法的理解。和健康識能低的人溝通挑戰不是他們沒有能力閱讀，而是缺乏解釋性的框架或模式來作為解釋複雜的健康主題的起點。

健康識能專家建議使用日常語言（living room language），也就是平常的單詞和比喻，來解釋超出個人經驗的現象。普通語言的使用與文化解釋和經驗的使用緊密相關，但並不完全相同。

除了知識本身外，組織知識的能力也很重要。我們每個人在日常生活中都接收到許多訊息，就必須有好的整理技巧，要能夠應用健康上的科學觀點（如因果關係和科學方法），去統整新訊息和既有的心智模式，這也是個人健康識能優劣的決定因素。好的教育者常以圖表和概念圖的方法，協助學生在既有的知識架構上增加新訊息，讓學生容易增添、記憶及應用新資訊。

## 三、文化

健康是一種文化建構的現象，人們學習如何去定義健康和疾病，誰要出面尋求治療，什麼才是有症狀，導致疾病的原因以及據信可以治癒疾病的方法，以及家人和所處社會群體的身體如何描述症狀。此外，使用衛生

技術、藥物或療法的意願，可能是由宗教或文化規則來決定——就像某些風險行為，或遵守醫療建議的行為是具有文化上的考量。

就健康識能而言，知識描述了一個人所知，而文化則揭示了一個人所相信或珍視的內容。一個人可能在學校學到有關遺傳學的知識，並且用產前篩檢可以知道胎兒的健康狀況，但如果他／她覺得檢查意謂著可能終止懷孕，那麼他／她可能完全拒絕篩檢。個人如何評估自己或家人的健康訊息、偏愛哪種健康訊息，以及信任哪些人所傳達健康訊息，在在都經由文化來篩選。

## 四、語言能力

良好的語言能力是健康識能的基礎，依據國際教科文組織的調查數字，世界 15 歲（含）以上的人群識字率為 86.3%，男性為 90.0%，女性為 82.7%，已開發國家為 99.2%（2013），世界上 7.81 億的成人文盲，有超過 75% 集中於南亞及西亞、大洋洲和撒哈拉沙漠以南的非洲；其識字率分別為 70.2%（2015）、71.3% 和 64.09%（2015）。因此，語言能力和社會地位、經濟能力有關，有待各國政府用各種措施加強。

我國民眾識字情況相當優秀，根據內政部（2020）統計，我國年滿 15 歲以上的人口不識字率約為 1.04%，即總體識字率為 98.96%，其中就縣市別觀察，以臺北市 99.58% 為最高，雲林縣 97.38% 為最低。在國際比較上（林志成，2020），我國在亞洲排行第四，但仍不及日本、韓國及北韓。據內政部解釋，除早期失學的國民外，主要是我國有部分新移民，他們可能本身國語文能力也很好，但卻無法使用中文，因此需要用成人識字教育措施加以補強。

## 五、衛生保健的複雜性

要獲得醫療保健服務和福利以及實地使用醫療保健設施，均存在許多挑戰和需求，不論是在宏觀和微觀層面，挑戰包括個人是否了解他們可以使用的服務，或者他們是否有資格獲得不同形式的照護和保險。舉例來說，罹癌的低收入年輕女學生，希望得到醫療照護和金錢方面的協助，即

使她有減免全民健保自行負擔費用的資格，且理應可獲得教育部學生急難慰問金的福利；她仍然必須了解自己可以獲得這項服務，並有足夠的信心與機關聯繫。許多人不知道從哪裡開始，甚至與醫療服務提供者進行討論都感到很複雜且不知所措，他們還經常發現健康表格難以理解和填寫。

## 六、情境

　　特定的環境或情況會使人感到恐懼或很有壓力。這可能是因為他們處於陌生和令人生畏的環境中，或者可能精神不濟或身體不適。當人們意外面臨嚴重的疾病或傷害，不得不與一些難以相處的人或系統互動時，這些環境因素的影響就特別明顯。有時個人雖然教育程度高，但是當聽到健康方面的壞消息，或處於壓力環境中（例如將親人安置在護理環境中），也可能無法適當處理健康訊息。

## 七、使用數字的能力

　　算術是用定量的方式思考和表達自己的能力，很少有人真正了解公共衛生資料使用的數字。為什麼很難？考慮一下信賴區間傳達的統計概念；平均值、中位數和眾數；p=0.005（相對於 p=0.05）的顯著差異程度，或是 ppm（百萬分之一）的濃度。以上這些數字都讓人望而生畏，因為這些並不是大多數人耳熟能詳的概念，而且很難用日常語言解釋。

　　公共衛生政策和介入措施均來自科學發現，但是，決定是否與公眾共享數據以及選擇要呈現的數據，並決定呈現的樣式，並非易事。此外，神經科學研究證實，與其他形式的學習一樣，經過反覆練習，大腦若經常使用，愈能夠開發出其固有能力。但是，由於缺乏練習，一般人使用數字的能力尚未好好發展，這點也值得健康傳播工作者深思。


## 第四節　增強健康識能

健康識能的提升可以從個人和環境兩方面著手。

# 壹、提升個人健康識能

　　Nutbeam（2008）認爲健康識能是項資產，也就是財富，而其根源是良好的識字程度和家庭教育，所以提高全體人口的受教機會，將大大提高民眾的健康識能，使得國家的健康照護服務能獲致最佳利用，有助於國家發展。加拿大的調查（Murray et al., 2008）發現，日常的閱讀習慣，例如讀書、讀報紙、雜誌、信件或電子郵件，可以提高健康識能，這種做法可以作爲實務參考。

# 貳、建構健康識能友善環境

　　環境對於健康識能的提升也極爲重要，除了國家必須有明確的政策外，更必須從民眾日常可以接觸到健康訊息的環境著手。世界衛生組織歐洲區域辦公室（World Health Organization Regional Office for Europe, 2013）即曾指出，要針對不同的場域去建識能友善環境，包括：城市、組織、教育機構、賣場與社區、職場、健康照護機構、傳播媒體、社交媒體與移動電子載具等。

　　早在 2012 年美國醫學研究院（US Institute of Medicine）就曾提出健康識能機構應具備的十項屬性如下（Brach, 2012）：

1. 機構領導者將健康識能整合於組織任務結構與運作程序。
2. 將健康識能整合於規劃、評量病人安全及品質改善。
3. 使工作人員具備良好的健康識能並監測其進展。
4. 具有設計、執行及評價健康資訊與服務的人員。
5. 滿足不同程度健康識能群體的需求，並避免使低健康識能者受到歧視。
6. 使用健康識能策略於人際溝通，並確保所有接觸情境均容易理解。
7. 提供容易獲得的健康資訊與服務，並有引導與協助。
8. 設計並提供容易理解和執行的紙本、影音教材和社群媒體。
9. 重視高風險情境下的健康識能問題，包括改變照護情形以及用藥

溝通。

10.清楚傳達保險給付項目以及個人要負擔費用的資訊。

美國疾病管制局（US Centers for Disease Control and Prevention, 2021）將這些特質更詳細分類，具體列出機構推展健康識能的策略，且針對公共衛生機構的作業流程詳細舉例。

## 一、領導、優先順序、近用以及特殊狀況的特質

1.機構領導階層將健康識能整合於組織的任務、結構和運作常規，並列爲高優先順序項目，存於組織的價值、文化和日常活動中。

2.在擬定策略、計畫、執行設定目標、選擇活動方式以及品質增進時，均將健康識能理念結合於其中。

3.機構應訓練員工，使其具有健康識能等理念，並且要監測其進步狀況，如此能創造機構文化，使員工重視此議題，且能有效溝通，訓練效果的評價更讓機構可以掌握訓練成果，並作爲改進的依據。

4.提供方法讓民眾易於接近健康訊息和服務，並協助消費者在單位和設施內方便使用。機構必須應用科技讓消費者容易在各單位和設施內，如健康部門、門診和社會服務單位、網站和其他溝通管道找到訊息，方法包括：提供清楚的路標、指引、表格，以及能使用簡明語言提供資訊的熱心服務人員。組織在設計網站和社群媒體時，其系統和訊息，如入口網站或線上資料庫，均應該讓一般人容易接近、理解和應用。另外，如果機構提供電話服務資訊或預約掛號，免費電話諮詢時，服務人員一定要用簡單明瞭的語言來和顧客對話。

5.強調高風險情境下的健康識能，例如緊急狀況的準備、危機和緊急回應，以及臨床的緊急狀況或過渡期。機構必須在人們處於最無助或情緒及身體承受極大壓力時，要保證讓他們得到清楚和有用的溝通。事先要規劃好受眾在緊急狀況、危機和高壓時的健康識能問題，而且要預備好屆時可能要回應高危機狀況所需的基本訊息和服務。

6.清楚溝通既有的健康服務及其費用。機構用清楚的溝通技巧去解釋病人有何不同的健康服務選擇，以及各種服務的收費。假如病人必須塡

寫表格才能得到服務，則表格必須使用簡單平易的文字，而且設計上也必須是易於理解和完成填寫的。

## 二、在健康傳播和資訊活動時，關乎受眾和團體參與及回饋的屬性

1. 在設計執行和評價健康訊息和服務時，應該將被服務群體的成員包含在其中，特別是在擬定計畫和準備教材的過程，要將閱讀和數學能力較差者邀請一併參與。

2. 必須滿足不同程度健康識能群體的需求，並避免使低健康識能者受到歧視。機構在設計訊息時應清晰明確，合乎所有受眾的文化和語言，機構選擇的形式和管道盡可能觸及最多人群，並應用回饋確定受眾理解及訊息有用性。

3. 機構在口語溝通時，使用清晰溝通策略，包括：會話、訪談、口頭報告和播客以及影片等。在清楚溝通的情況下，強化了口語溝通的訊息，以及經由其他管道傳播的內容，同時也幫助聽到的人記憶這些訊息，並學習在有需要時可以發現更多資訊。

4. 設計和分發印刷及視聽社交媒體時，要注意內容是否容易理解及實行。機構會請預計會使用訊息者去參與訊息設計的所有過程，並需使用多種管道來傳播訊息，所以人們可以使用他們最喜歡的管道，並一再收看或收聽，以便學習和記憶。教材應有清楚的訊息，和受眾可以採取的行動，以保護和促進其健康。教材所使用的語言、數字和觀念，應該是預定目標對象群所熟悉的。

各國均有許多計畫推動健康識能的提升，如美國衛生衛生與公共服務部（US Department of Helath and Human Services, 2010）訂有國家增進健康識能計畫（National Actional to Improve Health Literacy），此係基於兩個核心原則：(1) 所有國民均有權獲得健康訊息，以幫助他們做明智的決定；(2) 提供的健康服務應該是易於理解，以及能夠增進健康、長壽和生活品質。美國健康照護研究與品質研究機構（Agency of Health Care Research and Quality Health Care）則推出《健康識能通用工具箱》（*Health Literacy Universal Precaution Toolkit*），第二版（Berga et al., 2015）的〈附錄〉有 21 個工具，涵蓋 4 個增進健康識能的實務工作面向，包括口語傳播、文字傳播、自我管理和增能，以及支持系統。我國近年來也積極推動健康識能工作，衛生福利部國民健康署編製有《健康識能友善教材評估指標使用指引》（張美娟等，2017），並自 106 年開始將此項工作列入健康醫院認證標準之一，且依據奧地利學者 Pelikan、Dietscher 與 Wieczore 所提出的維也納健康識能機構模式，編製《健康識能機構實務指引》（魏米秀等，2018），協助應用於臨床實務，有系統地協助醫療體系機構成為真正有執行力的健康識能機構。所有健康照護者均應使用平易近人的語言，少用術語，而且在一次問診時，只專注於 2 或 3 個概念。

推動健康識能應該是整個社會的行動，除健康部門外，教育和社會部門也應該積極參與，並結合職場和社區的各種組織。推動方法除橫向的合作外，垂直的聯繫，從國家層級到區域和地方，均應積極有效的合作討論。透過資訊科技傳達健康訊息是無遠弗屆的，不僅可近性高、有創意且常具娛樂效果。值得注意的是，這些訊息必須是正確、即時、友善且品質良好。未來要有更多建樹，應該要發展公部門和私部門的夥伴關係，更有創意的構思有效的前瞻性措施，並且加強基礎建設，降低資訊可近性落差帶來的健康不平等。

## 結論

在規劃健康傳播工作時，健康素養是很重要的因素，而這些因素也凸顯設計或執行任何傳播介入工作時，做好受眾分析工作的重要性。所幸現在有許多研究和實務經驗，已經能協助工作者克服低健康素養的困擾。但無論如何，更多的學習仍然有其必要性。

# 參考書目

內政部（2020）：108年各縣市主要內政統計指標排序。

呂宗謙（2009）：病人爲例之台灣民眾健康知能，健康狀態與病人安全之相關性研究。衛生福利部2007委託研究計畫。

林志成（2020）：不識字率台北竟比北韓高？臺北：中國時報https://www.chinatimes.com/newspapers/20200504000457-260106?chdtv

林純雯（2010）：Newest Vital Sign健康識能量表中文版之信效度檢驗與應用——以幼兒職前教師爲例。健康促進與衛生教育學報，34，1-31。

蔡慈儀、李守義、蔡憶文、郭耿南（2010）：中文健康識能評估表的發展與測試。醫學教育，14(2)，122-136。

魏米秀、張美娟、謝至鏗、尤瑞鴻、Plikan, J. M.、王英偉（2018）：健康識能機構實務指引。臺北：衛生福利部國民健康署。

張美娟、魏米秀、謝至鏗（2017）：健康識能友善教材評估指標使用指引。臺北：衛生福利部國民健康署。

Australian Bureau of Statistics (2008). *Australian health survey: First results, 2011-12*. ABS cat. no. 4364.0.55.001.

Australian Commission on Safety and Quality in Health Care (ACSQHC) (2014). *National Statement on Health Literacy*.

Bass, P. F., Wilson, J. F., & Griffith, C. H. (2003). A shortened instrument for literacy screening. *Journal of General Internal Medicine*, *18*(12), 1036-1038.

Berkman, N. D., Sheridan, S. L., Donahue, K. E., Halpern, D. J., Viera, A., Crotty, K., Holland, A., Brasure, M., Lohr, K.N., Harden, E., Tant, E., Viswanathan, M. (2011). Health literacy interventions and outcomes: An updated systematic review. *Evidence Report Technology Assessment*, *199*, 1-941.

Berga, A. G., Barnard, J., Mabachi, N. M., Barry D. Weiss, B., DeWalt, D. A., Brach, C., Cifuentes, M. R., Albright, K., West, D. R. (2015). *Health Literacy Universal Precautions Toolkit*. 2nd ed. Agency for Healthcare Research and Quality,

AHRQ Publication No. 15-0023-EF.

Brach, C., Keller, D., Hernandez, L. M., Baur, C., Dreyer, B. Schyve, P., Schilinger, D. (2012). *Ten attributes of Health Literate Health Care Organizations*, Institute of Medicine of the National Academics.

Chinn, D., & McCarthy, C. (2013). All Aspects of Health Literacy Scale (AAHLS): Developing a tool to measure functional, communicative and critical health literacy in primary healthcare settings. *Patient Education and Counseling, 90*(2), 247-253. doi: http://dx.doi.org/10.1016/j.pec.2012.10.019

Davis, T. C., Crouch, M., Long, S. W., Jackson, R. H., Bates, P., George, R. B., & Bairnsfather, L. E. (1993). Rapid estimate of adult literacy in medicine: A shortened screening instrument. *Family Medicine, 25*(6), 391-395.

Duong, T. V., Chang, P. W-3, Yang, S. H., Chen, M, Chao-w, Chen, T., Chiao, P.Huang, H. (2017). A new comprehensive. Short-form health literacy survey tool for patient in general, *Asian Nursery Research, 11*, 30-35.

Duong, V. T., Lin, I. F., Sorensen, K., Pelikan, J. M., Van den Broucke, S., Lin, Y. C., & Chang, P. W. (2015). Health literacy in Taiwan: a population-based study. Asia *Pacific Journal of Public Health, 27*(8), 871-880.

European Commission (2007). *Together for Heath: A Strategic Approach for the EU 2008-2013*. Brussel: European Commission.

HLS-EU CONSORTIUM (2012): *Comparative Report of Health Literacy in Eight EU Member States. The European Health Literacy Survey HLS-EU*, http://www.health-literacy.eu

Kutner, M., Greenburg, E., Jin, Y., & Paulsen, C. (2006). *The Health Literacy of America's Adults: Results from the 2003 National Assessment of Adult Literacy*. (NCES 2006-483). U. S. Department of Education. National Center for Education Statistics.

Lee, S. Y. D., Tsai, T. I., Tsai, Y. W., & Kuo, K. N. (2010). Health literacy, health status, and healthcare utilization of Taiwanese adults: results from a national survey. *BMC Public Health, 10*(1), 614.

Mazor, K. M., Roblin, D. W., Williams, A. E., Greene, S. M., Gaglio, B., Field, T. S.,

Cowan, R. (2012). Health literacy and cancer prevention: Two new instruments to assess comprehension. *Patient Education and Counseling, 88*(1), 54-60. doi: http://dx.doi.org/10.1016/j.pec.2011.12.009

McCormack, L., Bann, C., Squiers, L., Berkman, N. D., Squire, C., Schillinger, D., ... Hibbard, J. (2010). Measuring health literacy: A pilot study of a new skills-based instrument. *Journal of Health Communication, 15*, 51-71.

Murray, T. S., Hagey, J., Willms, D., Shillington, R., & Desjardins, R. (2008). *Health literacy in Canada: A healthy understanding.* http://www.en.copian.ca/library/research/ccl/health/health.pdf

Norman, C. D., & Skinner, H. A. (2006). eHEALS: The ehealth literacy scale. *Journal of Medical Internet Research, 32*(6), 851-865.

Nutbeam, D. (1993). *Goals and Targets for Australia's Health in the Year 2000 and Beyond: Report Prepared for the Commonwealth Department of Health, Housing and Community Services.* University of Syndy.

Nutbeam D (2000): Health literacy as a public health goal: a challenge for contemporary health education and communication strategies into the 21st century. *Health Promotion Internation, 15*, 259-67.

Nutbeam, D. (2008). The evolving concept of health literacy. *Social Science & Medicine, 67*(12), 2072-2078.

Nutbeam, D., & Kickbusch, I. (2000). Advancing health literacy: a global challenge for the 21st century. *Health Promotion International, 15*(3), 183-184. doi: 10.1093/heapro/15.3.183

Parker, R., Baker, D., Williams, M., & Nurss, J. (1995). The test of functional health literacy in adults. *Journal of General Internal Medicine, 10*(10), 537-541. doi: 10.1007/BF02640361

Schapira, M. M., Walker, C. M., Cappaert, K. J., Ganschew, P. S., Fletcher, K. E., McGinley, E. L., Del Pozo, S., Schauer, C., Tarima, S., Jacobs, E. A., (2012). The numeracy understanding in medicine instrument: A measure of health numeracy developed using item response theory. *Medical Decision Making, 32*(6), 851-865.

Simonds, S. (1974) Health education as social policy. *Health Education Monograph*

*2*(1)-Suppl, 1-10.

Sørensen, K., Van den Broucke, S., Fullam, J., Doyle, G., Pelikan, J., Slonska, Z., & Brand, H. (2012). Health literacy and public health: a systematic review and integration of definitions and models. *BMC public health*, *12*(1), 1-13.

Sørensen, K., Pelikan, J. M., Rothlin, F., Ganahl, K., Slonska, Z., Doyle, G. Falcon, M. (2015). Health literacy in Europe: comparative results of the European health literacy survey (HLS-EU). *European Journal of Public Health*, *25*(6), 1053-1058.

Sørensen, K., Van den Broucke, S., Pelikan, J. M., Fullam, J., Doyle, G., Slonska, Z. Kondilis, B., Stoffels, V., Osborne, R. H. & Brand, H. (2013). Measuring health literacy in populations: illuminating the design and development process of the European Health Literacy Survey Questionnaire (HLS-EU-Q). *BMC Public Health*, *13*, 948.

Tones, K. (2002). Health: New wine in old bottles? *Health Education Research*, *17*(3), 287-290, https://doi.org/10.1093/her/17.3.287

UK Department of Health. (1999). *Saving lives: Our Healthier Nation.* The Stationery Office.

UN Development Program (2007). *Human Development 200718.* UNDP. from http://hdrstats.undp.org/indicators/30.html

UNECOSCO (2009). *Ministerial Declaration-2009 High-Level Segment: Implementing the internationally agreed goals and commitments to global public health.* https://www.un.org/en/ecosoc/julyhls/pdf09/ministerial_declaration-2009.pdf

United Nations Economic and Social Cooperation Organization (UNESCO), Institute for statistic: *Adult Literacy Rate.* UNESCO.

US Centers for Disease Control and Prevention (2012). *Attributes of a health literate-Organization.* https://www.cdc.gov/healthliteracy/planact/steps/index.html

US Department of Health and Human Services (2000). *Healthy People 2010.*USD-HHS

US Department of Health and Human Services, Office of Disease Prevention and Health Promotion. (2010). *National Action Plan to Improve Health Literacy.* https://health.gov/our-work/national-health-initiatives/health-literacy/nationalaction-plan-improve-health-literacy.

US Institute of Medicine. (2004). *Health Literacy: A Prescription to End Confusion.* The National AcademiesPress. http://doi.org//10.17226/10883

US National Institute of Health (2020). *Clear Communication-Health Literacy.* https://www.nih.gov/institutes-nih/nih-office-director/office-communications-public-liaison/clear-communication/health-literacyhttps://www.cdc.gov/health-literacy/learn/index.html

Vernon JA, Trujillo A, Rosenbaum S, DeBuono B. (2007). *Low health literacy: Implications for national health policy.* The George Washington University Public Health website. https://publichealth.gwu.edu/departments/healthpolicy ICHPR/downloads/LowHealthLiteracyReportl0_4_07.pdf.

Wallace, L. S., Rogers, E. S., Roskos., S. E., Holiday, D. B., Weiss, B. D. (2006). Brief report:Screening items to identify patients with limited health literacy skills. *Journal of General Internal Medicine, 21*(8), 874-877.

Weiss, B. D., Mays, M. Z., Martz, W., Castro, K. M., DeWalt, D. A., Pignone, M. P., Hale, F. A. (2005). Quick assessment of literacy in primary care: The newest vital sign. *Annals of Family Medicine, 3*(6), 514-522.

Williams, M.V., Parker, R. M., Baker, D. W., Parikh, N. S., Pitkin, K., Coates, W. C., & Nurss, J. R. (1995). Inadequate functional health literacy among patients at two public hospitals. *Journal of the American Medical Association, 274,* 1677-1682.

World Health Organization (1998). Health Promotion Glossary. WHO.

World Health Organization (2000). *The World Health Report 2000: Health Systems-Improving Performance.* WHO.

World Health Organization (2016). *The Mandate for Health Literacy.* https://www.who.int/healthpromotion/conferences/9gchp/health-literacy/en/

World Health Organization Regional office for Europe (2013). *Health Literacy-The Solid Facts.* http://www.euro.who.int/__data/assets/pdf_file/0008/190655/e96854.pdf

# 第三篇

# 理論與實務策略

# 第七章 常用於健康傳播的理論

過去數十年來，公共衛生實務工作經常使用健康傳播的方式在社區內從事介入宣導活動，嘗試由個人至社區做各種層面的行為改變，希望藉由多種方式的配合達到改變民眾健康行為，提升其健康狀況的目的。應用大眾傳播介入活動的目標包括：(1) 以議題設定的方式使社區將預防作為重要的課題，藉以改變公共政策；或 (2) 教育民眾有關特定健康行為的改變。本於理論設計的健康傳播計畫，通常較易獲得良好的成果，所以理論值得好好了解。本章將介紹較常被應用的幾種理論。

## 第一節　理論的重要性

在行為科學和社會科學的領域，理論是系統性的陳述：哪個因素會在某特定情況下，導致個人或團體實行某些行為。理論的組成往往是闡述變項間的關係，去解釋和預測事件的發生。健康傳播學者基於社會科學和流行病學研究發展出解釋因果關係的理論，並嘗試用其專業領域長期廣泛使用的理論，來預測行為如何改變或發生，理論更可以作為設計和評價宣導活動的依據。

當設計健康傳播介入時，專家從尋找可以修正改變的因素著手。「可以修正改變」意指該因素被視為可能造成不好結果，而且修正後，可以減少危險。相對而言，有些危險因素我們是無法做任何處理的。例如「開車前喝酒」是比較可以修正改變的因素，但相對的，「提高可以開車的年紀」則是比較難以修正的因素，區分出上游和下游的因素後，我們就可以用流行病學調查和社區評估去找出各種社會人口學、社會心理學和社會學的變項，以及可能的解決方案，也就是找到解釋的模式以及帶來改變的介

入，就如同其他專業領域，我們可以在很多情境下測試這些假說和我們所認為的因果關係，以引導我們使用不同的策略。例如我們發現，若提高酒駕肇事的刑度，可以降低酒駕的比率，則可以確定用改變政策的方式下手是對的；另方面，如果「酒後找人代駕」的宣導活動，可以在某些情況下對特定族群有效，則我們可以在介入計畫中多做宣導活動，如果經費充足，也可以兩者都做。若每種工作方法都立基於理論，我們可以知道什麼引發人的動機，接著形成信念，並改變態度或行為，而且也知道什麼是最好的方法，可以在特定情境中做傳播溝通。

# 第二節　用於引導告知的理論

## 壹、免疫理論（Inoculation theory）

　　免疫理論是古典的社會心理學理論，1961 年由 William J. McGuire 提出，迄今仍應用甚廣，包括健康、政治、倡導和環境科學領域，如氣候變遷議題（Compton et al., 2021）。此理論用於解釋個人的態度和信念能夠被保護，免於受到外界影響和說服，就如同由於打預防針，個人身體先暴露於少量的抗原如病毒，進而產生抗體，減輕其後接觸更強的危害，而產生嚴重的疾病。除了個人外，此理論也可以用於建立社區的韌性，對抗假消息和謬誤的訊息。更明確的說，就是如何在面對來自媒體、廣告、人際傳播、同儕壓力和其他力量時，能夠守住原來的態度和信念而不改變。一個常見的免疫理論的例子是當醫生說：「這個疫苗有些副作用，打下去可能局部會有些紅腫熱痛，其他部位肌肉也會有些痠痛。」你可能就準備好疼痛會來到。通常這個真正的痛覺沒有原來想像的那麼痛，因為感謝我們的身體已經準備好疼痛的感覺。

　　在許多針對青少年的衛生教育課程中，教師有時會做些拒菸技巧的練習，例如告訴學生，其他同學可能會試著說服你嘗試吸菸或嗑藥，因為那個感覺太美妙了。老師讓學生練習如何回應同儕的慫恿，例如當角色扮演

的同學嘲笑不願意嘗口菸的人是膽小鬼時，學生可以練習回應，如「我如果為了討好你而去吸菸，那我才真是真正的膽小鬼。」Perry 等人（1980）發現，經過這種介入教學的學生之吸菸比率是未接受者的一半。

　　免疫的訊息可以和主題議題相同或是類似。而需擴大效果時，可以將訊息包裝成對受眾有立即的重要性。此外，發出免疫訊息後的討論同樣也很重要，因為接收訊息的受眾可以把對新訊息（或錯誤的假訊息）的抗拒性傳達給其社會網路中的成員。而在和別人討論的過程中，更強化自己在態度信念改變上的抗壓性。

# 貳、平行過程延伸模式（Extended Parallel Process Model, EPPM）

　　平行過程延伸模式又名威脅管理模式（Threat Management Model）或恐懼管理模式，是美國密西根州立大學 Kim Witte 教授在 1922 年提出，此模式探討健康宣導常用的恐懼訴求，是植基於 Leventhal（1971）的危險控制和恐懼控制架構（Danger Control and Fear Control Framework）以及 Rogers（1975）的保護動機理論（Protection Motivation Theory）發展而成。當個人遇到外界刺激而引起恐懼時，經常有動機需要減少恐懼，但健康傳播活動若想用恐懼訴求嚇到民眾，繼之去採取行動時，可能反會遭受到很大的後座力。EPPM 模式指出，個人行為的決定是同時受情緒反應（對健康威脅的恐懼）和理性考量（效能信念）的影響，意即個人感受到健康的威脅程度會讓其決定其是否有採取行動的動機，然而個人自覺有信心能夠有效減少或預防此項威脅，才能讓其真正決定採取行動，換句話說，當面對威脅的訊息時，人們常有兩項平行的思維：(1) 我是否對此威脅有易感受性，以及它有多嚴重？(2) 就我所知，我可以採取何種行動，來避免此項威脅？第二個想法不僅基於避免此項威脅的策略，同時也包括自我感覺具有可以清除威脅的個人能力，也就是自我效能（self-efficacy），否則，當個人覺得自己無法避開此項威脅時，有可能就告訴自己，這項威脅

和他們無關，或許並沒有那麼嚴重，或整個忽略這個威脅的訊息（例如告訴你，某個年長親戚或名人，自少年時期就開始吸菸，且到目前仍然健康良好），而不採取任何行動。所以用恐懼訴求爲框架的宣導必須喚起中等程度的恐懼、較高程度的自我效能和反應效能（response efficacy）。所謂反應效能，係指受眾自覺所建議採取的行動有多大效果。當恐懼多於效能時，此訊息通常較無效。此理論相當廣泛應用於愛滋病的預防宣導中，可以作爲分眾（audience segmentation）宣導之用。圖 7-1 顯示如何用平行過程延伸模式，藉由不同的效能信念和威脅信念的組合，分類出不同的對象群，每種對象群針對特定健康議題會有不同反應，所以要強調不同的策略，來強化威脅的感受和提升效能信念。

| | 高效能<br>解決方法的有效性信念，以及有信心去實行 | 低效能<br>壞疑解決方法的有效性，以及自覺個人有能力去實行 |
|---|---|---|
| 高威脅<br>相信威脅很有傷害性，以及認爲自己在危機中 | 危險控制<br>人們採取保護行動，去避免或減少威脅<br>策略：提供行動呼籲 | 恐懼控制<br>人們因爲太害怕以致無法採取行動，僅嘗試著要降低他們的恐懼，而感到稍微好些<br>策略：教育解決之道 |
| 低威脅<br>相信威脅很微小，而且自己並沒有在危險的狀況中 | 較少量的危險控制<br>人們知道要做些什麼，但沒有眞正的有動機去做太多<br>策略：教育有關危機存在 | 沒有反應<br>人們不覺得在危機中，而且無論如何，就不知道要如何處理它<br>策略：教育危機的存在和解決方法 |

**圖 7-1　平行過程延伸模式**

資料來源：Health Communication Capacity Collaborative (2023). The Extended Parallel Processing Model: An HC3 Research Primer. http://healthcommcapacity.org/wp-content/uploads/2014/09/Extended-parallel-processing-Model.pdf

　　何時應用平行過程模式是值得考量的問題。當某項健康議題確實對健康帶來威脅時，此模式就相當有用，例如針對 COVID-19 新冠肺炎、愛

滋病或瘧疾防治宣導時，此類健康議題有很明確的立即性疾病威脅，相對的，從事兒童營養宣導時，營養不良的威脅就不是立即性的，而且效果也不是馬上顯現，需要長期的努力。宣導活動應用平行過程延伸模式，可以幫助對象群發展合理的危機感，並且提供合理可用以處理及減少危機的訊息。以 COVID-19 肺炎為例，可以詢問對象群下面幾個問題，將其分類為有高或低程度的自覺效能和自覺威脅程度者，然後就可以按照圖 7-1 所示，對每種不同的對象群使用不同的宣導策略。

## 一、威脅變項

自覺嚴重性：若你感染 COVID-19 肺炎，後果會有多嚴重？

自覺罹患性：你有多大可能會感染 COVID-19 新冠狀肺炎？

## 二、效能變項

反應效能：這些預防方法，例如戴口罩、勤洗手或施打疫苗，在預防罹患 COVID-19 新冠狀肺炎有多大效果？

自我效能：你有多大信心，能夠成功採行這些預防方法？

以下用 COVID19 新冠肺炎疫苗施打作為實際案例說明。我國由於很早就實施嚴格的邊境管制，民眾又配合遵守「勤洗手、戴口罩、少群聚」的防疫守則，所以本土確診數極少，曾創下超過 250 天無本土病例的紀錄，民眾施打疫苗的意願也不高，接種率是全球最低的國家之一，不到 1%。但到 110 年 5 月 11 日後，由於本土確診病例暴增，疫情驟然升溫，死亡病例的相繼出現，更讓民眾感受到新冠肺炎疫情的嚴重性。病例分布由北部逐漸蔓延到中南部，逾半縣市均有確診個案，情勢岌岌可危，更增加民眾自覺罹患的可能性，此時官方和醫藥專家均強調打疫苗是最有效的抗疫方式，因為打疫苗可以減少重症發生和死亡的機率，而打疫苗發生的副作用，如血栓發生的機率相對極低，相對的，如果不接種疫苗而感染新冠肺炎時，發生血栓的機率就很高，甚至死亡，如此，提升了民眾對接種疫苗的「反應效能」，而此時許多政府高層官員和基層防疫相關人員接種疫苗的宣導片，一再出現在傳播媒體上，更有助於民眾對接種產生「自我

效能」，因爲「有爲者亦若是」，疫苗發展情勢和種種宣導努力下，自願接種疫苗的人數迅速提升，消弭了疫苗滯銷、防疫受阻的困境。

# 第三節　用於說服的理論

## 壹、健康信念模式（Health Belief Model, HBM）

健康信念模式是 1960 年代發展的社會心理學理論，原來主要是用於解釋一般人爲何會接受預防醫療及篩檢的活動，後來由於其可適用性相當廣，因而被應用於許多與健康相關行爲的研究或實務中（Rosenstock, 1974）。健康信念模式的概念如下：當個人對某疾病的認知，覺得他容易罹患某種疾病（susceptibility），而且罹患該疾病的結果會很嚴重（severity）；若他考量採取行動的利益〔行動的有效性與可行性（benefit）〕超過行動的障礙〔採取行動應付出的成本，包括時間與金錢（cost）〕，而又有一些「線索」（cue）來促使他採取行動的話，他很可能就會起而行之。這些線索包括大眾傳播報導、他人的忠告、醫院診所的提醒通知等。爲了增加 HBM 的預測能力，自我效能後來也被加入模式中（Rosenstock, Strecher, & Becker, 1988）。

對於那些相信自己很容易受傷害，而介入措施會有效，自己又有能力採用這個方法時，這時健康傳播宣導活動應用健康信念模式就會很有效。若個人並不認爲自己易受傷害，而且疾病的危險性並不高，或者認爲預防措施太困難、花費代價太高，例如用避孕或節慾於愛滋病預防，及高溫下穿長袖、長褲預防登革熱等，此時就需要用別的方式說服民眾來採取這些行爲。

## 貳、跨理論模式（Transtheoretical Model, TTM）

跨理論模式又稱改變階段模式（Stage of Change, SOC），由心理

學者 James O. Prochaska 及 Carlo DiClemente 於西元 1983 年發展出，此理論指出，行為改變是一種動態過程，可分為**五個改變階段（stage of change）**：意圖前期（pre-contemplation）、意圖期（contemplation）、準備期（preparation）、行動期（action）、維持期（maintenance）；且以環狀式（cyclical fashion）或螺旋方式呈現，在任何階段皆以循序漸進方式往前進行，也都有可能發生故態復萌（relapse）的現象，而形成**動態架構**。舉例而言，在意圖前期，吸菸者並不想戒菸，所提供的尼古丁貼片等戒菸工具並沒有幫助，然而，在意圖期的吸菸者確實有想要在未來半年內要戒菸，所以賦能（enabling）的訊息、家人支持戒菸，以及在附近社區購買到戒菸貼片的方便性很高，就可以對他的目標有正增強的效果。此理論另一個重要部分是提出改變方法（process of change），就是改變個人認知和心理層面所需要的策略。表 7-1 列出各個階段，以及適當的健康傳播、教育和介入方式。

表 7-1　跨理論模式或行為改變階段模式

| 階段 | 定義 | 可用的改變重力 |
| --- | --- | --- |
| 意圖前期 | 在未來的 6 個月內沒有採取行動的意願 | 增加個人有需要改變的動機，提供符合個人所需有關危機和利益訊息 |
| 意圖期 | 有意向要在未來 6 個月採取行動 | 激勵、鼓勵個人做明確的計畫 |
| 準備期 | 有意向要在未來 30 天內採取行動，並採取了一些行為面的做法 | 協助發展和實施明確的行動計畫，幫助設定漸進目標 |
| 行動期 | 已經改變行為至少 6 個月 | 提供協助，包括回饋意見、解決困難、社會支持和增強 |
| 維持期 | 已經改變行為超過 6 個月 | 提供協助，包括克服困難、提醒發現替代方案以及避免故態復萌走回原點（依適用狀況調整） |

資料來源：US National Cancer Institute (2018). Theory at a glance: a Guide for Health Promotion and Health Education, Health and Human Services, Public Health Services, National Institute of Health, National Cancer Institute. https://cancercontrol.cancer.gov/brp/

# 參、社會認知理論（Social cognitive theory）

　　社會認知理論原稱社會學習理論（social learning theory），是由美國心理學家 Albert Bandura 在 1986 年提出。該理論強調行為的發生係由個人特質（含認知）、行為以及環境三方面相互影響後產生的結果。主要的個人因素是其能夠對行為賦予意義（symbolize），而且有期待的結果。個人過去的經驗會帶來增強的效果和期待，同時也透過觀察他人而學習，並有信心能克服困難，以上這些因素都解釋為何個人會做某些行為，並透過自我調節（self-regulation）管理、分析過往經驗，思考後，這些行為會建立起來，且持續下去。舉例而言，一位青少年可能因為渴求某些增強物或逃避某些不愉快的情境，而開始注意周遭的環境，如果他看到長輩吸菸，他可能會把吸菸和他認為的「成熟」特質連結，而當他看到同儕吸菸時，他又可能把吸菸和期待的「獨立、不受束縛」特質連結，均具有正向意義，而開始吸菸。若要鼓勵他戒菸，就可以告訴他吸菸不好的後果，包括危害健康和形象不佳，並由運動員、演藝明星的示範拒菸和戒菸，讓其觀察學習，產生拒菸或戒菸的自我效能。其後，透過目標設定和自我監督做自我調節管理，包括：記錄每週或每日的吸菸狀態、自我感受和曾遭遇的困難等，都可以幫助他進行戒菸。表 7-2 列出社會認知理論所含的概念，以及可使用的改變策略。

表 7-2　社會認知理論

| 概念 | 定義 | 改變策略 |
|---|---|---|
| 相互決定論（reciprocal determinism） | 個人、行為及行為發生的環境三者交互作用 | 考慮用多重管道和多種方法去做行為改變 |
| 行為能力（behavior capability） | 執行某種行為的知識和能力 | 經由技巧訓練促進精進學習 |
| 期望（expectations） | 對行為後果的期待 | 展現符合健康的行為有正向結果 |
| 自我效能（self-efficacy） | 相信個人能力能夠行動，以及克服障礙 | 分小步驟以達到行為改變，明確指出要達到的改變 |

續表 7-2

| 概念 | 定義 | 改變策略 |
|---|---|---|
| 觀察學習（仿效）（modeling） | 藉由觀察他人行為的行動和結果，而學習得到的行為 | 提供做出目標行為者，成為角色模範 |
| 增強物（reinforcer） | 對個人行為會多發生或少發生所給予的反應 | 強化自我引發的獎賞和激勵措施 |

資料來源：US National Cancer Institute (2018). Theory at a Glance: A Guide for Health Promotion and Health Education, Health and Human Services, Public Health Services, National Institute of Health, National Cancer Institute. https://cancercontrol.cancer.gov/brp/

# 肆、整合模式（Integrative Model，理性行動論和計畫行為理論）

　　整合模式是 Fishbein 和 Ajzen（1975）所提出的理性行動論（Theory of Reasoned Action, TRA）及 Ajzen（1991）所提出的計畫行為論（Theory of Planned Behavior, TPB）之再進化版本；計畫行為論則是理性行動論的進化版本。整合模式又稱為理性行動方法（Reasonad Action Approach），圖 7-3 即圖示此模式。

　　此模式強調個人採取或不採取某種行為的前置因素（預測因素），主要是以下信念：

　　· 行為信念（behavioral beliefs）：和採取之行為相關的結果之期待，可能是正向的，也可能是負向的，行為信念會形成態度。

　　· 規範信念：個人感覺周遭的人們如何看待採取這項行為，或認為別人在做什麼的信念。綜合而言，這些信念決定與此行為有關的自覺規範壓力。

　　· 控制信念（control belief）：行為的障礙或促成因子，而且是在採取行為時，直接和個人知覺行為控制或自我效能相關。

　　整合模式同時也考慮可能影響各構念的背景因素，包括：種族、性

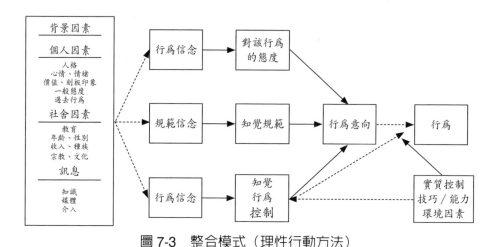

**圖 7-3　整合模式（理性行動方法）**

資料來源：Fishbein, M, & Ajzen, I, (2010). The Reasoned Action Approach. Psychology
　　　　　Press.


別、人格、教育、收入和過去的行爲等。媒體暴露也同樣可以包含於其
中，同時這些也是健康傳播訊息可以置入之處。當執行一項介入計畫時，
這些變項可以一起考慮。在從事研究樣本篩選訪談或介入前的研究對象群
調查時，應該：

　・決定哪些前置因素（態度、知覺、規範、自我效能）是預測意向的
最佳因素。

　・找出隱藏的態度、自覺規範和自我效能的信念。

　・設計你的健康訊息，以影響這些健康信念。

　當然，如果經過篩選訪談或調查發現你的對象群已經有意向要採取行
爲，就不需要走過整合模式所有的過程，因爲他們的信念、態度或自我效
能不太可能會阻止其採取健康行爲。相反的，環境因素、技能和知識（眞
正可以控制行爲的因素）很可能會阻止他們做行爲改變。舉例而言，若環
境的障礙存在，那麼宣導的重點就不是倡導人口群去改變行爲意向，而是
應放在呼籲政策的改變，提高人們去採取這種行爲的機會。例如在新冠肺
炎流行時，在許多疫情嚴重的國家中，公衛官員和學者出面呼籲該國要實
施強制戴口罩的法令，以降低疫病的傳染。

# 伍、深思可能性模型（Elaboration Likelihood Model）

　　深思可能性模式是 Richard E. Petty 和 John T. Cacioppo 於 1986 所提出，依據此模式，人們處理訊息並被說服的過程有兩個路徑：中央路徑（central route）和周邊路徑（peripheral route）。當使用**中央路徑**時，閱聽人主動積極的參與此主題的論述討論，並且小心思考（亦即深思它），然後做決定。當使用**周邊路徑**時，人們較少投入此主題，即使有涉入，程度也不深。其他的線索通常是有特定文化背景的發言人，其形象、吸引力、語言、聲音以及其他項目，可以得到我們的注意，並且具有說服我們採取這個立場的優越之處，亦即，此線索可能和討論的主題沒有邏輯相關，而是和討論主題有情緒性的連結。總而言之，中央處理路徑處理過程就是認知性深思熟慮，相對的，周圍性處理路徑是較表面化的，所連結的是較簡單的發想，或決定規則，例如「就多相信政府」，或是「統計全部都是謊言」等。

　　依據深思可能性模式，如果人們或其親人被診斷出罹患某種疾病，他們會聚精會神的和醫師討論，並認真研讀醫護人員所提供的單張等宣導品，但是當他們覺得該疾病和他們無關時，他們可能就會扔掉單張。前者就是應用中央模式，而後者是周圍模式。圖 7-4 顯示深思可能性模式的兩種思考路徑。

　　影響人們使用其中一個路徑或兩個路徑可能和某些其他因素相關，特別是個人的動機程度以及他們能處理此訊息的能力，動機就是個人覺得對此議題涉入的程度，個體感覺高涉入和較有能力去處理訊息時，就更能有效處理訊息。同時使用中央路徑形式者，比起使用周圍路徑者所形成的態度是較為堅定，而且可以抗衡反面陳述的訊息。

　　在健康傳播實務上，很多情況都是針對使用兩種路徑的對象群。舉例而言，很多宣導訊息邀請能吸引人的俊男美女或可信度高的社會人士代言，以滿足知性和感性的需求。

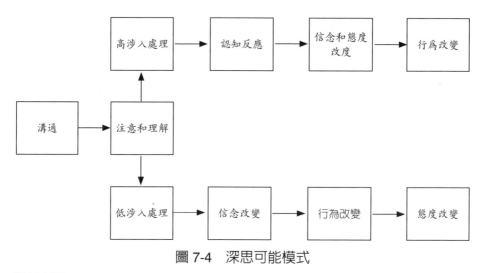

圖 7-4　深思可能模式

資料來源：Petty, B. E. & Cacioppo, J. T. (1986). The Elaboration Llikelihood Modle of Persuasion. *Advances in Experimental Social Psychology, 19,* 123-205.

# 陸、創新傳布理論（Diffusion of Innovation theory, DI）

　　Everett M. Rogers 在 1962 出版的 *Diffusion of Innovation* 一書，提及此項理論，這是公共衛生領域使用的最古老的社會科學理論之一，至 2005 年共出版 5 個版本，論述更加完整，應用範圍益廣。*Diffusion of Innovation* 說明某項新事物透過某些溝通管道，經過一段時間內傳布到社會體系中的成員（特定的人口群）；這種新事物可能是某種觀念、行為或物品。Rogers（2003）將美國中西部學者探討農業育種的新科技如何傳播於農民，而被廣為使用的研討論述整理編撰，而整合發展出此理論。其後，也因研究此理論的通用性，Rogers 將其學術研究擴及於更多領域，如健康照護、家庭計畫、教育改革等，他也從鄉村社會學者轉變為傳布的研究者。Rogers 用四個概念界定傳播過程：(1) 新事物；(2) 傳播管道；(3) 時間；(4) 社會體系的成員接受傳播。

　　成功的健康傳播工作者應該特別注重新事物的特性，如相對的利益（relative advantage）、相容性（compatibility）、複雜性（complexity）、

可試驗性（trial-ability）和可觀察性（observability）。一般人可能採用新發明的情形是：他們覺得該項發明對他有益，比原來的或其他可能的替代品要好，並能和社會的一般價值及規範相容，適合預定的對象群，易懂不複雜，且在既有基礎上可以被有規劃的試用，那麼發明的成果愈易為人所見，他們就愈可能採用此種成果，則此新事物也比其他發明更易被快速傳布出去。

　　溝通管道是將訊息自一個個體傳至另一個體的方法，大眾傳播和人際傳播均很重要。大眾傳播可以傳布大量訊息，如廣播、電視、報紙等；另方面，人際管道對於說服個人接受新觀念特別有效，創新傳布理論就人們接受新行為或新觀念的速率，把一般人分成五類：(1) 創新者（innovator），也就是時下的潮流引領者，係領導群眾接受此新事物的守門人（gatekeeper）；(2) 早期接納者（early adopters）；(3) 早期大多數（early majority）；(4) 晚期大多數（late majority）；(5) 落伍者（laggards）五類。一般而言，這五種人在時間軸上的分布呈 S 型。資訊交流快慢取決於某組人是否將資訊傳給他人，以及傳遞效果如何。

　　接受新事物的決定過程包含五個階段：知識（knowledge）、說服（persuasion）、決定（decision）、實行（implementation）和確定（confirmation），公共衛生宣導計畫可參考作為階段性介入的架構。在第一階段，即「知識」階段，應利用大眾傳播管道，著重在知識的傳布，以便在社會中引介新事物；下一階段是「說服」階段，應該應用人際溝通管道說服晚期大多數接受者和落伍者去接受新事物。這個階段也是改變策動人（change agent）在目標社區施展影響力的時候。所謂改變策動人，是指能夠依改變機構（change agency）所希望，影響目標個案走向採行新事物方向的個人，各縣市衛生局的衛生教育指導員或農業推廣人員就可視為改變策動人。改變策動人通常會努力確保新觀念被採用，但有時也會用減緩傳布過程，來阻止可能有害的新事物發生。此外，改變策動人和其對象的良好關係是計畫成功的最重要部分。

　　傳布網路（diffusion network）是新事物傳布過程值得注意的現象，因為這會影響接受速率。Rogers（2003）提出四個重要概念，即弱連結

（weak ties）、意見領袖（opinion leaders）、社會學習（social learning）和關鍵多數大眾（critical mass），說明經由社會網路，新事物如何傳布。

傳播學者通常視傳播爲通過雙重途徑，也就是大眾傳播和人際互動同時進行，而在做決定時，常出現「兩階段傳播流程」（two-step flow），也就是一般人常由大眾傳播媒體知悉相關訊息，但現在決定是否接受新事物時，會被同儕影響，大眾傳播對群眾的影響，常透過意見領袖居中傳達（mediate）。

通常個人的社會網路中，較親密的連結是和其具同質性（homophily）的人，自成一個獨立緊密的區塊；因此，新觀念常常不太可能會進入此社會體系。然而，在這樣的團體中，可能會有某些人在較遠的社會網路中有同儕（即弱連結）會將新觀念帶給他，他在緊密連結的小團體內就扮演創新者（或潮流引領者）的角色，接受並開始傳布新觀念。弱連結者有他自己緊密連結的團體，在此他所扮演的角色就像經紀人，連結不同的社群或地區，並使新觀念從某個團體流向另個團體。異質性（heterophily）是相對於同質性的概念，也就是互動的兩人在許多特質上是不同的。同質性和有效溝通是相生相助的，但是不利於將新事物傳布給同網路的個人；異質性的溝通較少發生，但對傳布新事物是至關重要的。

Rogers 的理論也區分社會系統的人們爲意見領袖和追隨者，但兩者也並非完全可以分開來的，主要還是爲了方便說明的分類。意見領袖一般而言較常接觸大眾傳播，並且較具世界觀（cosmopolite），也較常參與社會活動，而且社經地位較高。如果他們所在的社會體系較崇尚改變時，他們也是較富創造力的。以上這些特質使他們在所處的社會系統中甚具影響力，他們的意見獲得追隨者的尊重，勝過外界的力量，如大眾傳播或改變策動人。也因爲這樣，改變策動人經常在社會系統中尋找意見領袖去幫他們傳布新事物，這樣的做法會比想要同時傳給社會系統中的所有人更有效。新事物特性中的「可觀察性」，在此就有其重要性。潛在的接受者看意見領袖嘗試採行新事物的結果，就對他們的決定具有相當的啟發性。

Rogers 在行爲的建立上，採用 Bandura 的社會學習理論說明個人如何藉由觀察他人的行爲而學習，去採取類似而不一定是完全相同的行爲，如

果被觀察者採取某項行為的結果很好，其他人就參考仿效（modeling），這種社會仿效的現象，可以經由人際網路達成，也可以經由其他公共展示的方法，例如使用大眾傳播。

當新事物的傳布達到一個階段，也就是關鍵多數大眾都接受時，就可以自行延續而不需要有改變策動人，或類似的外在力量去加強，因為一般人可以看到大多數人都已經採行新事物，也增加新事物的價值，相反的，如果其他人中止接受新事物，則他們也很可能停止使用新事物。

在公共衛生實務的應用上，創新傳布理論著眼於加速群眾接受行為改變，唯有了解目標對象群，進而影響其接受的速率，計畫方能成功。

## 第四節　大眾傳播相關理論

美國傳播學者拉斯威爾（Harold D. Lasswell）於 1918 年提出線性傳播模式，指出傳播係探討誰（who）經由什麼途徑或傳播媒體（in which channel），對什麼人（to whom）說什麼（says what），產生什麼效果（with what effect），也就是這五個「W」構成早期傳播研究的主幹。換言之，大眾傳播媒體理論探討訊息如何被創造、傳達、接收，以致個人能理解並內化。當用於解決公共衛生問題時，傳播理論要回答的問題是「傳播過程如何促成或阻止行為改變？」強調的重點是：增進民眾的健康，這是以科學的觀點看待健康議題報導的媒體效果（media effect），所注重的是訊息呈現是否正確，而非檢視傳播過程內隱的意涵，如受眾角色的探討，和形塑媒體報導的社會文化因素等。總而言之，不同的學術背景發展出來的研究取向不同，公共衛生的健康傳播強調「科學化的發展和目標群眾切身相關、正確易懂，且可近性高的健康訊息，策略性的去傳布給群眾，並進行評價，以獲得回饋意見，增進民眾的健康」。以下所敘述的理論，屬於巨觀層次的理論，探討社區和社會系統的現象，有別於探討個人系統的微觀層次理論。

# 壹、媒介效果（Media effects）

　　媒介效果又稱媒體效果，意指媒體傳布了影像、想法、議題和故事後，獲致的結果。媒介效果研究不只是單方面探討媒體如何影響目標對象群的知識、意見、態度和行為，同時，也相對地探討目標對象群如何影響媒體，因為閱聽大眾不只是被動地接收訊息，他們也是健康訊息的主動尋求者和使用者。經由媒體傳達的內容反映他們的需求、興趣和喜好。

　　有兩個問題經常會被提及：(1) 什麼因素會影響個人曝露於每個訊息的可能性；(2) 訊息曝露是如何影響媒介效果？就第一個問題而言，資金是決定目標對象群能否經由大眾傳播媒體暴露於訊息的重要因素，因為需要經費購買媒體的時間和空間。許多公共衛生計畫，並沒有大量預算，所以必須使用免費傳播的策略，可能的選擇包括公共宣導片（Public Service Announcements, PSAs），或在娛樂節目（例如連續劇）內穿插健康訊息；此外，社區組織和人際網路皆可視內容性質、接收、綜整和傳布健康訊息。

　　就第二個問題而言，個人要多常聽到或看到訊息，他們的信念或行為才會受到影響呢？這有數個相關因素（Freimuth & Quinn, 2004）：(1) 目標對象群的特性（例如，他們是否已經準備好要做改變、以及他們處理訊息的方式）、健康議題的複雜度、是否有競爭性訊息，以及健康訊息的性質都會影響訊息曝露與結果的關係。當然，如果經由多重管道，重複曝露某個訊息，可能就會增強其對目標對象群的影響力。即使在今日年輕人普遍喜愛的網際網路世界中。較多次的 Youtube 訊息曝露量也讓目標對象群較易回憶起看到的健康訊息（Romberg et al, 2020），進而也可能改變態度或行為。

# 貳、新聞守門理論（News gate keeping）

　　守門人（gatekeeper）就是在媒體組織內能夠決定什麼應該表達或寫出來的人。守門人決定某天的報紙和廣播電視的新聞哪則是重要的，以及

各類新聞題材可以得到的相對重要性。媒體守門功能的研究可以追溯到1950 年代，新聞學者（White, 1950）開始探討報社電報編輯的角色。此後學界研究擴展至探討新聞媒體選擇處理題材的整個過程。許多因素會影響守門人的決策，例如他們工作的組織、媒體性質（例如，電視媒體需要視覺影像）以及他們本身的社經地位。選擇今日媒體題材重點是非常主觀的事項。通過守門人把關，所流出來的訊息變成構築媒體議題的材料。

媒體的守門人理論顯示的是，媒體新聞如何進入大眾視野，以及分析，某個人觀點中何者為重要的新聞，以及何種新聞會吸引讀者或觀眾注意（但未必就是重要的新聞）。我們可以想像：新聞節目鏡頭獵取就是一種守門的過程，事實上我們看到的是，某個人決定要拍攝什麼，然後播放出來，因此只要有媒體，就總是會有某種程度的操弄在進行。

就策略性傳播的角度而言，守門人站在一個相當重要的位置，能夠決定在媒體和網路中那些訊息可以流通。對傳播者而言，想要在媒體或網路系統中接觸目標對象，就必須找出其中具影響力的守門人，然後整合它們進入系統內。

不論是在傳統的媒體傳播（如公關和宣傳）以及今日的網際網路線上傳播，守門人均很重要。策略性健康傳播者可以向大眾熟知，在Facebook、Instagram 平台有許多追蹤者的重要意見領袖（Key Opinion Leader, KOL）或網紅、部落客、影片播放管道贊助者和社群媒體內具影響力的人士去請益，或尋求支持及代言等。守門人或公共意見領袖有很強的人際影響力，可以做為溝通傳播訊息的中介者，來提供家庭、朋友、同事、顧客以及社區成員健康訊息。

## 參、涵化理論（Cultivation theory）

涵化理論強調個人對社會環境的看法會受大眾傳播媒體影響，而趨於共識。早期的研究（Gerbneret al., 1994）以探討電視觀看為主。電視等媒體占據了閱聽大眾的符號環境，而且給予人們對「現實」的錯誤看法；亦即，電視等媒體養成或增強閱聽者的某些信念，例如，整個社會是充滿暴

力的觀念。看愈多電視，閱聽者對現實的感知就愈接近電視所要呈現的現實。因為一般人每天花最多時間看電視，它變成主要說故事者，會形成閱聽人的價值觀和信念，或多或少取代了傳統重要他人，如同儕、牧師、教師、父母甚至政治家所扮演的角色。但是電視所呈現的事實往往是非常扭曲的，常常看電視的人傾向於相信他們在電視所看到的世界就是實際的事實，因此可能會有種種的誤解。

　　晚近的研究（Williams, 2006）開始探討線上遊戲和虛擬世界的涵化效果，則發現結果相當分歧，也並未見受試者將危機和恐懼的感受帶入真實世界。

# 肆、議題設定（Agenda setting）和框架（Framing）

　　這是起源於社會心理學的傳統媒體效果理論。議題設定理論強調，大眾傳播能凸顯某項重要公共議題。McCombs 和 Shaw（1972）指出，媒體藉由多報導某些議題，數量超過其他議題，而報導較多的議題，較會獲得大家注意。也就是傳播媒體能夠吸引大眾認知某件事的重要性，並造就改變的契機。其最早的研究係探討媒體報導 1968 年美國總統大選的宣傳活動內容，與民眾對政策議題的態度相關性研究，主要是政治社會學和大眾傳播媒體的相關研究，並蒐集選民認知的心理學資料加以分析。在健康議題，美國知名演員安潔莉娜・裘莉（Angelina Jolie）因本身是癌症高風險群，為了釐清自己的罹癌風險，而在 2013 年接受乳癌 BRCA 基因檢測，結果顯示，她的 DNA 帶有家族遺傳性乳癌／卵巢癌的 BRCA 基因突變，在 4 月 27 日，為預防乳腺癌和卵巢癌而切除乳腺。這項消息見諸大眾傳播媒體後，引起民眾廣泛討論。就議題設定的觀點而言，這項新聞報導讓社會大眾認識乳癌基因檢測，也因此將乳癌和其預防放在公共議題。

　　綜合而言，議題設定的研究重點在於大眾傳播媒體如何影響民意，特別是在政治以及政策制定上。也就是說，新聞媒體針對各種議題重要性所做的不同報導安排——例如不同版面放置位置及篇幅大小，如何影響民眾對於外在世界的認知過程，也進而影響政策的形成。

　　這類型的研究，主要是探討以下幾個層面彼此之間的關係（Rogers & Dearing, 1988）：

1. 媒介議題設定：媒體報導了什麼（media agenda setting）？
2. 公眾議題設定：民眾對當前社會所面臨的重要議題的看法（public agenda setting）。
3. 政策議題設定（policy agenda setting）：在此議題上的法規或立法行動。

其定義及可應用的改變策略如表 7-3。

　　在議題設定中，有項重要概念是框架。框架意指訊息發送者告訴閱聽眾，報導內容何者是重要的，換言之，媒體不只告訴閱聽眾要思考什麼問題，更告知要從哪些面向思考（Cohen, 1963）。事實被包裝起來做出報導，如此建立了框架。公共衛生倡導者藉由框架事實，以強調會影響健康的社會環境因素，如此他們就可以使用媒體去施壓決策者，去發展和支持健康政策。

表 7-3　議題設定的概念、定義及應用

| 概念 | 定義 | 應用 |
|---|---|---|
| 媒體議題設定 | 影響媒體去定義、選擇和強調議題的組織因素及過程 | 了解媒體從業人員的需要以及蒐集和報導新聞的過程 |
| 公眾議題設定 | 議題在媒體上的報導與大眾優先次序的連結 | 用媒體倡導或結盟方式引發民眾對重要健康議題的知覺 |
| 政策議題設定 | 議題在媒體上的報導，與決策者的立法優先順序 | 用媒體報導的方式做倡導，來教育和施壓決策者，做出改變物質和社會環境的必要決定，以促進健康 |
| 問題定義 | 社會機構會定義一個議題是「問題」的因素和過程 | 社區領導者、倡導團體和組織為媒體定義一個議題並提供解決之道 |
| 框架 | 選擇和強調報導的某些面向，並排除其他面向 | 倡議團體為媒體和大眾「包裝」一個重要健康議題 |

資料來源：US National Cancer Institute (2018). Theory at a Glance: A Guide for Health Promotion and Health Education, Health and Human Services, Public Health Services, National Institute Of Health, National Cancer Institute. https://cancercontrol.cancer.gov/brp/

# 伍、知溝理論（Knowledge gap）

　　知溝理論的假設係由美國明尼蘇達大學的傳播學者 Philip J. Tichenor、George A. Donohue 和 Clarice N. Olien（1970, 1980）提出，學者指出，知識和訊息並非平等分布於人口群中，高教育程度者學習較多、知識較高，而當增加資訊流入社會系統中，例如做媒體宣導活動時，可能會使社會中較高教育程度及社經地位較高的人受惠，因為他們可以利用科技獲得較多知識，而低教育程度低社經地位者，因為不得其門而入，無法掌握知識，因而擴大知識落差。這個假設經前述學者用多種資料驗證，發現均獲得支持，其中也包含健康的議題在內。這個現象在不同的社會中也存在，而且隨著時間推移並沒有消弭。如我國學者（邱玉嬋，李芳盈，2019）分析 2016 年的傳播調查資料，發現傳播不平等的存在，也顯示傳播不平等與健康不平等的關聯，即教育程度與收入較高民眾比較可能同時使用電視和網路等多元媒介作為食安資訊來源，他們也有較高的風險感和預防行為。

　　這個論點自然引發關注，因為這意味著公共衛生宣導活動可能帶來更大的社會不平等，令人質疑引導性社會改變措施的立足點何在？知溝存在並且會因媒體持續投入而加寬的原因，包括：

　　1. 溝通技巧：相較於低教育程度者，教育程度較高者的溝通技巧比較佳，且較易蒐集資訊。

　　2. 資訊儲存量或已經具備的知識：經由接觸大眾傳播或正式課堂教育學習，已經對主題較知曉者，更可能在媒體上出現某議題時，已經知道它，而且更可能是準備好了要理解它。

　　3. 切身的社會接觸：教育通常代表日常活動有較寬廣的範圍、較多參考團體，以及較多的人際接觸，以上這些都增加和其他人討論公共事務的機會。和專業人員如醫師和農戶的討論會比較深入，而且也讓較活躍、較融入社會的個人加快接受的速度。

　　4. 選擇性的接受和保留訊息：自願接觸訊息往往和教育最有關，選擇性的接受和保留，可能是態度和教育的聯合作用結果。

　　5. 大眾傳播系統傳遞資訊的本質：科學和公共事務的訊息通常都使用相當多的文字，用印刷媒體為載具。這是針對高社經階層及教育程度者傳播的方式。而當這項訊息失去「新聞」所需的新鮮感時，報導也逐漸停止。所以，科學和公共事務的新聞通常缺乏低社經階層在熟悉和學習上所需的重複性。

　　當大眾傳播媒體大量報導時，以上因素就會使得知溝持續加寬。在資訊數位時代，資訊的傳播仰賴電腦周邊設備，擁有電腦與網路的人相對占有優勢，掌握資訊與知識，因而有數位落差（digital divid）一詞的產生。但幸運的是，知溝也並非無法消弭的，有許多因素和情境也是會影響知溝，並且可以應用於公共衛生宣導。這些因素包括：內容層面、營造影響、社會衝突與社區動員、社區結構和個人動機因素。其定義和應用方式如表 7-4。知溝理論啟示我們對宣導的成效不應盲目樂觀，以為宣導萬能，群眾就像笨鴨，一打就中，相反的，我們應該將可能帶來阻礙的結構性因素放入腦中，時時提醒自己公共衛生工作是服務全民，宣導應該針對全體民眾，不論他們是擁有豐富資訊或者資訊匱乏。而縮小知溝，協助低社經地位者的方法舉例如下。

　　1. 使用傳統性的傳播媒介（例如山歌、說書、相聲、話劇），使社經地位居劣勢的人也可以享受到傳播內容的利益。

　　2. 在社會弱勢團體中發掘意見領袖，予以訓練，參與實際位策劃執行，成為輔導員，再回到群眾中工作。

　　3. 確立並發揮基層單位（例如衛生局、衛生所、社區健康營造）之功能。

　　4. 發展並傳布一些對社經地位低者是新鮮、實用且有效的資訊。

表 7-4　知溝理論的概念、定義和應用

| 概念 | 定義 | 應用 |
|------|------|------|
| 知溝 | 不同社經地位者的知識差異 | 隨著時間的推移，宣導帶來的意外後果增加了差距 |
| 知識 | 造成了解或採取明智行動的訊息 | 傳播有關疾病的原因和預防的健康技巧 |

續表 7-4

| 概念 | 定義 | 應用 |
|------|------|------|
| 訊息流量 | 在社區或團體內，針對某項議題可以得到的資訊可能性 | 經由多種管道以增加獲得健康訊息的機會，人際討論有助知溝縮小 |
| 社經地位（socioeconomic status, SES） | 由教育、收入、財富或職業來區分民眾的特性 | 針對不同社經階層的民眾，經適當管道提供切身相關的訊息 |
| 社會結構／多元化 | 社區內次系統的分立和互賴，包括組織、機構和利益團體 | 比起小社區，大社區更要花心力爭取民眾對健康資訊的注意。而且需要更多傳播資源 |
| 社會衝突 | 在某項議題或問題的衝突，通常是社會團體間的權力鬥爭和影響 | 爭議吸引媒體注意，特別是在高度分化的社會中；提升大眾興趣 |
| 動員 | 針對某項問題或議題，用來凸顯社區力量和影響力的組織力量 | 通常由社會團體或領導者推動之健康議題的宣導 |
| 動機 | 影響個人去注意訊息和知識，繼而採取行動的因素 | 強調增加人們產生動機去獲取和應用訊息的策略 |

資料來源：Finnegan, J.R. (2015). Communication theory and Health Behavior Change. In K. Glanz, B.K. Rimer, & F.M. Lewis (eds). Health Behavior and Health Education. 5th.ed. Tossey-Bass.

# 結論

對公共衛生宣導活動的設計和執行者而言，健康傳播理論可以幫助專業人員找出行為改變的目標群，以及要用何種方法來完成這項改變。理論同時也有助於對計畫措施的有效性評價，因為透過理論，可定義要測量的結果以及適當的測量時間和方法。對健康傳播理論的嫻熟，則有賴於經常的練習使用。

# 參考書目

邱玉嬋、李芳盈（2019）：傳播不平等與與健康不平等：資訊來源對食安風險感知與預防行為的影響。中華傳播學刊，36，3-38。

Ajzen, I., Albarracin, D., & Hornik, R. (Eds.). (2007). *Prediction and Change of Health Behavior: Applying the Reasoned Action Approach*. Psychology Press.

Ajzen, I. (1991). The Theory of Planned Behavior. *Organizational Behavior and Human Decision Processes*, *50*(2), 179-211.

Bandura, A. (1986). *Social Foundations of Thought and Action*. Prentice Hall.

Compton, J., van der Linden, S., Cook, J., & Basol, M. (2021). Inoculation theory in the post truth era: Extant findings and new frontiers for contested science, misinformation, and conspiracy theories. *Social and Personality Psychology Compass*, e12602.

Finnegan, J. R. (2015). Communication theory and health behavior change. In K. Glanz, B. K. Rimer, & F. M. Lewis (eds). *Health Behavior and Health Education*. 5th. ed. Jossey-Bass.

Fishbein, M., & Ajzen, I. (1977). *Belief, Attitude, Intention, and Behavior: An Introduction to Theory and Research*. Addison-Wesley.

Fishbien, M, & Ajzen, I. (2010). *The Reasoned Action Approach*. Psychology Press.

Freimuth, V. S., & Quinn, S. C. (2004). The contributions of health communication to eliminating health disparities. *American Journal of Public Health, 94*(12), 2053-2055. https://doi.org/10.2105/ajph.94.12.2053

Gerbner, G., Gross, L., Morgan, M., & Signorielli, N. (1994). Growing up with television: The cultivation perspective. In J. Bryant & D. Zillmann (Eds.), *Media effects: Advances in theory and research* (pp. 17-41). Lawrence Erlbaum Associates, Inc.

Health Communication Capacity Collaborative. *The Extended Parallel. Processing Model: An HC3 Research Primer*. http://healthcommcapacity.org/wp-content/uploads/2014/09/Extended-parallel-processing-Model.pdf

Lasswell, H. D. (1948). The structure and function of communication in society. *The Communication of Ideas*, *37*(1), 136-139.

Leventhal, H. (1971). Fear appeals and persuasion: The differentiation of a motivational construct. *American Journal of Public Health*, *61*(6), 1208-1224.

McCombs, M. E., & Shaw, D. L. (1972). The agenda-setting function of mass media. *Public Opinion Quarterly*, *36*(2), 176-187.

McGuire, W. J. (1961). Resistance to persuasion conferred by active and passive prior refutation of the same and alternative counterarguments. *The Journal of Abnormal and Social Psychology*, *63*(2), 326.

McGuire, W. J. (1961). The effectiveness of supportive and refutational defenses in immunizing and restoring beliefs against persuasion. *Sociometry*, *24*(2), 184-197.

Perry, C. L., Killen, J., Slinkard, L. A., & McAlister, A. L. (1980). Peer teaching and smoking prevention among junior high students. Adolescence, 15(58), 277.

Petty, B. E. & Cacioppo, J. T. (1986) The Elaboration likelihood Model of Persuasion *Advances in Experimental Social Psychology*, *19*, 123-205.

Prochaska, J. O., & DiClemente, C. C. (1983). Stages and processes of self-change of smoking: Toward an integrative model of change. *Journal of Consulting and Clinical Psychology*, *51*(3), 390.

Rogers, E. M. (2003) *Diffusion of Innovations*. 5th Edition, the Free Press.

Rogers, E. & Dearing, J., (1988). Agenda-setting research: Where has it been, where is it going. *Communication Yearbook*, *11*(1), 555-594.

Rogers, R. W. (1975). A Protection Motivation Theory of fear appeals and attitude change. *The Journal of Psychology*, *91*(1), 93-114.

Romberg, A. R., Tulsiani, S., Kreslake, J. M., Miller Lo, E. J., Simard, B., Rask, A., Arismendez, S. V., Vallone, D. M., & Hair, E. C. (2020). Effects of multiple exposures and ad-skipping behavior on recall of health messages on YouTube™. *International Journal of Environmental Research and Public Health, 17*(22), 8427. https://doi.org/10.3390/ijerph17228427

Rosenstock, I. M. (1974). Historical origins of the Health Belief Model. *Health Education Monographs*, *2*(4), 328-335.

Rosenstock, I. M. Strecher, V. J. & Becker, M. H. (1988). Social learning theory and the Health Belief Model. *Health Education. Quarterly*, *15*(2), 175-183.

Tichenor, P. J., Donohue, G. A., & Olien, C. N. (1970). Mass media flow and differential growth in knowledge. *Public Opinion Quarterly*, *34*(2), 159-170.

US National Cancer Institute (2018). *Theory at a Glance: A Guide for Health Promotion and Health Education*. Health and Human Services, Public Health Services, National Institute of Health, National Cancer Institute. https://cancercontrol.cancer.gov/brp/

White, D. M. (1950). The "Gate Keeper": A case study in the selection of news. *Journalism Quarterly, 27*(4), 383-390. https://doi.org/10.1177/107769905002700403

Williams, D. (2006). Virtual cultivation: Online worlds, offline perceptions. *Journal of Communication, 56*(1), 69-87. https://doi.org/10.1111/j.1460-2466.2006.00004.x

Witte, K. (1996). Fear as motivator, fear as inhibitor: Using the extended parallel process model to explain fear appeal successes and failures. *In Handbook of Communication and Emotion*. Academic Press.

# 第八章　策略性健康傳播

　　策略性設計是健康傳播成功的關鍵，唯有含括整合性的設計、執行和評價的健康傳播策略，才能夠增能個人和促成社會改變，最終達到促進健康的目標。良好的健康傳播策略規劃具有創造性的視野，也像黏著劑般將多元活動整合在一起，更有如羅盤般引導工作團隊走向成功。這是健康傳播工作者、甚至是更高階的主管人員應有的認知。

## 第一節　何謂策略性健康傳播

　　健康傳播的基本要義就是要發展策略性的健康傳播計畫，計畫中要強調特定的改變目標、閱聽眾、訊息以及媒體教材，也就是目標設定的方式。如果沒有做目標對象群的分析，而只是零星隨意的決定媒體型式、管道、發言人，或只是因經費許可，就倉促做個海報、網頁、APP 等等，都不可能達到計畫目標，或有效使用資源。如何才是策略性健康傳播，學者（O'Sullivan et al., 2003；Parvanta, et al., 2010）指出，它有以下幾個原則。

### 一、結果取向

　　早期的衛生教育目標，往往只是增進知識，今日健康傳播的目標在於行為改變，以及繼之而來的增進健康的結果（health outcome）。基於結果取向的考量，在訂定行為目標時，可以參考管理學大師彼得・杜拉克所提出的 SMART 原則，這 5 個字母分別對應於 5 個英文單字：specific（明確）、measurable（可衡量）、achievable（可達成）、realistic（實際）/ 或相關（relevant）和 time-bound（有時限），說明如下。

1. 明確：要清楚、詳細的定義目標和執行方法，所以計畫參與者會知道計畫要往何處去，以及可以期待當達到目標時，會發生什麼事情。

2. 可測量：數字和數量可提供測量和比較的方法。

3. 可達到：可行性高，而且容易採取行動。

4. 實際／相關性高：要考慮 (1) 這個目標是否會在期待的健康目標上有結果？而且期待的改變程度是否合理？(2) 有些資源、人力、成本和時間上的限制可否克服？

## 二、以科學為依據

用科學和研究為依據的方式做健康傳播，需要有正確的數據資料和相關理論，通常都有介入的架構，即依據問題分析，用最好的解決方式，參考可能帶來改變的理論而設定。每項介入會檢視一個或數個假設，其次藉由邏輯模式（logic model），用介入前、中、後的資料蒐集、分析和解釋，可以評估介入的價值。所以依據健康科學的方法，可以保證傳播過程作為是正確的。策略的擬定基於理論，許多個別的研究用各種不同的做法，最後結合起來，建立富有理論基礎的策略和方法。表 8-1 簡述部分理論、方法、實務策略和活動或管道。

表 8-1　理論方法、實務策略和活動／管道

| 理論為依據的方法 | 實務策略 | 活動／管道 |
|---|---|---|
| 替代學習 | 娛樂教育（寓教於樂） | 由角色模範敘說故事、照片小說（photonovels）、電視劇或廣播系列戲劇社交媒體發文 |
| 平行過程延伸模式（恐懼加緩解方式） | 對可能帶來恐懼的結果（例如皮膚癌）和解決方案（例如遮陽物）做危機溝通 | 電視、廣播和印刷媒體的公共宣導或社交媒體的原生廣告 |

續表 8-1

| 理論為依據的方法 | 實務策略 | 活動／管道 |
|---|---|---|
| 深思可能性模式 | 設定周邊路徑線索，使用影像、音樂管道、或發言人，客製化合乎個人準則的媒材 | 鄰里戶外廣告；針對對象群設定的印刷、廣播或電視臺、個別化的郵件、素材或互動，病人搜尋、客製化和社交媒體管道 |
| 考量階段的行為採行方式 | 動機式晤談；目標設定和獎賞 | 諮商者和個案做面對面、電話或線上諮商、小組會議（例如匿名者戒酒團體、慧麗輕體專業體重控制計畫） |
| 規範（注意真正的規範行為，而非注意少數人的行為），特別是針對青少年 | 娛樂教育、虛擬行銷、口碑行銷（口耳相傳），病毒行銷 | 特定管道設計方式（例如 MTV、YouTube、Facebook、閉路電視） |
| 議題設定（例如電視等媒體）用和播放此主題等量的媒體時間，去影響公眾對某主題的看法 | 媒體倡導；公共關係 | 由領導者或有名望者在廣播或電視露面；草根性組織的示威遊行 |
| 技能的自我效能 | 分解複雜的行為成為小步驟 | 自己做（DIY）節目；年輕人的媒體管道；線上虛擬社區、獎賞計畫 |
| 創新傳布 | 針對早期接受者做介入：講師培訓模式 | 農業擴展、線上媒體、經由社區組織的夥伴關係來刺激團體，使其敏感化 |

資料來源：Parvanta, C. F. & Bass, S. B. (2020). Health Communication: Strategies and Skills for a New Era. Navigate.

## 三、在多個生態系統層次執行

　　如前所述，當較大的社會網路和環境並不喜歡、更不支持改變時，嘗試要改變個人行為經常會徒勞無功。使用多元方式來同時或分階段實施，是較具策略性的做法，例如我們想強力推動個人行為改變，倒不如先去影響政策改變，和引發社區的意識覺醒及支持。

## 四、參與

　　所有和計畫相關的人（stakeholders）及受益者（beneficiaries），都應該參與計畫的規劃、執行和評價階段，來做參與式決定，並對這個計畫產生擁有感，如此計畫內容被採行的可能性就比較高。邀請目標對象群、守門人和社區內有影響力的人士參與，不只是禮貌，也是個策略。

## 五、使用者中心

　　就如同商業行銷的理念——顧客永遠是對的，至少在「他們希望的是什麼？」這部分也是如此。我們將使用者所期待的訊息和產品放在所有決定的中心，並在蒐集資料、測試和評價媒體的過程中，將他們的觀點放入。

## 六、利益導向

　　目標群眾必須清楚看到：採行傳播內容所建議的行為有何好處，這對於計畫建立長期的形象和自我定位很重要。

## 七、多重管道和多種媒體

　　有效的策略性傳播應用許多方式，傳播策略通常結合人際傳播、社區管道和許多媒體，去建立雙向訊息和理念的交換。研究（黃淑貞，1996）顯示，散布訊息的管道數目和訊息被理解、採行的有效性呈現劑量效應，也就是宣導管道數量的增加，會帶來宣導效果的提升。健康傳播應使用合適的管道，且多多益善。

　　中華民國牙醫師公會全國聯合會在 1990 年代推動口腔衛生保健工作，採用講師培訓模式（trainer training approach），由各級牙醫師公會口腔衛生保健幹部辦理一系列口腔保健播種研習營，訓練培養各學校口腔保健播種教師及校護，再由這些播種人員將正確刷牙方法和如何正確使用牙線等基本口腔保健觀念教導學生，以達到由點到面的教育效果。教材的製作極具系統性，製作群以牙科護士為示範者，製作「兒童青少年護牙

指南」幻燈片和錄影帶，並編印《新口腔時代—護牙指南手冊》（見圖 8-1），和活動宣傳海報、單張，作為教導老師和護士的教材，其中示範圖片也採用幻燈片的內容。在有限的經費下，這些做法就是發揮巧思，事先妥善規劃，透過多重管道和多種媒體從事健康傳播的範例。

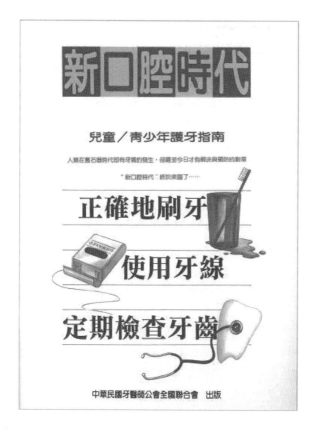

圖 8-1　新口腔時代護牙指南手冊

## 八、用優良的技術創造好品質

　　策略性健康傳播工作者會和有能力的機構與個人合作，設計專業且高品質的傳播訊息和媒材，並針對社區構思活動。明智的利用資源，去設計有效的策略和素材，最後的效果會比走捷徑，隨便產製一個低水準的活動

要來得經濟有效。總而言之，有好品質，成本會更低，因為人們會去注意品質好的宣導品，甚至保留它，重複再閱讀，而不至於一離開宣導會場就丟得滿地都是。另外要注意的是，對多種需求要有所取捨。策略性的傳播對要完成的事項是很特定和明確的，而非要對所有人回應所有的需求。

## 九、分散式

策略性健康傳播工作者傾向使用多種方式，使得預定的使用者可以獲得訊息或產品來幫助他們改變行為，包括：使用多層次的訊息提供或服務者，以及訓練體系。同時，應用過去的成功經驗，採取由下而上而且廣傳的方法，會比由上而下所傳有限的方式要好。

## 十、可擴展性

傳播介入活動在小地區實施時，通常都較有效。真正的挑戰在於此項介入是否能夠擴及於較廣大的地區和眾多人口群，產生公共衛生的影響。一般而言，大眾傳播介入比人際介入、社區介入較容易擴大規模，因為後兩者的花費較高，而且很難監測其進行情況。時至今日，經由網際網路，有更多種花費低的方式可擴大傳播效果，而且接受者和傳者間可以交換意見，非單向傳播。針對個人做個別諮商這種方式，雖然在前驅研究時看來是便宜的，但要擴大實施規模時，經費就會變得很龐大。此時可以透過夥伴關係來推動，例如牙醫師公會結合開業牙醫師進行診間口腔衛生教育，或由社區藥局的藥師進行戒菸貼片諮商，由學校心理諮商師做「自殺防治守門人」宣導等皆是。但要注意的是，這些擴大規模的健康傳播介入很難做品質管制，以及不易確定介入措施和效果的關係。

## 十一、永續性

策略性傳播的特點之一，就是並非一次就完結。好的策略會長期持續，因為會接觸新的對象群，而且會因為環境而調整改變。永續性意指必須在組織層面內落實，也讓領導階級和贊助的社群接受，以確保策略性傳播有長期的影響力，而不僅僅是限於一時一地的炫光。

## 十二、成本效果佳

　　策略性傳播講求使用有效果和成本效益高的方式執行，以達到增進健康的目標。傳播活動設計者必須就介入的形式檢視花費，並嘗試用最合宜的活動和管道來執行。公共衛生介入的經費通常都不高，特別是相較它所要抗衡的對象企業，如香菸、速食業和碳酸飲料業等，更顯得經費微薄。在此情形下，若仍要做長期的健康傳播介入，著實很難做成本效果評估，但如果經費充足，則不妨進行分析。目前較常用的評價方法是「達到每個人要花多少經費」來計算，例如臺灣早期推動家庭計畫的效果，考量經濟成本，使用 (1) 接受者平均成本（如推動每一避孕方法接受個案所需的平均成本）和 (2) 每一家庭計畫單位數平均成本計算（陳肇男等，2003）。而若宣導策略是以健康結果爲目標，例如反菸宣導檢視多年來的努力，減少多少因吸菸而死亡的人口，則可以用「避免每個因吸菸而死的個案之花費」來評量；家庭計畫則用「避免嬰兒出生之單位成本」來評量。總而言之，策略性健康傳播應該有創意的使用經費，而且透過分析對象群和過程評價的方式，達到最大的效用。

　　有些策略是目前較常被採用，也相當展現其成效者，以下介紹娛樂教育和社會行銷。

## 第二節　娛樂教育（Entertainment Education, EE）

　　娛樂教育又稱寓教於樂（edutainment），從 1970 年代開始興盛發展。其定義爲「精心設計和執行媒體訊息的過程，以娛樂和教育目標對象群，增加其在某項教育議題的知識，並建立合適的態度和改變明顯的行爲。」（Wang & Singhal, 2009）。娛樂教育介入可以置入全國性的廣播劇或電視黃金時段連續劇中，其中埋有酒駕議題的故事情節，或者也可於地方在地電臺的廣播系列中，設計有乳癌或季節性流感疫苗的故事情節，這些故事情節可以鋪陳開展，影響行爲改變理論中的社會心理學概念，例如自我

效能或社會規範。

　　娛樂教育早期有名作品是中南美洲的肥皀劇——只是瑪麗亞（Simplemente Maria），最早製播於中南美洲的的秘魯，其後經過改編，也在墨西哥播出（2015.11.9-2016.6.1）。此外，素以電影藝術學院聞名的美國南加州大學在校內的 Annenberg Norman Lear Center 設置「好萊塢、健康和社會計畫」〔Hollywood, Health and Society, (HH & S Program)〕，提供娛樂事業在健康和安全方面的故事情節，確保其正確度和即時性，其經費來源係由多個政府衛生機關，如美國 CDC 和多個民間基金會，如祖克伯夫婦基金會、梅琳達比爾蓋茲基金會等。HH & S 每年都頒獎鼓勵優秀的娛樂教育作品，透過流行娛樂媒體，鼓勵大家過更健康、安全、快樂的生活。我國則早在 1970 年代就有臺北市政府衛生局委託電視臺製播「衛生教室」節目，以戲劇演出的方式，推動衛生教育事項，也算是開娛樂教育之先河。

　　健康傳播界重要學者 Everett Rogers 在 1990 年代初期就將研究重心轉向娛樂教育，並和 Singhal 合作撰述專書（Singhal & Rogers, 1999），美國南加大為紀念其在此領域的貢獻，特別設立 Everett Rogers Award for Achievement in Entertainment Education，每年頒獎以表彰在此領域傑出的研究者、作家和實務工作者，可見娛樂教育在學術和實務工作上均具有其重要性。

　　娛樂教育在公共衛生上的應用相當廣泛，從學校和社區的劇團演出，到廣播電視戲劇節目均所在多見，由於網際網路興起，新興媒體上的連續劇系列也是管道之一。娛樂教育之所以有效，主要是因為人們都希望深刻的投入於故事之中，這是改變社會的重要實務策略，可能也是人類史上歷久彌新的工具——人人都喜歡聽故事。

　　附錄一是應用娛樂教育在網際網路上推展兒童身體活動和均衡飲食的實例，應用社會認知理論（social cognitive theory）為架構，使用技巧包括古典故事新說法、玩 GIS 遊戲、自我目標設定與評價和以角色模範激勵自我效能（Huang et al., 2019）。

# 第三節　社會行銷（Social Marketing）

## 壹、社會行銷的內涵

　　社會行銷的名詞於 1971 年由 Kotler 和 Zaltman 提出，主要是應用行銷的原則及技術，影響對象群成員的自願性行為，以達成社會改變的目的。它和商業行銷有所差異，不為商業利益而存在，同時它也不會促銷一個特定的組織，而是為了公眾利益，達到社會期許的目標，讓個人也得到益處，如增進健康。許多學者對社會行銷下定義，Andreasen（1995）的定義是經常被引用的：「社會行銷是應用商業行銷技術去分析、計劃、執行和評價用來影響目標群眾自願性行為的計畫，以促進他們個人和社會的福利。」晚近，Lee 和 Kotler（2015）檢視諸多定義後，指出社會行銷有以下數個特點：(1) 影響行為：社會行銷的主要目的是影響目標對象群的自願和非自願行為，包括引發新行為（如幫助人們戒菸）和維持個人目前行為（例如防止人們開始吸菸），而不只滿足於知識和態度的改變；(2) 系統性的設計過程，應用行銷的原則和技術；(3) 著重目標對象群體成員的分眾策略；(4) 對個人和社會均提供正向的利益。易言之，社會行銷應該使實施和接受的機構和目標對象群體均能夠達到自我利益（fulfill self-interest），這個過程包含行銷機構和目標族群成員間的自願性交換；行銷機構完成其使命，而目標對象群成員自身也得到利益。

　　社會行銷並非理論，而是增進健康行為的方法，其執行過程通常是消費者導向，而非專家導向，目的是要服務對象群，同時，為避免廣泛列舉目標對象群，而讓計畫難以執行，一般都會用市場區隔（market segmentation）的方式依特定的性質，將較大的目標對象群體區分為較小的群體，然後針對每個小群體的特性，設計有效的改變策略。社會行銷過程包含使用最佳的行銷組合（4P），即產品（product）、價格（price）、地點（place）和促銷（promotion），在最佳的時間推出。

## 一、Product（產品）

　　社會行銷所推廣的是行為改變的後果，也就是包含行為和其所帶來的好處，提供的利益愈多，該目標對象群愈有可能自動放棄某些資源，來交換這些利益。它可以是單一的行動，如接受預防接種；也可以是複合的生活型態，如不吸菸、不喝酒和攝取高纖維飲食等。社會行銷期待「說服目標群體，而使其達成行為改變」，甚至到最後可以不必再販賣產品。

## 二、Price（代價——減少障礙或成本）

　　社會行銷過程中要定位執行該行為須花費多少代價，或遭遇哪些障礙。代價可能是金錢、時間、勞心勞力，或社會性及心理上的負擔。很多情況下，最大的障礙往往是心理上的，包括既存的態度和所認知的社會規範。特別是青少年，他們會把其他同伴如何想和如何做，當成很重要的事情。健康傳播實務工作者必須找出障礙和促銷益處，並能夠善用有限資源減少成本。當成本都被消除後，目標對象群成員就愈願意自動負擔剩餘成本，來交換可能因行動帶來的利益。

## 三、Place（地點——消費者接觸到產品和訊息，或是自願性行為發生的地點）

　　社會行銷者必須讓其產品容易獲得且方便，就實際執行層面而言，在適當的時機，發送產品和訊息到適當「置放地點」。此時必須充分了解目標對象群在何處耗費最多時間，何時以及在何處他們做決定，以及誰在關鍵時刻可以接近他們。社會行銷者必須考量，如何運用有限的資源，經常的把產品擺在消費者面前，而且愈是在數步之遙內愈佳。

## 四、Promotion（促銷——告知以及說服有何成本和利益）

　　促銷就是讓目標群體成員知道，只要付出合理的成本，就可以獲得良好的利益，而自願做改變。使用的策略包括傳播和教育，主要的方法有廣告、公關、宣傳、娛樂媒體、直接郵寄廣告以及電子行銷，如電子郵件和

網路傳銷、口耳相傳和其他意見領袖策略、第三方保證、銷售點宣傳品以及應用「銷售部隊」（即提供一群人誘因去和目標群體成員討論產品）。

也有學者建議（Booms & Bitner, 1981），在 4 P 之外應增加 3 P，做良好服務的連結，即

五、Personnel, People（人員），指販賣和服務提供人員。

六、Physical Evidence Presentation（展示），指將產品展示讓對象可以看見或操作使用。

七、Process（過程），讓對象取得產品的步驟。

社會行銷是從商業實務所獲得的知識建構出來的，包括：設定可衡量的目標、研究人類需求、針對個別消費族群推廣合適的產品、能滿足人類需求及溝通產品的好處、警覺於環境的變化，並能適應改變。

## 貳、社會行銷的重要方法

社會行銷的過程包含四個階段：(1) 計畫和策略發展；(2) 發展和預試概念訊息和素材；(3) 執行；(4) 評價在市場的有效性並回饋到第一階段。在每個階段，研究和計畫之間有恆常性的回饋循環。成功的社會行銷有以下特性。

### 一、以研究為本（research-driven）

理想狀態下，社會行銷介入以研究為本是最容易成功的。一般而言，有兩種研究類型最常被應用。

#### （一）形成性研究（formative evaluation）

形成性研究又名消費者研究（consumer research or audience research）。針對社會行銷介入所要推廣的行為，去深入了解目標對象群成員有關健康行為的感受、需求、想望、期待得到的益處、擔心的障礙，以及目前的行為，也要了解何種因素會有增強的作用，何種因素有支持強化的效果。消費者研究可以幫助計畫者調整計畫訊息以及結果分析。

## （二）競爭性分析（competitive analysis）

競爭性分析亦名環境分析（environment analysis），研究內容爲檢視相對於針對目標對象所推動的目標行爲，當前相對的競爭行爲。例如鼓勵人們每天吃五蔬果是目標行爲，則推銷人們吃速食的訊息，相對的是競爭訊息。同時，也檢視消費者的環境，了解消費者如何被各種因素影響，包括周遭的社會和物質環境，或其他經濟因素。

# 二、品牌化（branding）

在社會行銷的策略中，有項很重要的做法是「品牌化」。商品的商標具「擁有權」的意涵，同樣的，當一組傳播材料都加上同一標示時，就是將產品「品牌化」，包括有相同的格式、色調、商標（logo）、口號，或其他可辨識的符號來顯示其出品單位。品牌代表名聲，甚至是對消費者的「承諾」和「掛保證」，因爲消費者會將某種特殊品牌和好品質連結，例如可口可樂在世界各地廣受歡迎，因公司的長期行銷策略將「清涼享樂、永恆不變」這些情緒和品牌相連結。近二、三十年來，歐美的公共衛生計畫以傳播行銷的方式進行，漸漸地也多有採行這種「品牌化」的概念。例如國際頗負盛名的瑞士公共衛生機構所提出的 1987-1995 STOP AIDS 媒體宣導計畫，強調安全性行爲需全程使用保險套，在其各種類型宣導品中，都有粉紅色未開封的保險套環的標示，且強調安全性行爲的重要性。讓觀賞者對這個宣導活動有連結感（Kocher & cR Kommunikation., 1993, 1996）。

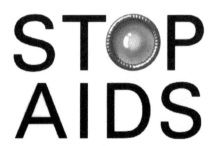

**The Swiss STOP AIDS Prevention Campaigns 1987-1995**

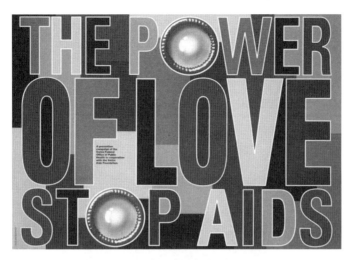

圖 8-2　瑞士愛滋病宣導 LOGO

## 三、分眾定位瞄準（**targeting**）

定位瞄準指的是在健康傳播介入時，針對一大群同性質的人群，區分出小部分人，針對他們提供訊息，區分的性質包括以下各項。

### （一）社會人口學特性（外在特質）

如社會階層、收入、教育、性別、年齡、家庭人口數等，其他重要考量也包括對語言的理解和識字程度。

這是最常見的區分方式，在多元族群、幅員廣大的國家如美國，宣導活動往往會針對不同的族群，開發出合適的教材及敘述的方式。我國疾病管制局在 2010 至 2011 年間，以原住民兒童為宣導對象，所製作的結核病衛生教育動畫影片——勇士大戰吐伯，就區分出布農族、阿美族、泰雅族及賽德克族四種族群，依據各族的傳統，敘述不同的神話故事，服飾和語言也各有不同（圖 8-3）。而在新冠肺炎預防宣導上，鑒於外籍移工是可能的危險族群，政府宣導品和廣播使用多國語言，包括泰國、印尼、越南與菲律賓等國語言均在列，此外，針對國內民眾及一般國際民眾，宣導影片也使用國語、臺語、客語和英語。

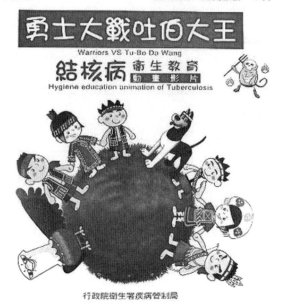

圖 8-3　勇士大戰吐伯動畫片

## （二）心理學特性（內在特質，如態度、價值觀、動機和人格）

　　例如為了得到最大的效果，許多計畫採用目標對象群有興趣於目標行為，或準備好去接受的深入程度（involvement），或是採用跨理論的準備程度（readiness stage）為區分的特性。目標行為包括：戒菸、物質濫用、高脂飲食管理、HIV/AID 預防、壓力和憂鬱、乳癌篩檢、遵醫囑行為等（Prochaska et al., 2009），以及增進身體活動（Huang et al., 2009），均效果良好。此外，自我效能的高低也會影響個人是否願意採取行動，故也可以作為分眾的基礎特性。

## （三）行為特性（行為形式、購買習慣或媒體使用習慣以及做決定的特性）

　　有時行為的意向或生病等狀況，可能會比社會人口學背景更是重要的區分群體因素，例如已經懷孕的婦女會比未曾懷孕的婦女更注意胎兒發育

營養需求的現象。而新診斷出罹患乳癌的婦女就會注意聽康復病友訴說自我照護訊息，而不會特別顧念講者的社會人口學背景為何。由於電腦科技和網際網路的發達和大數據的興起，使得區隔對象群的策略變得更容易實現。

　　如要發現消費者的需要，了解何種產品的優點是他們所需要，以及哪些缺點會阻止他們接受這項產品或是行為，最簡單的做法就是分別詢問會採取這項行為或是不採取這項行為的人，也就是採行者／不採行者分析（doer vs. non-doer analysis），其做法是以開放式問題，詢問對象群並用內容分析法得出結論，結果並可作為大規模量性調查的基礎。這個方法曾經應用於諸多健康議題，如使用保險套、食用蔬果以及運動（Middlestadd et al., 1996）。

　　雖說是瞄準定位，但是透過口耳相傳，其實這一小群人周遭的人還是會受到傳播訊息的輻射，同樣受到影響。這種策略雖然在商業行銷應用行之有年，但在公共衛生上，由於經費有限，而且主事者並沒有把握是否區隔分眾的人口夠廣，有時會怯於使用，而仍然使用常見的一網打盡（generic）訊息形式。

　　美國青少年及兒童身體活動行銷運動（VERB™）（Wong et al., 2014），則是成功應用社會行銷於公共衛生教育的實例，值得參考，列於附錄 8-2。

## 結語

　　策略性健康傳播是今日公共衛生教育的新趨勢，它有些基本的特性，在結合理論和研究後，可以讓實務工作更順利進行，並收到好的成效。本章特別提及較重要的兩種策略，即娛樂教育和社會行銷，以及應用實例，可以提供實務工作者琢磨參考。

# 附錄8-1　兒童身體活動自我管理網站：艾克塞斯西遊記

　　艾克塞斯西遊記網站係為增進兒童均衡飲食及身體活動而設計，應用於一項有對照組的準實驗設計，主要分為兩大部分，一是對所有參與的兒童均透過說故事的方式來導入正確知識概念；而在實驗組的方面，則增加應用地理資訊系統（geographic information system, GIS），記錄受測者每個禮拜的運動距離及飲食地點；並在每個禮拜進行看故事前，有目標設定及自我評價之功能，讓學童使用網站做飲食及運動行為的自我管理。網站知識內容依據兩家國小教科書發展而成，內容包括：飲食習慣、營養概念、運動好處、運動方法、運動安全、預防運動傷害等。同時在研究地區做六場焦點團體訪談以評估學童需求，再觀摩其他網站後，訂定知識內容網站架構，並進行知識介入的審核，邀請兩位營養學家、一位運動教育學家針對網頁內容正確性及適用性評估，再將專家審核後之知識，融合在故事當中，以增加正式介入過程的適用性。

　　而後歷經七個月構思、修正，設計一套適合五、六年級孩童運動和飲食習慣自我學習之益智網站，名為「艾克塞斯西遊記」。故事線選定具有文化意義，且廣為兒童喜愛的中國古典小說《西遊記》為背景故事，並將故事發生地點放在臺北市民日常生活最息息相關的捷運站，將捷運各站的地理特性和《西遊記》最經典的情節，發展出故事情節（storyline），以傳遞知識，包含臺北車站、龍山寺站、劍潭捷運站、小碧潭站、動物園站等（見表 8-2）。架構包含西遊記地圖遊戲介面（故事遊戲、登入等功能）、GIS 系統記錄介面（應用 GIS 技術讓孩子針對運動距離與飲食環境做記錄）、自我目標設定與評價頁面、受測者激勵頁面（當受測者之運動量表沒有達到標準就會出現，包含解決問題的掃除魔咒大補帖和知名運動選手的成功小故事等，以激勵出小朋友的自我效能），也是自己「動手做」的經驗；各站的情節和相關衛生教育概念列於表 8-2。

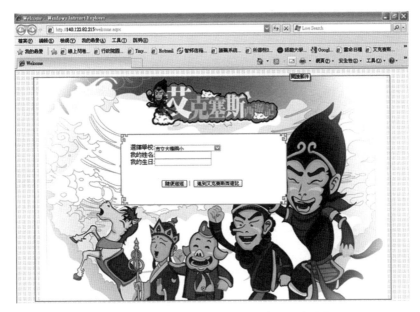

圖 8-4　艾克塞斯西遊記網站入口網頁

　　使用者評價上，網站內容部分，有 86-90% 的學童非常同意或同意網站的故事很有趣，故事和 Q&A 能幫助學習飲食和運動的知識，以及網站內容有參考利用價值。關於網站設計，也約有 80-90% 學童認為設計風格吸引人，瀏覽本網站的經驗很愉快，對本網站感到非常滿意。在介入效果方面，網站介入計畫增進學童的身體活動和運動自我效能，並有延宕效果。

表 8-2　艾克塞斯西遊記網站故事線內容

|  | 講解知識的人 | 與下一站的連結 | 捷運站故事細節（相關概念） |
|---|---|---|---|
| 臺北火車站 | 佛祖 | 找師父 | 悟空受到速食誘惑→佛祖教導正確飲食原則，提醒悟空謹記在心。（正確飲食的原則） |
| 龍山寺站 | 悟空 | 找八戒 | 師父三餐不定時又不均衡→悟空叮嚀師父：均衡營養和精神體力有很大的關係。（健康飲食習慣的建立） |

續表 8-2

| | 講解知識的人 | 與下一站的連結 | 捷運站故事細節（相關概念） |
|---|---|---|---|
| 劍潭站 | 三藏—知識<br>悟空—動作 | 找悟淨 | 八戒昏倒在士林夜市，胖到無法爬起→悟空告知合適的運動種類及方法→師父教導 BMI 的觀念→提醒八戒要開始減重。（健康體適能，體重管理） |
| 小碧潭站 | 三藏 | 順路 | 悟淨因為亂吃又不愛運動→師父告知要吃得營養並且多運動。（均衡飲食，足量運動） |
| 動物園站 | 悟空與悟淨 | 找牛魔王決戰 | 接到牛魔王的戰帖→做訓練→運動受傷→為保護師父找龍馬。（避免運動傷害） |
| 新北投站 | 悟淨與三藏 | 三藏提議去休息 | 到新北投站→聽居民說，牛魔王將新北投占領，並且限制全部的店家只能賣炸雞排→求悟空幫忙→悟空餓，不想吃炸雞排（因為營養不均衡）→龍馬有帶便當（佛祖交代的）→與牛魔王對戰→牛魔王輸（中風）；鐵扇公主輸（心肌梗塞）→悟空勝，新北投恢復寧靜。（均衡飲食的重要性） |
| 圓山站 | 三藏 | 為了取得寶典 | 為了之後到 101 取得寶典，做運動訓練。 |
| 市政府站 | 健康寶典 | 佛祖在淡水等候徒弟以及送龍馬回家 | 寶典在 101 頂樓的藏經閣中，要到藏經閣需要誠心祈求，小心翼翼爬樓梯的方式才會到達。（安全運動環境的重要性） |
| 淡水站 | 無 | 無 | 龍馬回海裡龍宮，而八戒、悟空和三藏一行人將健康寶典交給佛祖→健康寶典廣為流傳，天下的孩子變得更健康！（健康的重要性） |

故事撰寫：王志傑

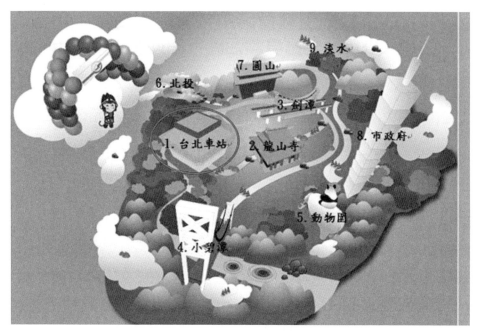

圖 8-5　艾克塞斯西遊記網站版面

網站設計：劉哲豪，方奇恩

## 附錄8-2 公共衛生教育應用社會行銷實例：美國青少年及兒童身體活動行銷運動（VERB™）

VERB™（Wong et al., 2004）是美國疾病管制與預防中心針對多元族群所做的全國性媒體行銷運動，其目的是要增加及維持青少年和 9-13 歲兒童的身體活動。次要目標對象群是他們的父母，特別是 29 歲至 46 歲的母親，以及其他對青少年有影響力的人士（例如教師和青少年計畫領導人）。計畫使用 4P 原則，在 2002 年 6 月開始執行，經費為 1 億 2,500 萬美元，規模龐大，值得參考。在計畫實施之前，執行團隊針對目標對象群進行研究，了解他們對參與身體活動的態度、信念和行為。所應用的 4P 相關策略如下。

### 一、產品（product）

VERB™ 行銷運動的產品是身體活動——當要長期持續進行時，需要個人做選擇，也要有內在動機的自願行動。在宣導品當中有說明身體活動的益處，包括愉悅感的抽象利益，和明確支持行動改變的物品或服務。計畫策略是將身體活動和青少年的價值綁在一起，例如花時間和朋友在一起遊樂、快活，和父母一起運動，以及獲得同儕和大人的認可，此外，VERB™ 也提供青少年其他所在乎的事，有機會去探索和發現他們所在的世界。

### 二、價格（price）

就身體活動而言，花費可能是財務上的（例如上舞蹈班的花費），也可能是心理上的（例如青少年並不覺得自己夠好，可以參加身體活動或運動團隊），或是環境的（例如環境中沒有人行道）或時間相關的（例如父母都工作，沒時間督促小孩運動）。VERB 的訊息設計是要說服青少年和他們的父母，團體活動有個「正確的價格」，好處大於花費，而且透過這些訊息策略，讓青少年覺得身體活動很具有吸引力，誘使人參加。

## 三、地點（place）

VERB 的地點是青少年能在安全的環境中進行身體活動處，當他們的興趣或需求升高時，父母和社區必須增加可接近的運動地點和運動的機會，讓他們每天都能從事身體活動，這些地點可能是開放的後院、服務青少年的組織、社區內的機構、教會、公園和休閒活動會館、學校、公共或私人運動場館、私人或政府機構，或任何其他能夠終年提供設備的地點或定期活動，讓青少年能夠活動而且有樂趣感。

## 四、促銷（promotion）

VERB 團隊規劃了一套整合行銷方案，其中包括電視、廣播、公關、戶外活動和印刷廣告。

### （一）目標

VERB 應用商業手法去「賣」身體活動給青少年，也就是「讓 VERB 變成青少年很酷（cool）的品牌」，讓青少年對身體活動產生正向的看法，跳脫傳統宣導表達的方式，如「每天要至少做中強度到高強度的身體活動 60 分鐘」，相反的，這個活動告訴青少年要去發現一個他們有興趣的新活動。事實上，VERB 這個品牌名就意味著「行動」，而鼓勵青少年做出他們自己的 VERB（身體活動），除了「告知」青少年，身體活動是為所有青少年存在以外，不同體型、不同體態、不同技能程度甚至身障者的青少年和兒童都在運動，讓人產生「像我這樣的孩子都在做這個」，以及「我做得到！」的想法，而且畫面也呈現青少年在空地運動或參加團隊而運動，顯示隨時隨地都可以運動。對父母和其他對青少年具影響力的訊息則是：支持和鼓勵青少年去運動，嘗試新的身體活動項目，而且要以此作為家庭和團體聚會的活動，宣導訊息強調訣竅在於用創意、正向和有趣的敘述手法。

## （二）廣告和行銷策略

VERB 活動的策略是讓品牌在青少年間有高知名度，而且具親和力，讓他們想到此品牌時，就覺得「正向且享受快樂，這是我們的品牌」。在推出活動的第一年，就和既有的兒童青少年用品相結合，對父母的廣告訊息策略，則具有保持青少年對 VERB 品牌的正向親和力，而避免連結身體活動成爲成人所說的「他們該做這件事」的狀況。

## （三）實施方法

宣導活動的設計要讓青少年隨時都可以看到 VERB，不論在家中、學校或社區中，都能感受到它的存在。使用工具包括：

1. 付費媒體廣告：VERB 不像以往的公共衛生宣導活動，僅主要使用「公共服務宣導（PSAs）」管道，而是合併使用諸多一般商業廣告和少數族裔媒體報導，這些文化和語言相關的努力，有助於補足一般頻道在這方面的不足。

2. 公共關係：包括舉辦戶外活動、媒體參訪、專題報導，和報導親子主題的媒體保持良好關係，並隨時提供資訊。

3. 善用附加價值的機會：說服合作的媒體，捐贈媒體內部的人才和設備，並能在主要黃金時段播出宣導片，增加青少年接觸 VERB 活動的機會，感覺 VERB「很帥」。

4. 活動促銷：在學校和社區內推廣，以徵求在地夥伴，對青少年提供機會，方便青少年從事身體活動，並應用病毒行銷的方式，形成全國性縱向和橫向的網路。

5. 建立網站：和美國知名網際網路服務提供者 American Online（AOL）合作，分別設立青少年、父母和合作夥伴的網站，青少年網站提供其記錄自身身體活動的網頁，並可因表現良好而獲獎，另外兩個網站則是提供 VERB 訊息和廣告，父母的網站並有少數族裔的語文網頁。

VERB 推出的第一年就得到很高的知曉度，而且有增進兒童運動的效果（Huhman et al., 2005）。長期追蹤研究發現，VERB™ 活動正向影響兒

童的身體活動態度和行為（Huhman et al., 2007; Huhman et al., 2010）。此外，VERB 整合行銷運動開發了和族群文化相關的產品，造成一股風潮，長期評價研究（Bretthauer-Mueller & Melacon, 2005）顯示，63% 的非裔和 70% 的西班牙／拉丁裔青少年和兒童都知道 VERB 品牌，超過此運動原本設定的 50% 認知率目標，針對居住在洛杉磯地區的亞裔家長所做、以亞洲裔語言進行的問卷調查，顯示被調查的家長比其他族裔群體的家長更了解 VERB 品牌。長期追蹤研究則發現，VERB 正向影響兒童的身體活動態度和行為（Huhman et al., 2010）。

# 參考書目

中華民國牙醫師公會全國聯合會（1993）：新口腔時代——兒童／青少年護牙指南。

黃淑貞（1996）：愛滋病宣導教育影響民眾知識、信念與預防行為意向研究：1995台北經驗。文景書局。

陳肇男、孫得雄、李棟明（2003）。台灣人口奇蹟：家庭計畫政策成功。中央研究院。

Andreasen, A. R. (1995). *Marketing Social Change: Changing Behavior to Promote Health, Social Development and the Environment*. Jossey-Bass.

Booms, B. H. & Bitner, M. J. (1981). Marketing Strategies and Organization Structures for Service Firms. In *Marketing of Services*, American Marketing Association, 47-51.

Bretthauer-Mueller, R., & Melancon, H. (2005). VERB™ Campaign: Extending the reach of a national campaign to ethnically diverse audiences. *Preventing Chronic Disease*, April. http://www.cdc.gov/pcd/issues/2005/apr/04_0412h.htm

Huang, S. J., Hung, W. C., Chang, M., & Chang, J. (2009). The effect of an internet-based, stage-matched message intervention on young Taiwanese women's physical activity. *Journal of Health Communication*, *14*(3), 210-227.

Huang, S. J., Hung, W. C., Shyu, M. L., Chang, K. C., & Chen, C. K. (2019). Web-Based intervention to promote physical activity in Taiwanese children. *Journal of Pediatric Nursing*, *45*, e35-e43.

Huhman, M. E., Potter, L. D., Wong, F. L. Banspach, S. W., Duke, J. C., & Heitzler, C. D. (2005). Effects of a mass media campaign to increase physical activity among children: Year 1 Results of the VERB campaign, 2002-2004. *Pediatrics*, *116(2)*, e277-e284.

Huhman, M., Potter, L. D., Wong, F. L., Banspach, S. W., Duke, J. C., H Heitzler, C. D., & Wong, F. L. (2007). Evaluation of a national physical activity intervention for children: VERB campaign 2002-2004. *American Journal of Preventive Medicine*, *32*(1), 38-43.

Huhman, M. E., Potter, L. D., Nolin, M. J., Piesse, A., Judkins, D. R., Banspach, S. W., & Wong, F. L. (2010). The influence of the VERB campaign on children's physical activity in 2002 to 2006. *American Journal of Public Health*, *100*(4), 638-645.

Kocher, K. W. & cR kommunikation AG. Zurich (1993). *The STOP AIDS Story*, 1987-1992, Swiss Aids Foundation and the Federal Office of Public Health.

Kocher, K., W. & cR kommunikation AG, Zurich (1996) The STOP AIDS Story Part *2*, 1993-1995, Swiss Aids Foundation and the Federal Office of Public Health.

Kotler, P. & Zaltman, G. (1971). An approach to planned social change. *Journal of Marketing*, *35*, 3-12.

Middlestadt, S. E., Bhattacharyya, K., Rosenbaum, J., Fishbein, M., & Shepherd, M. (1996). The use of theory based semi-structured elicitation questionnaires: Formative research for CDC's Prevention Marketing Initiative. *Public Health Reports*, *3*, (Suppl 1), 18-27.

O'Sullivan, G. A., Yonkler, J. A., Morgan, W. & Merritt, A. P. (2003) A Field Guide to Design a Health Communication Strategy. Public Health/Center for Health Communication Programs. https://www.researchgate.net/publication/336471595_A_Field_Guide_to_Designing_a_Health_Communication_Strategy

Prochaska, J. O., Johnson, S., & Lee, P. (2009). The Transtheoretical Model of behavior change. In S. A. Shumaker, J. K. Ockene, & K. A. Riekert (Eds.), *The Handbook of Health Behavior Change* (pp. 59-83). Springer Publishing Company.

Parvanta, C. F. & Bass, S. B. (2020). *Health Communication: Strategies and Skills for a New Era*. Navigate.

Parvanta, C. F., Nelson, D. E., Parvanta, S. A., & Harner, R. N. (2011). *Essentials of Public Health Communication*. Jones & Bartlett Learning.

Riekert, K. A., Ockene, J. K., & Pbert, L. (Eds.). (2013). *The Handbook of Health Behavior Change*, PP. 59-83. Springer Publishing Company.

Singhal, A. & Rogers, E. M. (1999). *Entertainment-Education: A Communication Strategy for Social Change*. Lawrence Erlbaum.

Wang, H. & Sighal. (2009). Entertainment-Education through Digital Games. In U. Ritterfeld, M. Cody, P. Vorderer (Eds). *Serious Games: Mechanisms and Effects*. Routedge.

Wong, F., Huhman, M., Asbury, L., Bretthauer-Mueller, R., McCarthy, S., Londe, P., & Heitzler, C. (2004). VERB™—A social marketing campaign to increase physical activity among youth. *Preventing Chronic Disease*, July http://www.cdc.gov/pcd/issues/2004/jul/04_0043.htm

# 第九章 發展計畫

　　健康傳播可能發生在專業人員和非專業人員之間，以及不同工作層級的專業人員間，也有各種需要關注的議題，並有其迫切性和重點。但不論何種狀況，均可以依循基本的架構來推動工作。本章介紹一個健康傳播架構，可以應用於公共衛生領域的各項主題。

## 第一節　效果階層模式

　　如前所述，Lasswell（1948）強調，傳播係由訊息發送者發出，但接收者接收後是否會產生效果，值得探討。在 1960 年代初期，美國行銷學專家 Robert J. Lavidge 和心理學者 Gary A. Steiner 共同在 *Journal of Marketing* 期刊發表一篇精闢的短文（Lavidge & Steine, 1961），敘述行銷人員如何從發出廣告後一路達陣，完成其促銷的任務。他們列出六個步驟，驅使買家接觸廣告後，從認知層面的了解和獲得知識，產生情意層面的喜歡和偏好，到下定決心採取行動的行為層面，終至被說服去購買，但這個概念鮮為其他領域知悉。直到 1980 年代，美國社會心理學家 William McGuire（1984）率先將上述行銷和廣告理念領域中的效果階層模式（Hierarchy of Effects Model, HOE）應用於健康傳播宣導活動設計上。

　　效果階層模式敘述個人如何由接收訊息到接受建議行為，並且維持為長期的行為。訊息來源（source）發出訊息後，傳播效果植基於接收者是否有經歷下列步驟：(1) 暴露於訊息中；(2) 集中注意力；(3) 對議題感興趣；(4) 理解訊息內容；(5) 學習相關技巧；(6) 改變態度；(7) 保留（短期）資訊；(8) 回憶（長期）資訊；(9) 做出決定；(10) 付諸行動；(11) 增強這個行動；以致最後 (12) 歷經複雜的生活變遷，仍然永遠保持行動。

長期以來，健康傳播工作者都把這個模式奉爲圭臬，用以指導其工作。雖有許多宣導工作因經費問題，無法完全應用這個模式設計介入方案並做評價，以驗證這個模式的正確性，但是它提供一個規劃和評價傳播宣導工作的思考方向，仍有其實用價值。

# 第二節　健康傳播計畫架構

## 壹、傳播計畫步驟

參考 McGuire 上述架構，健康傳播學者建議，傳播計畫應有十個步驟：(1) 回顧基礎資料，評估是否合乎科學；(2) 設定傳播的目標；(3) 分析和區隔傳播對象群，並了解其特質；(4) 發展訊息的概念和預試；(5) 選擇傳播管道；(6) 製作訊息／素材和預試；(7) 發展行銷計畫，決定散布訊息的最佳時機；(8) 實施傳播計畫；(9) 評價效果及其影響；(10) 回饋，也是要回答一系列的問題，如表 9-1。

表 9-1　健康傳播計畫架構

| | 計畫的步驟 | 回答的問題 |
|---|---|---|
| 1 | 回顧基礎資料，評估是否合乎科學 | 科學證據爲何？ |
| 2 | 設定傳播的目標 | 爲何需要傳播 |
| 3 | 決定傳播對象群，了解其特徵 | 誰是目標群？ |
| 4 | 發展訊息的概念並測試之 | 要傳達的概念是什麼？ |
| 5 | 選擇傳播管道 | 訊息如何傳遞及在何處被傳遞？ |
| 6 | 製作訊息／媒體並預試 | 訊息是什麼？ |
| 7 | 發展行銷計畫，決定散布訊息的最佳時機 | 訊息應何時被傳播？ |
| 8 | 實施傳播計畫 | 活動是否有按照既定行程進行？ |
| 9 | 評價效果及其影響 | 對象群有接收到資訊，而且是有效的？ |
| 10 | 回饋 | 在既有的資源下，要如何做才是適當的？ |

各個步驟詳述如下。

## 步驟一：回顧基礎資料，評估介入是否合乎科學

可靠的健康傳播必須基於科學知識和共識，當有足夠的證據，顯示個人行為或社會環境的改變有其價值時，就是啟動健康促進活動或介入的好時機。大眾健康從業人員需要去評估科學性證據，很多情況下，訊息常是矛盾、不清楚的，或有潛在缺失。從業者在執行任何傳播活動前，有責任去查核資訊的品質。此外，也要培養能力，用容易了解的方式，向不具有科學知識的對象群解釋。科學家應該對大眾解釋他們的研究，也就是做科普的工作，如醫師在向病人解釋時，必須讓病人了解，身處大環境中可能有的危害；記者應該做好功課，去問適當的問題和解說接收到的回答。沒有正向積極的解釋科學發現，可能會傷害大眾、傳播者以及公共衛生領域，造成三輸的局面。

## 步驟二：決定傳播的目的：是告知或說服？

傳播的目的會依特定對象群的特質而有不同，所以要先設定好目標對象群是誰，以及希望他們做些什麼。不過，從業人員經常會遇到的現實狀況是：有立即傳播的需要，其次才是針對特定群眾的需要做傳播。

首先要設定整體目標：是告知或說服？告知的意思是提供事實，而不企圖影響決定。衛生專業人員所蒐集的資料經常是為了這個目的，但即使只是提供數字，在未來某個時地，也可能被作為制定政策的依據，所以即使只是平常的統計報告，都需要想到可能會作為未來決策之用。

除給予資訊外，很多醫療衛生人員希望能說服個人去改變他們的行為，過健康的生活，或協助政策制定。此時，影響和說服對象群的技巧中，必須提供更多的社會和文化資訊，例如專業的意見、見證、對個人或團體有價值和有意義的人物、地點和事物。說服性傳播也需要應用行為改變的理論。

選擇給予資訊或說服對象群是一個有關倫理方面的決定。有些對個人和社會有利的健康行為是公認為符合倫理（例如不抽菸，多從事身體活

動），或值得說服政策制定者去制定政策，提供資源去改善健康（例如學齡兒童強制接種疫苗），這些說服傳播的作為殆無疑義。甚至，如果科學證據已經足夠，而相關機構或人員未善盡倡議之責，其實就已經有虧倫理。相對的，有些議題如過度使用基因檢測，或讓停經期婦女使用荷爾蒙替代療法，都可能有潛在嚴重副作用，在此情形下，最好是僅提供訊息，而讓受眾在知情同意的情況下，自己做決定。告知和說服有時也很難區分，有學者（Witt, 1994）認為，所有的健康傳播都是都是在做說服的工作。不論是要告知或說服，在設計健康傳播活動時就必須先設想好，活動目標是要達到 McGuire 效果階層模式的哪個階段。

## 步驟三：分析和區隔傳播對象群，並了解他們的特質

　　健康傳播的基本宗旨是要辨識和了解期望針對的目標群眾，雖然辨識目標群眾有時是很直接且明確的，例如和個別的行政人員、民意代表或者群眾，但是仍然要花心力去了解他們。要辨識和了解大量的一般民眾特別具挑戰性，即使當「每個人」都需要知道時，事實上很少情形是所有人都了解某件事情，和這件事情相關，或者有效運用相同的傳播媒體。

　　分眾（audience segmentation）是為了傳播訊息的目的，將人們（通常是一般大眾）區分為相當具同質性的團體。每個部分（segment）的成員必須是在某些方面彼此很相似，但和其他團體又有區別。做分眾這個動作有很重要的理由，包括：有效運用計畫的時間和財務資源；分眾是傳播計畫的基礎，包括發展訊息內容的理念，決定傳播形式的策略，選擇實際或「虛擬」的地點（管道），也就是對象群會接收到訊息的地方，以及決定傳播的進度表，使訊息能夠用足量的頻率觸及對象群，達到有效的程度。

　　如第八章所述，社會行銷的分眾定位瞄準在此處也適用，成功的傳播宣導分眾通常是採以下四種方式操作，或混合使用：(1) 是個人或決策者；(2) 就人口學特性，文化、背景和其他個人特質分類；(3) 藉由心理學特性；(4) 就接收訊息者或影響其做決定的關係人物（即主要對象群、次要對象群，或第三對象群）。

　　目標群眾和傳播目標是緊緊相扣的，是否有必要蒐集目標群眾的特質，主要是看傳播的目的（告知或說服），是否帶動個人為自己的利益做決定，或是要讓決策者做出會影響廣大群眾的決策。說服性策略就需要較佳的結合訊息或傳播媒體，以配合目標對象群的特質，特別是針對個人做說服訴求時。同時，決策者會關心影響其選民的議題，也會覺得自己有解決問題的責任。

　　認清目標對象群的人口學背景、文化、認同、訊息處理能力，以及其他的個人特質，是做健康傳播很基本的工作。舉例而言，設計內容往往需要依照對象群的年齡、性別、教育程度和文化背景設計。其他主要考量包含對語言的理解和識字程度。

　　其次，區分主要對象群（primary target）、次要對象群（secondary target）或第三對象群（tertiary target），是基於利害關係人（stakeholder）的概念。利害關係人（stakeholder）意味著有些危機存在（at stake, at risk），例如生命、健康、名聲和資金等各方面有些需要改善之處，能否避免發生此狀況，端看計畫是否成功，想像就如以下的情況：將帳篷樁固定到位的露營者，或在政治活動中提供政治獻金者，這是很類似的狀況。健康傳播的利益關係人包括：

　　．主要對象群：也就是行為改變的目標對象群；藉由介入，健康傳播者希望去影響的人。有時這個傳播介入活動的受益者本身並無法自主行動，例如嬰兒和兒童，或有心理疾病者。在此情形下，主要對象群是會直接影響健康結果的人，或做決策者。例如若鼓勵兒童接種三麻一風疫苗，或是為心理殘障者提供事故傷害預防指引時，照顧者是主要目標對象群，我們期待其行為改變，而介入活動的受益者是兒童或有心理疾病的殘障者。

　　．次要對象群：對主要目標對象群有影響力的人，也就是傳播者要接近目標對象群時的守門人──他們控制了能和主要對象群接近的機會，例如父母、有影響力的家人或朋友、宗教領袖、鄰里長、社區服務團體或商業機構。舉例而言，如果傳播者希望鼓勵某人戒菸，那麼就需要得到配偶或男／女朋友的支持，因為一般而言，當事人會很在乎這些人的意見；同

樣的，如果希望鼓勵初產婦哺餵母乳，嬰兒的父親或祖父母就是很重要的影響者。

　　．第三對象群：這是由於具有事業背景而得到主要目標對象群尊敬的人士（例如健康照護專業人士）、社區人士（如本地新聞主播）、受尊重的政治人物、其他意見領袖或全國性公眾人物（如健康權威人士或名流），只要是有理由須連結者均是。舉例而言，假設你希望發展健康傳播計畫去強調國高中女生接種人類乳突病毒（HPV）的重要性時，就必須要說服父母（主要對象群，因為需要他們簽署同意書），同時也要確保負責的健康專業人士（第三對象群）支持接種疫苗的決定。

## 步驟四：發展訊息概念和預試

　　訊息發展包括濃縮和轉換科學性資訊，成為簡單易懂的文字和視覺影像。在告知或說服之前，這些訊息的傳達首先必須引發注意和興趣。在說服對象群之前，要先確立資訊的重要片段，但是從業人員也必須考慮到會影響對象群接收資訊的心理或其他因素。衛生專業人員時常相信傳達一個訊息，指稱這是最理想的行為（例如每天五種蔬果），或描述應該做什麼、在何地做，或何時，在何種特定狀況活動，但是僅敘述這些訊息是不具有說服性力的。製作一個令人注目的訊息，必須使用文字、身體語言、音調、形象和其他傳播的特色，這樣才能吸引特定的對象群。同時，要努力作媒體訊息的預試，因為要確定訊息的內容正確性及確定對象群真正了解。

## 步驟五：選擇傳播管道

　　傳播管道指的是將訊息從來源轉達到接收者的工具，傳播管道分為四種，如表 9-2。例如人際接觸、網際網路、書面文字和視聽教材、大眾傳播媒體、電子和其他新興媒體。近年來，由於資訊技術日益進步，這些管道之間的界線已經變得模糊，例如 e-mail 普遍使用於一對一，或者一對少數人的資訊交換（人際的接觸），但是它現在也被使用在傳達訊息給很多不認識的對象群。此外，量身訂做的訊息，可以透過網路科技，讓廣大

群眾中的個人得到特別針對其發出的訊息。又如，Facebook 常被一般大眾認為是人際傳播的主要管道，以及訊息來源，但是很少健康照護人員會認為 Facebook 上的貼文是具權威性的可信來源，除非這則貼文是由深受敬重的同僚所發布。在做概念測試時，可以詢問對象群最適合他們的管道為何。

表 9-2　傳播管道及實例

| 管道 | 實例 |
|------|------|
| 1. 人際接觸 | 面對面集會（一對一或小團體）、電話對話、訪視病人、公眾談話 |
| 2. 書面文字和視聽教材 | 通訊、海報、單張、小冊子、幻燈片、錄影帶、錄音帶、powerpoint |
| 3. 大眾傳播媒體 | 電影、電視、廣播、報紙、雜誌、看板 |
| 4. 電子和其他新興的媒體 | 傳真機、光碟機、網際網路、DVD、e-mail、電信會議、視訊會議、影音會議、各種手機應用程式 |

## 步驟六：製作訊息／媒體和預試

　　測試出合適的概念後，就可據以製作許多文字、影像和聲音檔，能夠將要傳播的理念打入目標對象群的心中和腦海裡。接著也要依據你所使用的管道和活動，決定產品的形式，而非由產品的形式決定管道。舉例而言，設計要讓健康照護者對病人諮商的內容，如果放在藥局或超商門市，讓消費者自行閱讀，可能就太複雜了。

## 步驟七：發展行銷計畫，決定散布訊息的最佳時機

　　公衛訊息傳播的訊息通常都是直接明瞭的，特別是在回應緊急狀況，而且有明確的截止期限時，這類活動如明確的健康危機、爆發突發性傳染病、暴露於毒性環境中時，均需要告知有風險的群眾。每種問題都應該依各自不同的情況考慮。當介入或治療可以帶來明顯的益處或危害時，應該讓參與科學研究的個案和對照組了解。透過公聽會，來決定公共衛生政策

或者資源的分配時，可以引發非科學專業者的興趣和提升認知，對主題的傳播也是很有幫助。有時在突發的急難狀況下，發表一些相關的預防保健資訊也是適切的，不過要注意其相關性要足夠，且重要的是，要表達出哀矜的情意。此外，也可以結合既有的活動加強宣導，例如政府舉辦的愛滋病防治（紅絲帶）宣導月、乳癌認知（粉紅絲帶）宣導月活動、家庭暴力防治（紫絲帶）宣導月、國家敬老月等，均為宣導這些議題的好時機。

## 步驟八：實施傳播計畫

　　完成步驟一至七後，下一個步驟在於執行已設定好的傳播計畫。雖然這個步驟看來是很明確，但是，要確定活動是有按照既定行程進行的。

## 步驟九：評價成效

　　最後的計畫階段為評價。健康傳播使用形式評價（formative evaluation）、過程評價（process evaluation）與總結評價（summative evaluation）。這些評價的理論基礎來自心理學、人類學、公共衛生學及傳播學。形式評價包含：了解對象群的社會特性、測試訊息及工具的適切性；過程評價及結果評價是以效果層級模式為基礎，測量社會大眾是否得到訊息，以及依照訊息下決心，做出適當反應行為，並有好的成效。

## 步驟十：回饋

　　步驟十意指策劃者在計畫完成後，把執行的效果反映到下個階段的工作，可能會希望可以有後續計畫（或擴充計畫），以確保計畫內容能及於更多群眾，擴大影響力，此時就可以考慮把計畫在異地擴展，或出版成果。為了再次擴大傳播，就現有成果考慮其他相關問題也是很重要的。例如目前問題或議題可以在政策、環境或個人層級做出何種改變？傳播可以透過何種方式管理問題或引發預期的改變？其他人（個人或組織）做什麼？傳播時何者是最大的障礙？要做出改變，存在什麼機會？最重要的是，在既有的時間、專業能力和預算資源下，如何繼續做才是最合適的？

　　以上這些步驟不論是小型計畫，如在校園或醫院推動的季節性流感疫

苗接種計畫，或是大型的全國愛滋病防治和體重控制計畫，均適用於宣導
工作中。

## 貳、計畫步驟循環設計

　　公務機關經常用「計畫的三聯環」一詞，說明工作計畫包含計劃、執
行和考核三階段，一般都是用車輪的環狀圖形表達，強調資料蒐集和執行
的確實性，以提升計畫品質，帶有良性循環的特性。美國疾病預防及管制
局（Roper, 1993）將各階段分解成為更細項的前述十個步驟，用圖 9-1 顯
示計畫中規劃、執行及監測評價的相關性。

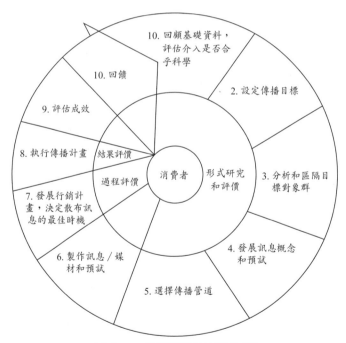

圖 9-1　健康傳播計畫步驟

資料來源：Roper, W. L. (1993). Health communication takes on new dimensions at
　　　　CDC. *Public Health Reports,* 108(2), 179-183.

# 參、相關的評估研究

以上公共衛生傳播計畫架構步驟一至三是整體規劃，如前面第一章所述，主要係由資料顯示問題的存在會影響特定的對象群，而證據顯示，某種介入可以有效解決此問題時，就可以採用可行性測試（feasibility test），看看是否適用於新的群體，步驟四至六是策略性健康傳播計畫，此時強調的是特定行為改變目標、對象群訊息和媒體，經常使用焦點團體、深度訪談等方式蒐集質性資料，或者用小型調查蒐集量性資料進行形式評價，步驟八就是實施計畫，清楚說明要做什麼、何時、何地、如何做、用何種項目的經費、經費預算多少，以及各工作項目的負責人。過程評價通常在計畫推動後不久就要執行，以確保所有的操作都順利實施，訊息的也如同原先計畫構想的出現。此種評估能夠愈早實施，則愈早可以修正失誤。過程評價有項很重要的測量指標為「觸及率」（reach），此「觸及」的定義為暴露於訊息的群眾人數。傳播介入要有效果，必須要有大量的目標群眾經常暴露於此訊息，比率甚至要達到 50%（Snyders, 2013）。許多傳播宣導活動無法產生效果，是因為目標對象群沒有接到或理解傳達的訊息。這樣的情形會發生在簡單的狀況（例如政策執行者未接獲訊息），或大眾傳播活動中（選擇不適合的方式或使用的訊息表達設計不佳）。

步驟九的成效評價要去了解需要監測介入的哪些步驟，或評定是否有達成計畫相關者（stakeholders）期望的價值。所有計畫都希望能達到原來預期的目標，所以成效評價是在計畫發展的第一天就要和實施計畫同步進行。

總結評價（summative evaluation）可測量知識、態度、行為傾向以及健康行為的改變。每個學科領域對成效評價有各自的界定，也有健康促進領域學者將總結評價區分為影響評價（impact evaluation）和結果評價（outcome evaluation）。前者為知識、態度、行為的改變，後者為生物值的改變，如個人的血壓、血糖、血脂數值，以及團體的罹病率和死亡率。研究介入為特定團體（例如診所內）的結果較容易測量，但是當評價大眾

傳播所得到的影響時，有些重要的方法論問題值得考量。例如很多大眾傳播媒體介入無法區分獲得訊息的實驗組和未獲得訊息的對照組，因為公務預算很難如此操作；而要受試者回憶他們是否在何時、何地看過或聽過某個特定的大眾傳播健康訊息是很困難的。最後，非預設事件（例如媒體新聞報導）也可能提高受眾的訊息暴露與理解。因為健康傳播活動經常是搭配其他計畫一起進行的，較少是單獨針對這種介入方法來做健康結果（例如發病率或死亡率）的評量。

# 第三節　以形式研究發展策略

## 壹、形式研究的定義

　　形式研究（formative research）意指在發展發健康傳播策略前，蒐集資料以協助計畫的擬定。目標對象群的代表提供介入概念、訊息、媒材和傳播管道選擇、意見，引導介入策略形成。由於較合乎實際狀況，介入計畫也較容易成功。在做形式研究時，可以用量性研究或質性研究的方式，或者兩者並用。

## 貳、量性和質性研究

　　蒐集資料可分為初級資料（primary data）和次級資料（secondary data）。初級資料是研究者或計畫執行者透過調查、訪談、焦點團體，或觀察等方法所蒐集的資料。次級資料則是由各機構所獲得的既有資料，目前包括中央研究院、衛生福利部衛生福利資料科學中心、國家衛生研究院、中央健康保險局，和其他研究法人機構及私人健檢中心，均建置許多健康相關資料庫，如健保資料庫和癌症登記檔等，可供使用。有需要者可以上網搜尋合適的資料庫。從事健康傳播介入活動，需要的資料可能是質性的，也可能是量性的。量性資料主要是應用於 (1) 介入前確定問題和其

影響因素；(2) 介入後評價活動計畫的影響。質性資料則提供量性資料的
背景緣由。舉例而言，若要知道有多少兒童是肥胖的，我們需要量性流行
病學資料（可由資料庫獲取次級資料），若是想知道某校目標兒童族群的
運動和飲食行為時，則可以針對該校兒童進行較小型的行為調查（初級量
性資料），並做現場觀察和深入訪談（初級質性資料），以得到更深入的
了解。這些資料也可能指出進一步的量性資料蒐集方向，和協助擬定設計
介入內容的策略。舉例而言，若詢問個別兒童和團體訪談一群兒童，為何
他們不喜歡運動，也許可以得知，他們的身體意象不佳，因為自覺太胖
了，而且在校常被取笑，而不好意思在眾人面前運動。如果這群孩子能和
同樣體型的兒童一起運動，而且是在較友善的環境中活動，則他們會比較
喜歡運動。但是否所有肥胖兒童都如此想呢？這就需要另外一個較大樣本
的量性調查，如果大多數目標群體的兒童是如此思考，例如超過六、七成
時，則可以確定，將傳播宣導活動定位於「建構過重兒童安全友善運動環
境」會是正確的方向。

　　量性研究和質性研究可以獨立施行，但更多的情況是同時交互進行，
如上述案例。一般而言，質性研究結果可提供行為改變方向的假設，經過
在較大型的樣本中驗證後，所得的結果可以提供其後大規模且高花費的宣
導做活動設計參考。結合量性和質性資料的研究通常稱為混合研究方法
（mixed method research）。雖然基礎資料評價（baseline evaluation）的
形式研究都在是介入早期進行，也可以同時舉辦，但是規模大小和目標都
是不同的。介入設計是分析大樣本的量性資料，以及控制干擾變項來確定
介入效果的大小。相對的，形式研究通常蒐集較小團體對象群的深入訊
息，主要目標是希望提升介入計畫的策略品質。有時混合使用這兩種方法
也很有效率，例如當我們在目標對象群參加基礎資料調查或訪問時，可以
請教受訪者是否可以做追蹤聯繫、深入訪談或焦點團體訪談，當然，這需
要得到他們的知情同意，執行過程也需要通過倫理審查委員會審核。未來
做介入效果分析時，應該把這些個案從樣本中移除，因為他們和計畫設計
者有較多接觸，並了解活動內容和設計緣由。

# 參、研究方法

## 一、觀察法

　　觀察法是直接觀察進行中的行為或環境的形式研究方法，大多數是自然觀察法（naturalistic observation），意即沒有介入、非參與性的觀察，僅是觀察自然發生的行為。另個形式是參與觀察，在此情形下，研究者就如同團體的一分子，可以在其中觀察此團體如何運作，通常訓練有素的觀察者都要持續數個小時、甚至數週，以找出行為模式，以及採行行為的障礙。觀察不只有助於了解行為，同時也可以理解行為發生的環境背景。舉例而言，若想了解在學校的運動場所內，為何有些學生會去運動，有些則不會，此時就可以應用觀察法幫助我們評估環境對行為的影響效果。例如觀察的結果不僅告知我們哪種運動項目最受歡迎，而且也讓我們了解各項運動器材的可近性如何，可近性不佳就可能是個限制因素。

## 二、深度訪談

　　深度訪談有時用於探討個人化的題材，它的使用時機通常是在尚無足夠資料可以使用團體調查和訪問方式時。深度訪談若要成功，訪談人必須和受訪者建立一個舒適、非論斷的關係。訪談人可以使用訪談主題大綱或開放式問題來進行工作。個別深度訪談比焦點團體容易安排地點，包括受訪者的家中、辦公室或其自選的地點。

## 三、焦點團體討論

　　焦點團體討論通常將 6 至 10 位具有某些相似特質的人聚集起來，讓他們在團體中就某些議題發言，說出他們所思、所想、所感受以及所作為。如果進行得好，這種活動可以讓研究者和計畫發展者蒐集到許多資訊，猶如進行多場調查，焦點團體討論通常用於發展假設、探討較廣的議題以及引發想法，若實施得好，這種討論可以建立一個自在的環境，讓成員可以自在的談論想法、信念和態度，讓計畫發展者對目標族群的價值和需求更加敏感。有趣的是，參加者經常會較喜歡和一群認識的人討論尷尬

的健康議題，勝過和個別的調查員單獨討論這個議題。

　　計畫發展者必須用心招募焦點團體的參與成員，並仔細篩選，務必使參與者具有目標群體的代表性。舉例而言，若我們想了解年輕大學女生對於運動的想法如何，我們必須要請他們自身來參與這個訪談討論，而非他們的男朋友或健身教練，最好能夠涵蓋不同學院背景的學生。理想的焦點團體參與人數是 6 到 10 人，8 是最理想的數字。成功的焦點團體有些要件：(1) 要有嫻熟引導談話技巧的主持人；(2) 安靜不受打擾的談話地點；(3) 品質良好的錄音設備；(4) 可以準備些飲料；(5) 提供金錢或折價券等誘因（incentives）。

　　談話主持人必須建立一個舒適的討論環境，讓每個人都願意參與討論。這種健談且能帶動氣氛的特質，比起深諳高深研究方法學和主題內容的能力都來得重要。最好的談訪主持人應該要從和目標對象群相近似背景同儕中徵選，並要接受帶團體的技巧訓練，且熟悉所要討論的主題。焦點團體討論的地點，應該選擇交通方便且安靜便於討論的公共場所，如鄉鎮圖書館的會議室或民眾活動中心皆很合適。同時，如果參與者是育齡婦女，則提供看顧兒童的照顧服務也是很必要的。

　　討論過程的內容最好要有逐字稿，而不是做筆記，因為未來在撰寫研究報告或計畫成果時，往往需要引述參與者的發言內容，所以要很精確的把字句呈現出來，此時一臺收音良好的錄音機或手機等錄音設備就很重要。現在有許多對話即時轉錄文字的軟體，對逐字稿的謄錄很有幫助。此外，也有些質性分析的軟體可用以編碼和分析資料，均可以善加利用。

　　研究倫理在焦點團體討論的實施上也很需要注意，在進行討論前，必須要獲得參與者的知情同意（informed consent），讓參與者清楚知道，誰會聽到或看到他們所說的，也讓他們了解未來錄音資料要進行分析的狀況，同時，也必須讓參與者知道，他們可以因為不希望談話被錄音，或有任何人聽到錄音的因素，而中途退出焦點團體討論。任何可以聽到和使用錄音檔的人，應該都經過學術研究倫理（IRB）訓練，而且也清楚如此要求的目的為何。最後要注意的是，當研究和計畫結束，也撰寫完成報告後，錄音資料檔應該予以銷毀。

## 四、攔截訪談

攔截訪談（intercept interview）的技術是資料蒐集者到某個人潮較多的地點，在那兒提供健康相關的訊息或產品給預定的目標群眾，然後邀請他們參與調查，這是商業行銷與社會行銷者喜歡採用的工作方式。在臺灣，街頭訪問相當盛行；此外，在百貨公司、便利商店和公園也常有這類調查在進行。上述地點常有大量人群通過，所以短短時間內計畫發展人員或研究者就可以接觸到許多人。攔截訪問可以蒐集質性或量性資料，端看研究問題如何設計，通常實施這種方法的時機是對大量人群預試已成形的概念。此外，在評價印刷媒體的可讀性和可接受性時，也可以使用這種方法。特別要提醒的是，必須要在預定對象群會接觸這些教材的地點實施這種方法，例如如果這個資料會在傳統市場張貼或發放，就要在傳統市場做攔截訪問，而非讓他們坐在安靜的地點，如咖啡館，慢慢閱讀。

實施攔截訪問的流程如下：(1) 接近可能參加訪談的個人；(2) 詢問幾個篩選性問題，決定其是否具有目標對象群的特性；(3) 如果合適的話，就帶領他到測試的地點；(4) 正式進行訪談。有時為了解活動實施的成效或過程，也可以在診所門口和商店門口邀請參加者，這種方法的優勢是可以接觸大量人潮，但是缺點是可能被拒絕，因為很多人並不喜歡被打擾。所以，一般採用這個方法時，工作人員常會準備些誘因，例如小禮物、折價券，或直接用現金回饋的方式。

## 五、相片聲音

相片聲音（photo voice）是廣為應用的參與式研究方法（participatory method），常用於蒐集現象學（phenomenological）資料，探討人們的生活經驗，實施過程中，讓民眾拍照以及展示相片，並以敘說、討論相關事項的方式，讓他們可以認識、呈現和改變他們的社區，朝更好的方向發展。透過這樣的歷程，社區中的居民成為記錄者，並被增能成為改變的觸媒（Sutton & Brown, 2015）。此外，視覺影像的即時性，也讓討論者能夠在團體中有效的共同參與，分享專門的知識和經驗。在公共衛生和健康

傳播的應用上，社區透過攝影技術，可以記載他們自己的生活和問題，以及他們如何看待自己，和可能的解決之道。此種相片聲音的方式經常是作為倡導之用（advocacy purpose），讓社會大眾聽到少數族群的內在心聲，但也能夠作為介入活動實施前的前置作業，讓活動確實為參與居民所需，並把社區帶往更好的方向發展。

相片聲音的應用程序包含：

1. 發展指引、訓練帶領團體者（facilitator）；包含主題介紹相機、倫理和權力、如何看待相片，和如何將相片送給社區人士，以表達尊重，或宣示情誼。

2. 執行小團體和較大團體的討論，讓人們對自己拍攝的相片做反思。

3. 執行參與分析（participatory analysis）：包含選擇（selection）、語境化（contextualizing）和編纂（codifying）。

(1) 選擇：選出最能反映社區需求和強項資產的相片。

(2) 語境化：說故事來告知相片所代表的意義。

(3) 編纂：列出問題（issue）、主題（theme）或總結出理論（theory）。

華裔學者 Caroline C. Wang 早期在雲南鄉間所進行的婦女健康研究計畫（Wang & Burris, 1997; Wang, 1999），常被引述為相片聲音研究法的經典之作，有興趣的讀者可以參閱。對此方法在公共衛生以及傳播宣導上的應用，會有較深的了解。

# 結語

健康傳播是科學性的工作，必須有可參考的理論架構和正確的資料，並做好事前評估和事後評價。本章提出 McGuire 的效果階層模式以為參考架構，並以行政三聯環（計畫、執行、考核）的觀念，介紹設計的理念和相關研究方法，未來的章節將介紹效果階層模式各階段的做法和注意事項。

# 參考書目

Lasswell, H. D (1948) The structure and function of communication in society. In L. Bryson (ed). *The Communication of Idea*. New York: Institute for Religions and Social Studies, 1948.

Lavidge, R. L., Steiner, G. A. (1961). A model for predictive measurements of advertising effectiveness. *Journal of marketing*, *25*: 59-62.

McGuire, W. J. (1984). Public communication as a strategy for inducing health promoting behavioral change. *Preventive Medicine*, *13*, 299-319.

Roper, W. L. (1993). Health communication takes on new dimensions at CDC. *Public Health Reports*, *108*(2), 179-183.

Sutton-Brown, C. (2015). Photovoice: A methodological guide. *Photograph and Culture*, *7*(2), 169-185.

Snyders, L. B. (2013). How effective are mediated campaigns? In R. Rice, & C. Atkin, C. (eds.) *Public Communication Campaigns*, 4th Ed. Sage.

Wang, C., & Burris, M. A. (1997). Photovoice: Concept, methodology, and use for participatory needs assessment. *Health Education & Behavior*, *24*(3), 369-387.

Wang C. C. (1999). Photovoice: A participatory action research strategy applied to women's health. *Journal of Women's Health*, *8*(2), 185-192.

Witt, K. (1994). The manipulative nature of health communication research. *American Behavioral Scientist*, *38*, 285-293.

# 第十章　選擇傳播管道

　　隨著時代發展，人們獲取和分享資訊的方式都在變化。從早期洞穴壁畫、擊鼓、打更人、飛鴿傳書，發展至電報、報紙、廣播、電視，到現在有透過智慧型手機提供的社交媒體，通訊技術變革的速度是驚人的。在以往，針對目標閱聽人量身訂做訊息，曾經昂貴得令人望之卻步，現在已經可以透過社交媒體實現，更不用說虛擬實境的技術崛起。不過，主流媒體如網際網絡、電視、廣播，印刷雜誌，仍然吸引大量觀眾，其可信度是其他社交媒體無法比擬的。許多健康宣傳活動試圖透過各種媒體吸引閱聽人，以期盡可能吸引更多人。健康傳播者要如何適當使用，是本章要探討的內容。

## 第一節　媒體使用概況

　　如今，我們有多種媒體可供選擇，以吸引特定的閱聽人，不僅在不同的地理位置，或在特定時間，還包括在生命的各個階段，如同生病，或處於行為改變過程中的諸多階段，如沉思前期、沉思期、準備期、行動期或維持期。如何使用不同傳播管道，以觸及多樣化且多變的特定閱聽人，是需要思考的。

　　首先探討民眾使用媒體的狀況為何？根據國家傳播調查委員會委託的 2020 年調查資料（鍾銘泰，2021）顯示，我國 16 歲以上民眾有 59.3% 僅收看電視，34.8% 有收看電視也聽廣播，0.9% 僅收聽廣播，5% 則是既不看電視也不聽廣播。學者（張卿卿，2020）分析調查資料指出，我國民眾想要得到當下最新消息時，最常選擇由網路獲知消息（57.3%），其次為由電視獲知消息（38.7%），而較少會選擇廣播（1.5%）、報紙

（1.2%）、雜誌（0.3%）。而民眾對各類媒體所報導新聞的整體表現評價，結果發現，電視新聞的可信度最高，報紙新聞次之，而網路新聞、廣播新聞和雜誌新聞的可信度皆不及格，不到 60 分。以上結果顯示，民眾雖然以「網路」作為最新消息的主要來源，但卻覺得「電視」及「報紙」的新聞有相對較高的可信度。其次，該研究分析民眾最常接觸的新聞媒體管道，電視新聞的使用率最高，全臺民眾中分別有 86.8% 及 66.0% 的人每週有看電視新聞和網路新聞，但全臺民眾中僅有 30.1% 的人每週有看報紙，每天都會看電視新聞和網路新聞的人分別將近五成（47.6%）和四成（39.9%）。但是，報紙的使用率較前兩者大幅減少，每天都看報紙的人僅占一成（10.6%）左右。

# 第二節　傳統媒體管道

健康傳播者可以選擇多種傳播管道，但並非每個管道都可以正確地觸及閱聽人，這取決於閱聽人的媒體使用偏好和管道特徵。因此，讓我們先探討不同管道的利弊。

## 一、傳統媒體管道

傳統媒體管道（電視、廣播、雜誌、大眾運輸廣告）已經存在很長一段時間，我們有時甚至習而不察。但是，它們是希望有效傳達訊息時，可以考慮的重要選項。

### 1. 電視

前述我國 2020 年度廣電市場調查（鍾銘泰，2021）顯示，我國 16 歲以上民眾每週看電視時間頗長。就年齡區分，以 66 歲以上的 27.63 小時最長，16-25 歲的 13.15 小時最短，收看電視節目的時間隨年齡遞增；就婚姻狀況區分，已婚者比未婚者長，顯見電視仍是迅速吸引大量閱聽者的最佳管道，但電視還不能互動式量身訂做或觸及特定閱聽人，這是數位和

互動式媒體勝過電視的優勢。傳播管道相對優劣取決於聽眾因素，以及製播者有多少時間、人員和金錢可用。不過對健康傳播者的福音是，許多社區居民會收看有線電視，這些管道的媒體購買（在付費媒體購買時段）經費會低於全國性的無線電視臺。

　　電視的主要缺點是建置成本高，加上對內容品質的要求高，製播成本和傳輸費用也都很高，因為需要專業的媒體製作、表演人才和工程人員。其他缺點包括電視的被動性，以及在競爭激烈的廣告和節目中，內容很難被目標對象群看到。由於電視廣告的高成本，健康傳播活動通常依賴於公共宣導片。作為一項公共服務，電視臺有義務提供免費廣告時間，但選擇公益廣告時段是電視臺的權利。許多電視臺利用未售出的廣告時間（通常是在清晨或深夜）來播出公益廣告，這意味著很少有人會看到這些廣告。不過品質是公益廣告片播出的主要因素，某些有線電視臺將製作精良的公益廣告片納入廣受觀眾歡迎的時段。因此，儘管健康傳播者交出對公益廣告片廣播時間表的控制權，但某些電視臺和市場可以為目標閱聽人提供更好的播出時間。

　　此外，我國廣播電視法規定，廣播電視節目分四類：(1) 新聞及政令宣導節目；(2) 教育文化節目；(3) 公共服務節目；(4) 大眾娛樂節目（第16 條）。第一至第三類節目之播放時間占每週總時間，廣播電臺和電視臺各不得少於 45% 和 50%（第 17 條）。其中，公共服務節目包括公共安全和其他涉及重大利益，以義務播送為原則之社會服務事項（施行細則第15 條）。此外，主管機關得指定各公民營電臺聯合或分別播送新聞及政令宣導節目（第 26 條）。作為一項公共服務，電視臺有義務提供廣告時間來播出公益廣告，這是健康傳播工作者可以應用的管道。

## 2. 廣播

　　廣播仍然是最受歡迎的媒體管道之一，我國 16 歲以上民眾有 42.8% 每週至少聽一次，最常在早上七時至十時的上班途中收聽廣播，也有0.9% 僅收聽廣播（鍾銘泰，2021）。廣播的優點是，收聽的形式會隨地理位置而有不同，所以可以量身訂做內容。廣播的主要缺點是人們經常身

處無法寫下相關訊息的地方（例如汽車內），因此設計的訊息應該既有趣又令人難忘。與電視相比，購買廣播時間通常也較便宜，並且可能可以議價購買時段，和搭配一些免費的公益廣告片時段。同樣的，產品品質包括旁白的專業知識和配音效果，爲吸引電臺來播放公益廣告片的主要原因。聽起來愈專業，就愈有可能被播放。對電視和廣播來說，使用娛樂教育的策略是吸引忠實觀眾，並創造跨管道互動機會的有效方法。嘗試與特定的本地電臺和主持人合作，使他們直接參與議題。Box 10-1 和 10-2 顯示我國衛生機關製作的 30 秒廣播廣告，以提高人們對腸病毒的認識。

---

**Box 10-1　來自衛福部疾管署有關腸病毒廣播的錄音稿**

學童：開學了，我的苦難日子要過去了。

母親：開學也不輕鬆，學校可是很容易互相傳染疾病的場所。

祖母：好險，我們家都有落實正確洗手溼、搓、沖、捧、擦，咳嗽哈啾、飯前、飯後、親親抱抱都要洗手。

母親：還要注意得到腸病毒後如發現有嗜睡、意識不清、活力不佳、抽搐、呼吸急促嘔吐及心跳加速等，務必立即送醫院治療，預防腸病毒，贏在勤洗手。

資料來源：衛生福利部疾病管制署

---

**Box 10-2　來自衛福部疾管署有關腸病毒廣播的錄音稿**

新聞快報：疾管署表示，腸病毒已經進入流行季，請家中有五歲幼兒的家長特別注意。

母親：老公，你聽到沒，新聞說……。

父親：特別是家中有感染腸病毒的幼兒，出現嗜睡、手腳無力、持續嘔吐、抽搐等重症前兆病徵，要迅速送醫治療。

母親：那你剛剛回來有沒有先洗手，如果沒有，我可是不准你抱 baby 喔！

父親：是，老婆大人預防腸病毒，贏在勤洗手。

資料來源：衛生福利部疾病管制署

### 3. 印刷品／雜誌

　　自 2000 年以來報紙讀者人數一直在逐步下降。到 2018 年，全臺民眾中僅有 30.1% 的人每週有看報紙，每天會看報紙的人僅一成（10.6%）左右，但儘管只有 56% 的人閱讀紙本報紙，其他人也使用其他平臺，包括網路和手機閱讀同樣內容，這意味著民眾仍閱讀報紙，使其成為健康傳播的重要管道。

　　雜誌也在數位閱聽人中找到了新的定位，在過去幾年，讀者對雜誌的興趣也大幅度下降，但數位讀者數量新增了，尤其是免費雜誌，這些雜誌透過印刷、數位、網絡、行動、影片和社交媒體平臺吸引閱聽人。與紙本雜誌一樣，線上雜誌呈現出高度針對性、精心策劃的內容，並擁有忠實讀者群。

### 4. 戶外媒體

　　廣告牌和運輸廣告這類媒體是古老的傳播工具，廣告牌是一種無處不在的傳播形式。放置在高速公路、公共廣場或建築物上。由於生產價格較低，又能展示多個廣告的功能以及廣泛的視覺和圖像選擇，所以廣被使用。隨著時代發展，而有各種形式，依據媒體性質還可以進一步區分，如平面形式的戶外銅字、鐵字、合成樹脂字、實木牌匾等，和立體的公共空間企業形象雕塑，氣球、飛艇，以及霓虹燈、LED 電子戶外螢幕，以及戶外電視型媒體，如便利商店的數位電視和社區住宅電梯電視等。近年來，數位廣告牌愈來愈普遍，具有影音功能的戶外廣告展示設備不僅能播放影音廣告，而且四面尚可安裝固定燈箱廣告。使用戶外媒體時，要注意的是，因為人們在開車或行走經過時，往往只是驚鴻一瞥，所以永遠不要使用廣告牌顯示複雜的健康訊息。只能在廣告牌上顯示簡短的消息（如擦防曬乳液、讓寶寶仰睡）。特別是在人們可能每天開車經過同一廣告牌的區域中，經常暴露於相同訊息，這些訊息可以是相當有效的。

　　公共運輸廣告可在很長一段時間內觸及很多人，在具有公共運輸系統的地區，公共運輸廣告就像每天移動 14 個小時的廣告牌。選擇項目包含地鐵廣告、火車和公車車廂內及月臺上的海報和計程車廣告。一如廣告牌

一樣，公共運輸廣告應聚焦在「看到消息」的傳播需求，消息內容必須簡單易記才能有效。

## 5. 老式的「低科技」健康傳播——小冊子

儘管新舊媒體更加蓬勃發展，但更多「老式」的傳播形式也不容忽視。標準的健康小冊出現，可以追溯到至少 200 年前，當時歐美有些身體和精神問題相關的健康和治療方法之出版物。時至今日，針對各種不同健康問題與健康相關的小冊子已經商業化生產，並且是衛生部門、臨床機構和社會服務機構經常製作的出版品。小冊子價格便宜且易於製作，尤其是隨著 Adobe InDesign 等發布軟體的推出，手冊內容可以輕鬆更新，並且可以針對目標對象群或量身訂做各種圖形、照片和文本，手冊還具有便於攜帶的優點，用戶可以將它們帶回家並在閒暇時閱讀。

使用小冊子的一個缺點是，目標受眾很容易忽略甚至避免使用它，原因是在醫生診間或成疊郵件中有其他物品會吸引人的注意，儘管它們被廣泛用於健康傳播，但是對於宣傳手冊設計在提高健康知識的理解，或影響健康行為方面的有效性，尚須進行系統性的研究。

## 6. 海報

自十九世紀末以來，海報就已用於廣告宣傳，並且是影響健康行為的有效工具。張貼海報可提高人們對健康問題的認識，好處是可以懸掛在不同的地方，而且費用低廉。與小冊子一樣，可用的軟體可以輕鬆製作海報，並且可以相對便宜地完成印刷，但是，應該對一部分目標受眾進行消息和圖形的廣泛測試，以確保張貼者提供有效的消息而不會引起意外解釋或後果，內容必須真實、簡短，並盡可能與受眾特徵相匹配，海報不是提供複雜訊息的管道，相反的，應該用海報營造氣氛或提高對健康議題的認識。

## 7. 健康教育

此處將健康教育定義為在學校或社區進行的健康傳播。健康傳播者可以與目標社區討論健康問題，也許使用海報、講義或展示類似的視覺輔助工具，儘管最普遍的是課堂教學，但是一種愈來愈流行的健康教育方法是

娛樂教育（教育＋娛樂），如第八章所述使用故事、娛樂和戲劇進行健康和社會教育，許多娛樂節目的規劃策略都使用媒體（例如為孩子們設計的美國芝麻街節目以及臺灣公共電視文化事業基金會的兒童節目，如水果冰淇淋、下課花路米和流言追追追等，其中有提到健康問題）；在社區進行的娛樂活動可以採取街頭戲劇、布袋戲或角色扮演活動的形式；此外，桌遊（tabletop game）可以引發學習者的興趣，圖畫小說或成人漫畫集可透過敘事、情感訴求和簡明易讀的方式來說明健康議題。當觀眾理解健康議題為主要重點時，用寓教於樂的方式呈現健康訊息特別有用。健康教育另一個發展很快的領域是使用非專業的健康諮詢者（lay health advisor），這些人是社區中受人尊敬的成員，如鄰里長、教師、部落長老、地方耆老和神職人員，經過培訓，他們可以與相似背景者談論健康問題，這類人士強化了個人現有的社交網絡，增進他們的健康。

# 第三節　新興媒體

新興媒體指數位媒體和社交媒體，主要是使用網際網路交流訊息。依據 2020 年臺灣網路報告調查（臺北市公民教育基金會，2020），我國 12 歲以上民眾的上網率為 83.0%，其中使用手機上網的民眾最多，占 82.9%，家戶上網率則為 82.8%。這些數據顯示，網際網路無遠弗屆的強大功能。在健康傳播上，重要的有社交媒體應用及行動上網裝置。

## 一、社交媒體應用

愈來愈多的健康傳播透過社交媒體與特定的閱聽人互動，因為它可以創造口碑行銷的效果，並增強資訊的真實感。舉例而言，「冰桶挑戰活動」（ice bucket challenge）提高了人們對肌萎縮性脊髓側索硬化症（有時稱為漸凍人症，Amyothrophic lateral sclerosis, ALS）的認識和協助籌募資金。這項挑戰為肌萎縮性脊髓側索硬化症協會籌募 1.15 億美元，幫助 1.5 萬名患者，資助 150 多個研究專案，並幫助確定將五個新發現的基因

用於開發新療法。社交媒體的使用，使這項挑戰得以傳播開來，並使人們大大增加對漸凍人症的認識（ALS Association, 2019）由於其公益性質，在亞洲地區和世界各地也造成廣大迴響，臺灣及香港都有許多社會名流加入「冰水灌頂」的行列。這個例子顯示，社交媒體的採用，反映了一項普遍的觀念，即這些工具對於一些不喜歡傳統科技（如電視），但也較少從專家處獲得資訊的群眾來說是必要的工具，而效果也很好。

## 二、社交網站

有許多線上網站和服務允許用戶建置個人資料、發布內容，並邀請朋友、同事或陌生人用這些內容互動。網站往往會吸引不同的追隨者，而網站的知名度和它們的特點常會變化。一般人常用的主要網站，包括：Facebook（臉書）、Twitter、Linkedin、YouTube、Instagram、LINE、WeChat、Podcast、Tumblr、Reddit、Tik-Tok（抖音）等。每個網站都可以作為一個健康傳播管道，每個網站都各有優點和缺點。據調查（臺北市公民教育基金會，2020），民眾在網路社群使用上，使用通訊軟體的比率高達 95.6%，社交網站的使用率為 80.1%，12-39 歲的民眾使用率較高，達九成以上，而每日使用社交媒體時間為 2 小時。使用的社交媒體以「Facebook」的比率最高，達 94.2%，其次為 Instgram（39.2%）與 Twitter（6.4%）。

使用社交媒體有什麼特點呢？那就是直接參與。直接參與允許個人和某些條件下形成的特定群體（或可說是烏合之眾），進行雙向的社會和情感交流，每個人都有機會在網路上爆紅。為了防止不正確或扭曲的資訊，並隨著情況的變化更新，就需要不斷審查內容。這樣的工作量是很龐大的。一般而言，如果使用得當，社交媒體可以成為一種強大的資源。但當目標閱聽人未定期使用數位媒體時，健康傳播者就必須尋求其他管道。

## 三、網站和部落格（blog）

網站是在某特定網址上有一些電子頁面的集合，完全可以由擁有者控制。任何人都可以擁有一個部落格，隨時把自己的想法陳列其上，也期望有人回應。網站可能包含部落格，部落格也可能連接到網站，這些站點將

所有內容保持在一起，以便目標受眾輕鬆訪問和檢索，並建立擁有者的身分、品牌和可信度。簡而言之，網站的內容必須是有用、可近性高的，且賞心悅目，尤其需要正確，因為這是健康傳播。較麻煩的是：必須不斷更新網站和 blog 的訊息，以免看來很過時。此外，網站設計要專業，來加強可用性和訊息的可近性，更需要持續專心地監看內容，尤其是來自用戶的回應。要使用網站針對特定對象群發布訊息，是相當不容易的，主要還是用於常見的傳播策略。

人們對健康狀況有疑問時，大多數使用智慧型手機和電腦在線瀏覽，並且大多數使用瀏覽器和搜索引擎（例如 Google、Bing、Yahoo！或 Safari）在網絡上查詢訊息。有兩種方法可以增加用戶查看訊息的機率：(1) **集客式行銷**（inbound marketing）是將網站設計為可見、可造訪、高品質且有趣的過程，能使用戶想要訪問您的網站以尋找內容，例如使用操作關鍵字等搜尋引擎行銷（Search Engine Marketing, SEM）或搜尋引擎優化技術（Search Engine Optimizatio, SEO）也是方法之一；(2) **推播式行銷**（outbound marketing）指企業主主動無差別的對所有人用各種方式去曝光他們產品，透過向使用者的設備發送干擾性媒體（推文、彈出廣告、電子郵件轟炸）來鼓勵用戶訪問網站。無論哪種情況，當有人來網站逛時，站主都希望他們停留，查看內容並採取一些行動。

在實際操作上，為了讓更多人看到訊息，以達到較好的傳播效果，主事者要就健康傳播的素材，設定數個簡短易記的關鍵字，讓民眾容易搜尋，其後用演算法，直接把素材或活動推給民眾。為配合社群平臺「重視粉絲分享內容，且反映在權重上」的政策，粉絲團的經營更是不可缺少。傳播者應該鼓勵更多人加入社群，利用好友分享，讓訊息更加廣傳。

## 四、手機和行動健康（m-health）

手機已成為我們日常生活中不可或缺的一部分，不僅用於交談、發簡訊和電子郵件，也可以用於社交媒體、網路銀行、購物和資訊搜尋。2016-2020 年民眾的手機使用率由 92.2% 上升至 93.4%，而民眾每週平均使用手機的天數為 6.7 天，每天平均使用手機的時間為 236.8 分鐘，將近

4 小時。最常使用手機做的事情為發 LINE、打電話和用臉書（張卿卿，2021）。由於行動電話的廣泛使用，成為健康傳播重要的管道，舉例而言，手機不僅能夠偵測和追蹤地理位置及使用者的移動，也能夠提供參與者即時訊息，來幫助他們改變行為，這主要是透過簡訊或行動健康 APP 進行，皆可增加健康服務提供者和病人在診間外的互動，也可以提升醫囑依從性。

## 1. 簡訊〔Short Message Services (SMS), texting〕

簡訊是健康傳播介入中最常使用的社交媒體。這些介入措施針對許多健康問題進行，從糖尿病自我管理到身體活動、減肥和藥物依從性，項目頗多，大多數參與者從中獲益，而且產生正向的健康行為改變（Hall et al., 2015）。成功使用簡訊的方式包括每週消息、雙向消息（意味著參與者可以發簡訊）、個別化（使用其姓名和其他特性）以及針對個別臨床需求（例如健康狀況）設計訊息。我國有項研究（Huag, et al., 2023）即指出，針對銀行員的職場介入計畫，係依據參與者的特性（年齡、性別和行為準備度），給予不同的簡訊內容，結果發現對於增加身體活動量有相當好的效果。

## 2. 行動健康（mobile health, mHealth）

行動健康指應用手機、平板電腦和其他行動裝置傳遞健康訊息。這些設備可以在用戶與通訊者或機構之間，即時建立、儲存、檢索和傳輸數據，行動設備允許輕鬆和客製化的量身訂做訊息，並且可以連結用戶，mHealth 通訊有很多應用方式，醫療保健提供者可以對在醫療機構外的患者，發送和接收有關健康行為的消息，並送出用藥提醒，或將患者與其他患者連結，形成線上支持團體，以提供社會支持，陽明交大附設醫院控糖學院很成功的應用 LINE、FB、YouTube 等平臺結合糖尿病病友，這種模式也適合各類病友團體採用。另一種策略是使用 mHealth 來針對特定人群提供預防保健訊息，並鼓勵他們實行健康行為。

也有些應用軟體是結合線上團體和實際機構，對行動裝置使用者提供服務。例如本部設於美國發展的 Whrrp 軟體可以用於搜尋商店和餐廳，

同時鼓勵使用者多利用健康食品、公園、健身房、診所或其他健康資源。我國的「照護線上 LINE 群組」提供健康知識，並連結相關診所資訊，方便使用者醫療機構掛號看診。

　　不過，以行動醫療和簡訊進行這些類型的健康傳播介入可能很複雜，必須與技術專家緊密合作，建構在現有技術基礎架構上，並合乎用戶需求。在應用這些新技術之前，必須針對目標對象群，深入縝密的需求評估。那些收入有限的人，智慧型手機往往是唯一的上網管道，內容的開發和傳遞工具可以將此列入考量。此外，成功與否的重要影響因素尚有：螢幕的大小、注視手機螢幕時，是否可以輕鬆吸收的訊息量、以及訊息的「黏著度」，即人們在看到 / 閱讀 / 體驗訊息後，會停留在該訊息多久。

## 五、虛擬世界與遊戲

　　2020 臺灣網路報告（臺北市公民教育基金會 2020）指出，國人玩線上遊戲的比率為 46.2%，其中有花錢玩遊戲者為 28.7%。使用族群中男性、年紀愈輕者，玩過線上遊戲的比率較高。遊戲提供了一種高度可個別訂做的格式，可以透過健康相關內容吸引青少年。在遊戲領域，虛擬世界提供了身歷其境的體驗。遊戲影響健康行為的一個例子是「寶可夢」，在 2016 年 7 月的第一週，它成為歷史上下載次數最多的應用程式，在最初的兩週中，它在包括臺灣在內的 30 個國家被下載了 3,000 萬次（Grubb, 2016）。它在遊戲中融入了虛擬、物質和社交方面的內容，其中包括通過走動以捕捉放置在真實公共場所（如公園、街道、建築物和公共場所）的神奇寶貝，從而在手機上蒐集虛擬角色。有趣的是，使用該應用程式者似乎增加了日常身體活動。它本身不是一個「為健康而設計的 App」，但對身體活動的影響是顯而易見的，因為除非在環境中行走或移動，否則就無法玩遊戲，至 2022 年玩家花了 60 億美元在這個應用程式（Long, 2022）。但是，與大多數流行事物一樣，它過一段時間就不那麼風行了，寶可夢曾獲得巨大成功，顯示用遊戲介入的訣竅是要開發具有吸引力的內容，並且要能持續吸引用戶。

　　遊戲是一項方興未艾且令人興奮的科技，在健康傳播中才剛剛開始探

索。它可以讓參與者深入，以引人入勝且有趣的方式提供健康傳播管道。但是，複雜的編碼和設計內容以及較長開發時間的挑戰可能令人生畏。此外，遊戲玩家期望遊戲中的某些功能和形式（幻想、講故事、互動性），以及健康行為遊戲需要能融入這種模式，遊戲的一部分是引發情緒，這種情緒與記憶或保持密切相關，也可能增強或抑制行為改變；故事旨在喚起這種情感，遊戲需要將其納入健康行為框架，這需要精細、有說服力的溝通，而超越了其他傳播管道中常用的典型健康訴求方式。

## 1. 虛擬實境科技

虛擬實境技術應用範圍很廣，通常包含使用者的 3D 體驗。虛擬實境環境是由數位工具建構的，模擬多層次感官訊息，以便用戶能夠看到、聽到和感覺到存在於虛擬空間，好像真實的一樣。端看目的為何，這些空間可以模仿現實世界，或者像許多遊戲環境中那樣高度幻想。

早期的虛擬實境應用程式（例如飛行模擬器）已經擴展到醫療保健的許多領域，包括手術模擬和訓練。儘管虛擬實境技術最初應用和發展在遊戲領域，但最近的應用已經拓展到社交網路、教育、訓練以及醫療保健。虛擬世界的特徵之一是它們共享空間，除了促進及時社交互動之外，虛擬世界還允許用戶在這些共享空間中擁有實體存在。虛擬世界中的用戶存在於這些電腦模擬的環境中，並在其中互動。在這些環境中，參與者可以建立數位建構的所謂的「化身」（avatar）虛擬形式，可以代表用戶的實體。

## 2. 公共空間

以前的遊戲應用程式需要增添設備，現今只要有電腦和網路，任何人都可以輕鬆使用目前的虛擬技術。有許多公共可用的空間，人們可以出於任何原因而互動，且花費很少甚至沒有花費。虛擬世界的名單持續增長，以至於幾乎不可能有最即時的清單。Linden Lab 的「第二人生」（Second Life）（http://www.decondlife.com）是上線最久，規模最大，最活躍的虛擬世界之一。截至目前，每月約有 100 萬固定用戶。在「第二人生」中，居民可以購物、參加商務會議、上課、參加培訓、游泳、滑雪、觀看現場音樂會以及做任何在現實生活中可以做的事情。「第二人生」的地理區

域組織單位爲島嶼，最受歡迎的是「健康訊息島」（Health Info Island）
（http://secondlife.com/destination/28）。由美國國家醫學圖書館創建和資
助，從提供健康訊息資源發展到包含 120 餘個服務患者和護理人員的支
持團體，以及心理健康模擬環境和一個名爲 Virtual Ability Island（http://
secondlife.com/destination/1160）的殘障人士專用區。2021 年 10 月 28 日
Facebook 創始人美國馬克・祖克柏宣布將 Facebook 改名爲 Meta（元宇
宙），Meta 是希臘語 Beyond，表示變化或超越（一般限制），也就是「超
越宇宙」的概念。臺灣普遍翻譯爲元宇宙，參與者可以在虛擬實境中擁有
五感，用身體瀏覽網路，包括線上會議投影、線上購物、線上試穿以及身
歷其境的遊戲體驗，這代表了網路世界結合擴增實境（augmented reality,
AR）和虛擬實境（virtual reality, VR）等技術的前景，帶給大眾無限想像
的空間。人們期待元宇宙可以改變網路世界，人類的工作甚至生活模式。
但到 2022 年 11 月，一年過去，這一未有到來，用戶持穩流失，Meta 裁
員過半，這顯示其廣告本業不佳，VR 硬體仍有限制。Metaverse、元宇宙
的願景是好的，其核心理念充滿吸引力，也很可能是人類未來的另種生活
方式，但目前來說似乎略嫌太早（歐敬洛，2022）。

## 未來使用的策略、挑戰和影響

儘管虛擬技術提供了許多健康促進的機會，但它們並非沒有挑戰。這
些虛擬世界廣爲大眾使用，可近性也很高，但有時存在時間短，資源也不
穩定。因此，健康傳播人員應勤於了解當下實況，並且經常更新資料。目
前一些大公司（包括 Samsung、Facebook、Apple、Sony 等）都在爭相爲
消費者打造最複雜但價格最實惠的頭戴式顯示器，這預示不久的將來會發
生一場虛擬革命。類似於網際網路和行動通訊的發展，虛擬革命很可能會
改變傳統的健康傳播和健康促進型態。

# 第四節　傳播管道選擇

　　在規劃傳播管道策略時，首要的目標是參與、告知和說服。一些傳播管道和形式最適合用來提供訊息，而另一些傳播管道和形式則更適合說服，面臨的挑戰是為我們的整體訊息選擇最佳的傳播管道，並確定如何適當利用這些管道來獲得最高效能的溝通。選擇傳播管道的最終決定應基於目標受眾已經在聽、看或讀。下面提供為特定受眾選擇傳播管道的一些指導原則。

## 一、選擇的標準

　　選擇用於健康傳播管道時，有四個主要標準要考慮：

1. 目標受眾使用並能夠接近哪些傳播管道？

2. 目標受眾說他們喜歡哪些傳播管道？

3. 哪些傳播管道最能有效向觀眾傳達內容和圖像？

4. 閱聽眾在採用行為的階段處於什麼位置（例如準備好採取行動，還是只考慮採取行動），什麼傳播管道可能最有效地推動他們？

　　以上這些問題必須事先針對目標對象群評估，蒐集足夠的資料。其次，必須使傳播與訊息內容相配合，舉例而言，若想勸人戒菸，在臉書上發布迷因（meme，在網路上爆紅的事物，又稱網路梗圖），這樣就夠了嗎？能夠透過這個管道提供目標受眾相信的訊息，引起動機或說服力的來源嗎？您需要考慮傳播形式，確定它是否適合消息的內容。面對面溝通和一些新興媒體，在傳達模稜兩可的消息方面更有效，因為它們允許討論和即時回饋，同時傳達口頭和視覺訊息，以及比較個別化。重要的豐富度因素包括：

1. 互動性／回饋：傳播者直接和迅速互動的能力。

2. 語言多樣性：多用通俗（自然、非正式、對話式）語言的能力，少用較正式，專門或抽象（例如醫學、法律或數學）的語言。

3. 量身訂做：根據接收者的需要，能即時調整訊息的能力。

4. 情感：傳遞感覺和情緒的能力。

　　傳播者想傳達的概念是更適合用視覺或聽覺的方式表達嗎？兩者並用會更好嗎？甚至更需要文字嗎？這些問題可幫助傳播者考慮哪個管道最合適。接下來要考慮傳播的頻率（frequency）和觸及率（reach），頻率是向受眾傳達訊息的次數，觸及率是訊息能真正接觸的人數，針對目標受眾，健康傳播人員可能需要更多的頻率來提高對問題的認識，或者需要更多的觸及率，來聯繫大量人群，有時同時需要兩者。

　　要考慮的另一件事是產製需求和成本，一些傳播管道比其他管道昂貴，並且需要更多的專業知識和人員，遊戲和虛擬實境的介入通常需要很長的開發時間，並且需要計算機編碼和計算機圖形等方面的知識，其他管道如 Tweet、簡訊或 Facebook，就不需要花時間發布訊息，所以有必要評估訊息的複雜性，以查看是否需要更複雜的管道，以及是否需要額外的預算、人員和專業知識。由於新興媒體能接觸到的人數往往不及傳統媒體，所以投放的成本效益，也就是單位成本，往往高於傳統媒體，選擇時也要列入考慮。此外，社群平臺提供業者對使用方式經常有些政策，如廣告觀賞計次規則和是否允許外掛程式等，如有改變，也會影響使用平臺做傳播計畫者，不可不慎。

　　有時候，最好的方法是建立混合管道。使用多種傳播管道可以增加目標受眾看到和聽到訊息的可能性，會比透過單一管道更有效。這包括傳統媒體和新興媒體混合運用，以及大眾媒體和人際傳播的適時適當運用。舉例而言，衛生機關可以召開記者會和發布新聞稿來引發媒體關注，議題登上媒體版面和在整點新聞播出後，會引起民眾注意。其次善用網路新聞、關鍵字搜尋〔可以用主題標籤（#hashtag）增加曝光度〕和電視廣告短片強化效果。最後，要和經常討論健康議題的社群平臺及健康節目的製作團隊、節目主持人保持友好互動，讓他們也在粉絲團中發揮傳播效果。當許多民眾對議題有相當多的接觸時，醫療衛生人員及時探訪轄區內意見領袖和個案，提供建議及諮商，會讓民眾更能接受，也清楚要做些什麼，以及如何做。

## 二、人員、地點和時間：顧客購買歷程的中介接觸點

選擇傳播管道首要和最終要考慮的均是接收訊息的個人，顧客購買的過程，始於對產品（概念、產品或服務）的了解，可能以採納想法或購買產品而告終，也可能繼續購買或成為產品愛用者和推銷者，在健康專業上，我們希望將健康訊息傳達給我們的患者／顧客／人員，希望他們採用或使用這些訊息來改變行為。健康傳播者在這些客戶的購買歷程中與其互動的機會稱為「接觸點」（touch point），接觸點可以是與品牌行銷相關的有形結構或服務，包括建築物、標示、員工服裝、包裝和產品，但它們也包括所有傳播溝通，無論是現場電話、廣告牌、電視廣告還是推特。

選擇媒體管道要視它是否有可能在適當的接觸點（地點和時間）為預期的接收者提供正確的接觸。前述促進銀行員工規律運動和均衡飲食的介入研究（黃淑貞等，2012）發現，閱讀傳統宣導小冊者在這兩種行為的表現，優於接受依其內容設計的電腦網站介入者，也優於合併使用網站和手機提醒簡訊者。其原因為：員工上班時間忙碌無法上網，或者上網功能被公司防火牆阻擋。下班後又過於疲憊也無心上網，簡訊的提醒聲響也偶爾在上班時造成困擾。雖然銀行員工年輕又專業，新興科技是很適合他們的管道，但現實環境無法讓他們看到訊息，傳播效果也會打折扣。

最後，最重要的是我們必須以較寬廣的角度看待健康傳播。雖然要跟上時下最新穎的科技很容易，但要記住：健康傳播的成功端賴能夠通達眾多以及多類型的民眾。經由手機科技以及健康網站推播訊息的費用通常比使用傳統管道便宜，但需要閱聽眾能夠近用網際網路的基礎建設。而在健康差距（health disparity）比率較高的族群，如窮人、老人及少數族群低健康素養者移民、未受國民基本教育者，通常也是掉入數位落差（digital disparity）者，因為他們無法接近有線寬頻網路。這些族群通常是我們極力試圖向他們傳達健康理念的族群，如果只是用電子郵件和網站來傳達，則可能更擴大健康差距，因為我們所提供的健康傳播是無法讓這些有較多需求者經由科技介入去增進健康。臺灣 2020 年網路調查（臺北市公民教育基金會，2020）曾探討數位落差，主要是著重在臺灣非偏鄉與偏鄉地區

網絡實際使用情形的比較。調查結果顯示，偏鄉與非偏鄉在網路使用上的差異，主要反映在資源擁有程度上，非偏鄉較偏鄉擁有較充足的資源可供上網，包含整體可上網率及可使用的上網設備與裝置。就資源方面的差異性而言，偏鄉的負擔比略高於非偏鄉。雖然新興傳播科技看起來很方便、具前瞻性，但是健康傳播工作者必須發展出策略，來解決偏鄉民眾數位落差的困境，要做「數位協助」，即強調如何透過網路科技來改善偏遠地區的社會及經濟生活，而不是只提供他們充足的上網資源。

此外，應用科技的介入仍需要有適當的內容、文化和語言考量等，來達成跨族群健康傳播，促進民眾健康的目的。例如我國有些移入族群對於中文使用不甚嫻熟，健康傳播工作者也必須顧及他們的需求。

## 陸、結論

健康傳播工作者必須理解顧客購買歷程，他們想要什麼？訊息、鼓勵、確認、社區意識或是獎勵？還有什麼？他們的媒體使用情況可能很複雜，尤其是在受眾人數很多的情況下，要辨明清楚並不容易。最後仍然歸結到最基本的問題：針對每個受眾和行為改變目標，要問傳統 5W 問題：是何人、在何時何處、做什麼、為何以及如何做等。

在過去十年中，社交媒體的興起已成為一種強大工具，不僅可以吸引特定受眾，而且可以與個人進行互動，已經發展並將持續成為健康訊息傳播的新契機，但重要的是，不要過度沉迷於新奇事物而忘記初衷。某些更傳統的健康傳播形式的小冊子、健康教育講座、電視，對某些受眾仍然非常有效，重點是要了解每個受眾的傳播障礙和機會，未來的挑戰是要跟上新的溝通方式，將其加到已行之有年的傳播方式中，並為每個目標受眾選擇最佳組合。

# 參考書目

張卿卿（2020）：傳播調查資料庫第二期第二次（2018）：媒介使用與社會互動（D00176）【原始數據】取自中央研究院人文社會科學研究中心調查研究專題中心學術調查研究資料庫。doi:10.6141/TW-SRDA-D00176-1。

張卿卿（2021）：傳播調查資料庫第二期第四次（2020）：新傳播科技與生活延伸（D00216）【原始數據】取自中央研究院人文社會科學研究中心調查研究專題中心學術調查研究資料庫。doi:10.6141/TW-SRDA-D00216-1。

黃淑貞、張國楨、徐美玲、洪文綺、衛沛文、周遵儒（2012）：應用手機簡訊傳送量身裁製簡訊並結合電腦網站促進金融人員身體活動與健康飲食研究。國科會專題研究計畫報告。

臺北市公民教育基金會（2020）：2020臺灣網路報告。財團法人臺灣網路資訊基金會。https://report.twnic.tw/2020/

鍾銘泰（2020）：通訊傳播市場發展概況與趨勢調查分析委託研究案──109年度廣電市場調查結果報告。財團法人臺灣經濟研究院。

歐敬洛（2022）。Meta裁員過萬 元宇宙為何大失敗？國際分析。https://www.hk1.com

ALS Association (2019). *Evaluation of The ALS Association Grant Programs-Executive Summary Report.* https://www.als.org/sites/default/files/2020-06/RTI-Report-FINAL.pdf

Grubb, J. (2016) *Sensor Tower: Pokémon Go has already passed 30M downloads and $35M in revenue.* Venture Beat website. https://venturebeat.com/2016/07/19/sensor-tower-pokemon-go-has-already-passed-30m-downloads-and-35m-in-revenue/

Hall, A. K., Cole-Lewis, Bernbrordt, J. M. (2015). Mobile text messaging for health: A systematic review of reviews. *Annal Review of Public Health*, *36*, 393-415.

Huang, S. Hung, W., Shyu, M., Chou, T., Chang, K., Wai, J. P. (2023). Field test of an m-health worksite health promotion program to increase physical activity in

Taiwanese: A cluster-randomized controlled trial. *Workplace Health & Safety*, 71(1)14-16.

Long, N. (6th June, 2022). *Pokémon Go hits $6bn Lifetime Player spend, says Sensor Tower*. https://mobilegamer.biz/pokemon-go-hits-6bn-lifetime-player-spend-says-sensor-tower/

# 第十一章　製作素材

發展和測試訊息的素材是非常重要的，這種做法從開發計畫早期就可以知道何種訊息對目標對象最有效，也可以避免花費許多時間和金錢，結果卻是用無效的訊息，完成冗長的發展和發送過程。此外，從預試得到的正向結果，也可以讓組織儘早認可這個計畫。

## 第一節　發展和設計素材的步驟

策略概略規劃定案後，就必須依此策略從事以下工作：

1. 準備傳播策略說明書（communication strategy statement）。
2. 檢視既有素材。
3. 發展和測試訊息的概念。
4. 決定要發展什麼素材。
5. 發展訊息和素材。
6. 預試訊息和素材。

## 壹、準備傳播策略說明書

完成目標對象群資料和大環境資料的蒐集後，下一步是要將蒐集到的資料用於設計實際的訊息、傳播工具以及介入。首先，要準備一份傳播策略說明書（communication strategy statement），又稱創意策略單（creative brief），即敘述健康傳播介入的重要概況，以及設定的目標。傳播策略說明書這個詞彙起源自廣告業，意思是考慮要設計或廣告某事項時，要考慮的細節。它用清晰簡潔的方式表達介入背後的整體思維，以及在設計實施

過程中要牢記的最重要的問題。自 1970 年代後，為美國公共衛生機構採用於健康傳播；基本形式沒有很大的變化，具有以下基本要素：

1. 計畫概述：計畫的總體目標以及對組織的重要性。

2. 目標對象分眾：這需要仔細定義，特定的分眾具有獨特的性質，例如人口學描述、行為準備度、識字程度、生活型態訊息，以及在健康傳播策略中扮演的角色（包括主要對象群、次要對象群等）。當目標對象群鎖定多種類的受眾時，針對每種類均應分別發展一份傳播策略說明書。

3. 目標：希望目標對象群可以因為這項傳播而產生什麼行為？通常的敘述是「你希望他們如何思考、感受或做些什麼呢？」這也可以稱為「行動呼籲（call to action）」。

4. 障礙：那些結構性障礙、信念、文化習俗、社會壓力或錯誤訊息，即是受眾採取此一步驟的障礙。是否必須先接觸受眾，才能讓目標受眾能自在的依你的期望行事？

5. 利益／重要承諾：做出期望的行為所帶來的最重要的獎勵（從受眾的角度來看）是什麼？有二次獎勵嗎？哪個更立即？哪個需要更長的時間才能獲得？從觀眾的角度來看，「這對我有什麼好處？」

6. 支持陳述／理由：這些陳述解釋了為什麼目標受眾應該相信重要利益的承諾。這可能是科學數據、情感數據或目標受眾敬重人士的經驗陳述。支持聲明還應為之前提出的障礙提供解決方案。

7. 調性：訊息或媒介應該有什麼感覺或個性？傳播材料設定的基調，將影響目標受眾在接觸傳播活動或素材後的感受。調性的例子包括權威的、家庭取向的、好玩的、有愛心的、現代的、說教的、鄉村的、可怕的、悲傷的等等。

8. 傳播機會：哪些場館、季節或事件會增加接觸觀眾的可能性？這種材料還有哪些其他用途？是否需要有不同的版本來觸達不同地點的受眾？

9. 創意考慮：作者和設計者在開發過程中還應該注意什麼？該產品的預期媒體和管道是什麼？某種呈現的風格是否會與選定的目標受眾產生更多共鳴？包括：對話、做見證、訊息、情緒或教學？材料是否需要以一種以上的語言準備？

10.是否會有知名發言人（例如政治人物或演藝人員）？是否有需要使用或避免的特殊詞彙或語句？

11.是否合乎對象群的文化背景，例如：補助生育宣導素材，用合乎國情的「註生娘娘」或「送子娘娘」，會比歐洲童話的「送子鳥」感覺親切。而檢視腦中風徵兆的 FAST（face、arm、smile、time）原則，加上中文說明的「微笑」、「舉手」、「說你好」、「爭取時間」口號後，較能讓民眾能記住，並於倉皇之中能實行出來。

12.其他要素：包括陳核程序、時間表以及在開始創意發想之前，管理層級達成共識所需的所有內容。

# 貳、檢視既有素材

發展訊息和素材非常耗時花錢，因為需投資大量人力和時間才有好的創意產生，而且又需要有具體的成果呈現。然而，可以在開始發展和生產素材之前，先決定是否需要設計新素材。其做法是先尋找現有的傳播資料，如小冊、單張、海報、公共宣導片以及 APP 等。這些可以在以下資源尋找：

1. 國家公共衛生機構製作的素材，如衛生福利部、疾病管制局、國民健康署（健康 99 網站）。

2. 大型教學醫院。

3. 衛生所（健康服務中心）。

4. 健康相關民間組織。

如果找到和本次傳播主題相關的資料，計劃者就可以用傳播策略說明書所列事項為準，考慮是否適用於本次計畫，如：

1. 訊息是否正確，合於當前狀態。

2. 素材在以下方面是否適合預定的目標族群？包括：形式、風格、文化考量與文字難易度。假設不適合，是否能修改得更適合些？

3. 這些素材能否達成傳播目標？

就既有資料可以做些預試，然後和原製作單位討論以下事項：

1. 任何預試的結果。

2. 至今為止該素材的效果。

3. 製作團隊對你的計畫需求有何建議？

假設已經考慮使用既有的素材，你也可以詢問製作團隊以下問題：

1. 素材可以拿到嗎？

2. 你的組織可能獲得同意使用該素材嗎？能做些修改嗎？更值得一提的是，通常政府機構所製作的衛生教育素材都提供民眾自由使用，原則上應說明資料來源。但要改動時，建議禮貌上要知會該機構，並在新的作品上註明原資料來源。

3. 製作的經費負擔得起嗎？

4. 之前都如何使用？

5. 之前通常都如何寄送？

# 參、發展和測試訊息的概念

傳播策略說明書的重要功能就是能做到介入計畫的品質保證，逐步檢視傳播策略說明書能夠保證計畫走在預定的軌道上。由於已經清楚陳述整體計畫目標以及預定目標對象群的特性，可以讓參與設計的藝術家能夠「守著訊息」和「守著策略」，而不至於讓「超棒的表現創意」主導整個介入計畫。

## 一、發展概念

概念是較粗略的草稿版的訊息，也代表要呈現訊息給目標對象群的表現方式，內容就是傳播者希望閱聽眾做些什麼。例如「為預防新冠肺炎，請保持社交距離、戴口罩和勤洗手」、「聰明吃、健康動、天天量體重」。這些想法結合我們所蒐集到的閱聽眾的資料，整合出表達方式和內容，就構成概念。

概念是以完形心理學（Gestalt psychology）詮釋事物。完形心理學學者強調，人們接受訊息時，心中也形成對世界的心理形象（mental image），並將各種客觀事實加以組織而成。此時的客觀事實可能和原本的客觀訊息有所不同，因為客觀訊息已經被賦予某種意義，而形成個人獨特的知覺經驗，「整體的概念常比部分的總和更有力或更有用」。簡而言之，在策略性健康傳播介入，概念是就傳播策略說明書所描述的各事項（包含目標、障礙、重大的好處、背景、基調，以及預定的媒體管道）整合起來做創意性的解釋。這可以透過第九章所述的質性和量性研究做探討；或者並用兩者的混合模式（mixed method）進行。

　　舉社會行銷為例，概念的核心就是最大利益，並加上許多支持性的訊息。概念必須在理性與感性兩方向都很吸引人，而且能夠傳遞這個想法，讓其融入目標對象群的生活。除理念外，最好也有舉例，能夠讓他們的生活更輕鬆、有趣嗎？看起來是每個人都樂於去做的事情嗎？

　　我們也可以用另外一面向思考創造概念和訊息的方式；併用垂直思考與水平思考。垂直思考（vertical thinking）是指當我們面對問題時，會依照邏輯推理的方法，就問題情境的條件和既定的原則去推演，是一種歸納性思考方式；水平思考（lateral thinking, horizontal thinking）則是一種突破邏輯限制的思考方式，從另一角度重新探討問題的性質，並嘗試採取不受既有條件限制，也不受原則拘束的解決問題之另外途徑。換句話說，垂直性思考著重解決當前問題，平行思考意謂著創意，以及跳脫傳統窠臼的想法，在解決問題或創造觀念時，兩者可以交互使用，達成工作目標。有時會有不同的概念被激盪出來，這時就可以做個比較。例如 A 概念和 B 概念比較，或一項新概念與舊有的概念比較。舊有的概念可能是以前介入或宣導活動所用的訊息。在使用焦點團體或街頭攔截訪問時，除了量性資料的蒐集，可以進一步詢問其原因，如此就可以有明確的證據讓設計者知道，民眾是如何看待這些概念。

## 二、測試概念

　　概念發展出來後，必須經過測試，以確保概念和訊息是為目標對象群正確創作的。設計團隊必須邀請閱聽眾和守門人進行預試，除守門人外，我們尚需要考量誰對這個要推出來的想法會比較在意。當我們想到有多少

事情要「預防」時，必須要當心，事實上，已經有許多人因此狀況而備受煎熬，不論是 HIV 感染、某種慢性病或可預防的先天性新生兒缺陷皆是如此。健康傳播者必須考量到這些人，或者他們所關心的人，看到他們的狀況被描述成不論花任何代價都要避免的事情時，會如何感受。所以，對這些受影響的閱聽人代表做測試是有必要的。

設計者所想的不見得是目標對象群認為最好的，不適當的概念有時甚至會惹怒守門人，或傷害目前受煎熬的個人。所以針對目標對象群預試是克服守門人對訊息和媒體管道抗拒的好方法，早期發現不適當之處，會比在實際運作之時才發現，所付出的代價小得多，效果也會比較好。

總而言之，在發展概念的階段，我們會發現什麼文字和影像幫助目標對象了解某個議題，以及應該做些什麼。假設有一系列的概念被提出來接受測試，健康傳播計畫負責人可以嘗試找出：

1. 何者最吸引人？
2. 何者能觸發行動去思考、感受或採取行動（計畫所期待的反應）？
3. 何者最容易了解？
4. 何者最容易記住？
5. 何者最可信？
6. 何者最不傷人？
7. 何者在文化上最適切？

大多數概念測試的方式，係使用焦點團體訪談的方式進行，個別深入訪談和活動場所訪談（theater testing）是其他可行的方式。在活動場所訪談的方法中，觀眾看著螢幕，主持人提出問題，觀眾的意見用滑鼠操控按鍵。所有參與者對某題項的意見，則用電腦計算出對個別選項的選擇結果。不管用何種方式，在此階段就是要探索一般的概念和主題。

# 肆、決定要發展什麼素材

測試完概念後，就可以製作訊息以及傳播素材，用文字和聲音把想法傳遞給預定的目標對象群。接著要決定用何種形式（例如小冊子、影片或

APP 等）去表現。要注意重點是要看傳播目的為何，並先探討何種管道最容易接觸對象群，然後就使用的管道和活動，決定要使用何種形式的產品，而非反其道而行先決定素材形式，如想好要做小冊子或海報，再考慮要從何種管道發送。如想在廣播電臺發送訊息時，就寫廣播稿；要透過網絡傳播時，可以製作影片。影片是不能透過廣播電臺發送，同樣的道理，醫療人員對病人提供諮商的素材若放在藥局或百貨公司讓人拿取，可能就會太複雜。

決定素材的形式，可以由以下幾個因素決定：

1. 訊息的性質（例如複雜度、敏感度與風格）。

2. 訊息的功能（例如是要就某項議題引起注意，或是教育新技術）。

3. 傳播策略說明書所選擇的活動和管道（例如你最可能在什麼場所接觸到目標對象群？學校、圖書館、醫師、媒體？或結合以上各種可能性）。

4. 經費的獲得和其他可能獲得的資源。

最重要的是，要確保計畫所使用的素材對達成計畫目標有幫助。假設需要經費發展新素材，這個項目可能變成計畫最主要的花費；所以要選擇計畫付得起的形式，不要製作太昂貴的產品，以致產製數量不足，分發行銷捉襟見肘，更無法做過程評價。在探索目標對象群對訊息概念的反應時，可以同時了解讓他們接觸訊息最適合的管道，以便針對計畫做初步的決定。

# 伍、發展訊息和素材

通常真正用於訊息的文字是出自探索概念時，參與者用他們自己的話描述問題或解決方式。例如當使用娛樂教育的素材時，訊息會從角色扮演的對話或戲劇治療的情境發展出來，這些語句隨著劇情發展，就從各個角色口中講出來。所以，設計團隊可以經常回顧訪談紀錄，或從逐字稿中尋找靈感。

# 陸、預試訊息和素材

　　所有在健康傳播活動使用的素材，都應該對目標對象群和守門人做測試。有時為因應不同目標對象群和宣傳管道，設計的訊息需要有不同的形式，或對素材做修改，此時需針對各種類型的訊息都測試其適合度。

　　最後要提醒的是，實施測試時要針對目標對象群和守門人在將使用的地點實施。例如病人要用平板電腦或電話看 mHealth 的宣傳資料時，他們就必須使用這些工具看這些素材。預試在策略性健康傳播上，是很重要的一個步驟，將在第十二章做更詳細的說明。

# 第二節　有效健康傳播素材的特性

　　要創造具有說服力的健康傳播素材並不容易，如何能吸引目標對象群的注意力，並與其原有觀念產生共鳴，足夠激發興趣，並使其記住，且有利於健康行為的表現呢？McGuire 就其效果階層理論（1984），也發展了一項指引，協助設計健康傳播，共有 12 個步驟，敘述如下。

## 一、訊息必須得到閱聽眾的注意

　　一般人都希望尋找訊息時，馬上就得著要點或精髓，不要再花太多時間或精力，如此他們就會感到心滿意足。所以不論是提供書面訊息，或面對面溝通時，要讓閱聽眾迅速找到訊息。

　　表達呈現也是很重要的，如果是創作書面材料，要結合文字和圖片，將訊息設計得在視覺上很吸引人，文字要幽默、有趣並能帶動情緒。文字編排也有些注意事項，例如圖 11-1，如果使用表格來呈現訊息，每欄的寬度最好容納 20-25 個中文字，如此讓眼睛能夠容易移動到下一行的開端，同時也長到讓閱讀流暢。

## 文本的呈現很重要

在製作健康傳播素材時，選擇適當的字體形式以及大小是很重要的，才能方便讀者閱讀。

1. 使用 12 號至 14 號字

   任何使用小於 12 號的字體可能會太小。以至於影響可讀性，對於老年人和視力不良的民眾可能需要更大的字體。

2. 在標題，要使用比內文至少大 2 號的字體，以下是字體大小實例：

   這是 8 號字　這是 10 號字　這是 12 號字　這是 14 號字　這是 16 號字

3. 字體型式

   在內文本體用襯線體（serifs）的字體，這種字體在字母的轉折處都含有小突起，比較容易閱讀，例如標楷體，和英文的 Times New Roman。至於無襯線體字（sans serifs）則是字體的筆畫從頭到尾都一樣粗，且十分圓滑，像微軟正黑體、Arial 就是無襯線字體，海報上常出現的POP字體等，在標題和次標題使用無襯線字體為佳。

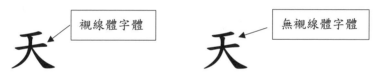

4. 一般而言，當字體較小，或用在網頁時，適合使用無襯線字體，以利閱讀。

5. 不要用太花俏的字體。

6. 在英文文本字母不要全部用大寫，如此很難閱讀。

7. 標點符號要正確使用。

8. 用粗體字去強調重點字詞或句子。

9. 慎用*斜體字*或<u>劃底線</u>。

10. 在較淺色的背景使用黑色字，效果會比在深暗色的背景上使用淺色字好。

11. 畫面上使用的文字字型不要超過兩個，儘量不要用到超過 3 種，即使在很特殊需求的情況下，也是如此。愈多的字型會使畫面凌亂，資訊反而難以傳達。

**圖 11-1　健康傳播書面媒體使用文字的規則**

資料改編自：US Center for Disease Control and Prevention (2009). Simply Put: A Guide for Creating Easy-to-Understand Materials, 3rd edition. Center for Disease Control and Prevention。https://stacks.cdc.gov/view/cdc/11938

　　圖片要正確，照片呈現「真實生活事件」、人物和情緒是最好的，但是如果要說明某個過程（例如抽血、包紮傷口），描繪敏感議題（例如藥癮），和解釋肉眼看不到或看不清的情況（例如空氣傳播流感），則用畫圖的方式比較好。插圖必須簡單易懂，不必太強調細節。卡通可以傳達出幽默感，也顯得輕鬆些，但要小心並非所有閱聽眾都理解或很嚴肅看待呈現出來的意象。其他在文字媒體訊息要注意的指引，包括：

　　1. 每個視覺效果只呈現一項訊息。

　　2. 要有標題，好讓讀者不必看內文就可以理解。

　　3. 應用視覺設計可以強調或解釋內文。

　　4. 明示期望閱聽眾會採取的行動。

　　5. 讓視覺設計易於理解，且視覺設計最好和文化相關，而且對目標對象群所關心的事項和需求有敏感度。

　　圖 11-2 呈現合於以上重點的插圖。

　　第一個插圖是「預防諾羅病毒食品中毒的小撇步」，告訴民眾不要生食和勤洗手，方能使諾羅病毒無處躲。圖片下方很簡要的歸納預防諾羅病毒食品中毒的方法。

　　另外一個例子則呈現「三種臺灣常見的蚊蟲樣貌」，讓民眾和工作人員可以據圖分辨斑蚊屬、家蚊屬和瘧蚊屬成蟲，有助於防治病媒蚊傳染流行病。

## 二、最重要的訊息放在開頭

　　將最重要的訊息放在開頭；否則，觀眾可能還未看到重要的內容就失去了興趣。如「預防新冠肺炎，外出返家後，要用肥皂和溫水洗手20秒。肥皂分子需要一些時間與病毒鞘反應，並將其分解，這個過程需要些時間。」其實，在這個例子，最重要的訊息是如何洗手。這可以透過病人提供諮詢，或透過診所、媒體管道提供的文宣素材來完成。

　　人類處理大量訊息的能力是有限的。因此，當人們接觸到大量訊息，或是很複雜、不熟悉的訊息時，他們可能會忽略它或只記住第一則〔這被稱為初始效應（primacy effect）〕或最後一則〔這被稱為時近效應（recency

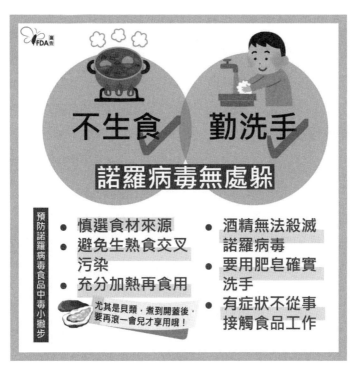

資料來源：食品藥物管理署（2023）。不生食、勤洗手，諾羅病毒無處躲：https://www.fda.gov.tw/TC/siteContent.aspx?sid=1893

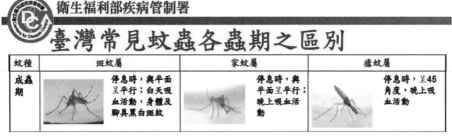

疾管署（2014）臺灣常見蚊蟲各蟲期之區別：https://www.cdc.gov.tw/Uploads/42691fd6-0f15-4115-b19f-309f554c49e6.pdf

圖 11-2　如何在健康傳播使用視覺呈現

effect）〕。我們的訊息通常要使用較少的資訊（較少的詞、較少的主題），並努力讓關鍵論點凸顯出來，而不會讓人們覺得被資訊淹沒了。除了深切關心某特定健康議題的人，提供更多訊息，很少能幫助人們更理解關鍵訊息。

## 三、訊息應該明確清楚

　　訊息在科學上的正確性是基本的要求。計畫的可信度會影響受眾願意採行建議的事項。訊息應該要明確讓受眾知道他們需要採取的行動，及採取行動的原因及關鍵證據。使用直接簡單的語言，不要用過多的訊息使人們覺得負擔太重。建議以與朋友交談說話的方式來製作，不要使用艱深的專業用語或技術詞語——比如用「拉肚子」取代「腹瀉」、「洗腎」取代「血液透析」，這在診間為患者諮詢時尤其重要。如果編寫材料，請使用簡短的列表，並使用分項要點，不要寫成有很多逗號斷句的冗長句子。記住，大多數人獲取複雜訊息的能力不佳。為了提高理解力，放慢呈現內容的速度，並減少內容的分量，包括圖形和音樂皆是如此。不要塞進太多資訊，焦點放在聽眾需要知道和要做的事情，跳過那些只是「知道也很好」的材料。例如果正在撰寫一本關於如何預防「猴痘」的小冊子，不需要告訴民眾它是如何及何時被發現的。相反的，應告訴他們如何預防。

　　最困難的決定是：是否要在訊息中呈現得來不易的數字和統計結果呢？這視情況而定。有些人就是對數字呈現的訊息不感興趣，也許是他的數學不好、文化背景或不相信，也不喜歡數學，在這種情形下，完全不應使用數字。相反的，如果有人對這議題涉入很深，而且有充分時間可有效解釋資料如何獲得、資料的意義是什麼；則即使是數學不好的人，也可以增加他們對數據資訊的理解。記住，通常數據資訊更能引起下述的人共鳴：

1. 較沒有情緒投入者（如恐懼、憤怒）。
2. 受過高等教育。
3. 不太熟悉主題或情況。
4. 站在數據資料支持的立場（倡導）。

做說服性的健康傳播時，我們呈現或排除部分數據訊息時，必須做出符合社會道德的選擇。除了呈現很多的數據和圖表外，尚有很多要考慮。因爲非專業觀眾通常將我們視爲可信度高的健康訊息來源和傳播者，我們更要有誠信及社會責任。如果研究結果的結論是不確定的，要誠實告知民眾這個狀況，不要說得斬釘截鐵就是如此。如何在健康傳播中使用數據和統計數據，以下建議足供參考。

## 1. 盡可能減少數據資料數量

大多數人通常希望我們快速傳達我們的主要結論和建議，以便他們能夠了解訊息的要點。在傳播健康數據時，「愈多愈好」的想法是一種特別無效的傳播策略，甚至可能適得其反。說服非專業觀眾時需要謹慎，並少用數據。從經驗得知，使用 1 至 2 個數字即可，並從較能讓人信服的數據開始。

## 2. 選擇熟悉且易於理解的數據

最好使用大眾常接觸的數字。提到頻率（計數）時，使用整數（例如 15 或 5,000）較易理解。百分比通常是不錯的選擇，但傳達個人健康風險訊息（例如吸菸者患肺癌的機率）除外，用次數（frequency）是比較好的方式。另外，應避免使用小數點百分比，例如 0.8% 或 0.002%，因爲它們很容易被誤解。實際上，使用不帶小數點的整數（例如 74% 而不用 74.3%，或相對風險爲 3，而不用 3.2）有助於理解，同樣的，較大數目的四捨五入（例如使用 22,000，而不用 22,491）也是如此。如果使用比率，分母應該盡可能用較小的數值（用 6/10，而不是 60/100）。

## 3. 解釋不熟悉的專業術語

我們經常誤認其他人可以理解統計或流行病學的術語，事實上，大多數人並不熟悉統計學中的顯著意義及概率或相對風險等概念。此類術語需要以通俗易懂的語言表示，並且應透過網站或其他傳播方式，爲可能有興趣了解的人，提供更多背景訊息。要小心解釋數字所代表的意涵，並提醒聽眾如何解讀文章中的數據。即使是最常用的公共衛生統計數據，也可能被誤解。

### 4. 提供完整的訊息脈絡

　　為了理解數據的意涵，人們需要適當的訊息脈絡。健康傳播者至關重要的角色是在完整脈絡下，依據先前研究來解釋健康新發現。任何沒有足夠背景資料的數字都是沒有意義的，除非它可以放在正確的角度。僅報告 2018 年 10 月在新北市發生了 Y 例流感病例，如果沒有關於過去幾個月或幾年流感病例數等詳細資料，則沒有意義。因為閱聽大眾藉此可以了解當前的數字是隨著時間的推移而增加、減少還是沒有變化。理解概率數據（即風險或收益的統計估計）對於外行，甚至健康專業觀眾來說，尤其具有挑戰性（例如透過手術病人變得更好的機會約 50%，就像拋硬幣一樣）。相對風險評估有助提高對健康議題的認識，正如常見的新聞媒體報導有關健康議題，「新研究顯示吃某種食物可以降低罹患心臟病風險達一半」。但是，在報導時未提供絕對風險的資訊，就常會產生誤導。例如「罹癌風險加倍」，實際可能是絕對風險從 1/100,000 增加到 2/100,000，從個人的角度來看，影響不是很大。有許多研究顯示，以絕對風險估計值呈現概率數據，特別是在臨床上，可以增加人們的理解。

## 四、要求閱聽眾採取的行動要相當容易

　　如非相當容易，閱聽眾未必會遵行且堅持，建議可以採取更簡單的行動減少障礙，例如戴保險套比禁慾容易；或者，不要建議完全不吃速食和其他不健康的食物，而建議試著減少分量。強調「自我效能」也就是「自我勝任感」，也是很重要的。讀者認為，他們可以做到這些要求嗎？一個戒菸多次的抽菸者，受不了只一直強調抽菸的危險，卻不能解決戒菸真正的挑戰──無法在過程中提供實際策略的摺頁手冊是沒有用的。此外，光是一味強調哺餵母乳的好處，卻未著墨於哺餵母乳的各種困難及提供解決方法，並加以鼓勵，會造成產婦壓力，甚至產生反彈心理，這些都是值得注意的。

　　為了讓訊息有最大的影響以及具說服力，健康傳播訊息必須適當地加以框架。所謂「框架」一項訊息，是給予它脈絡情境或甚至建議一個觀點，或提供一個便於領會的解讀。不論是有意或無意的，我們通常都框架

訊息，讓它更有趣、更令人覺得愉快、甚至更令人害怕的。「框架」本身就含影響人們聽聞、處理，以及依之採取行動。所以這是一個在說服性健康傳播很重要的技巧。舉例而言，假設我們說：「20 個人中有 1 個人會死亡」，很多人會認為死亡率高於「20 個人中有 19 個存活」。增益框架訴求（Gain-framed appeals）強調採取某種行動的好處（例如存活的機會），損失框架訴求（loss-framed-appeals）則強調不採取某種行動的缺點（例如可能死亡）。

一般情況下，在訊息中使用增益框架比較有用。告訴受眾他們可以做什麼，而不是不該做什麼。但是也有使用損失框架的理由。有一個長期研究顯示（Gallagher & Updegraff, 2012），增益框架訊息更能有效鼓勵個人行為的變化，如戒菸、皮膚癌預防和身體活動。在這種情況下，使用數據來證明健康行為的好處，例如定期使用避孕措施，可降低意外懷孕的風險達到 99% 以上。然而，對疾病偵測（早期發現有糖尿病、癌症篩檢等），損失框架訊息更有效，例如「沒有定期接受大腸癌篩檢者，罹患晚期結腸癌的風險是接受者的兩倍以上。」

## 五、訊息必須有效地運用激勵誘因

單單要求別人做什麼是不夠的。你需要解釋為什麼他們應該對這個行為改變會感興趣，以及行為的激勵誘因是什麼。例如被社會接受、外表有吸引力、避免尷尬、不被孤立、被信任和受尊敬。一般情況下，這些因素對增強行為動機很有效。然而，為了最大化這些誘因，你事先必須了解你的目標群眾，在他們既有的價值觀上建構這些誘因，以增強說服力。

在傳播中，增加你的說服力，可以把這些誘因加在訊息中：

1. 使用非常正向或非常負面的誘因，這些往往會增強訊息的有效性。

2. 藉由強調嚴重性來使用情感訴求增強動機，對已經看到自己身處險境的個人或團體特別有用。

3. 貶低不健康行為的好處（例如吸菸並非真的那麼讓你的同儕覺得亮眼）。

4. 同時使用正增強和負增強的誘因。正增強也稱積極增強，在目標

對象進行某項傳播者希望的行為之後，增加目標對象喜愛也會愉快的刺激，而使該行為的出現頻率增加。負增強也稱消極增強，是在對象出現某個行為後，減少對象厭惡的、不愉快的刺激，而使該行為的出現頻率增加。

　　5. 確保所有激勵措施都建立在閱聽眾現有價值觀之上。

　　6. 在你使用它們之前，一定要問你的目標群眾什麼誘因會激勵他們。

## 六、為威脅和利益提供良好的證據

　　此處的關鍵是要顯示健康問題或行為的威脅是存在的，而好處是真實且可能發生的。如果觀眾對這個話題已經很感興趣，那麼可以引用專家的說法、文獻和統計數據（使用第三點所述的指導方針）。如果觀眾對此話題不感興趣，請使用較特別的個案實例和個人見證放在表現的主題。

## 七、需要將訊息傳達者視為可靠的訊息來源

　　訊息傳達者應該有助於吸引閱聽眾的注意力，將抽象概念人性化，並對行為和後果做些示範，同時還可以促進訊息的保留，因為這些人士具有令人懷想的魅力。在與患者或客戶進行一對一交流時，這可能意味著要找個人，和他們有些相關或看起來最「像他們」的。在宣導活動或社區計畫，訊息傳達者的選擇應該根據他／她對個人和社會的影響來決定，可能包括名人、公職人員、專家、「真正的」人、倖存者／受害者或動畫／角色。在臨床或公共場合，通常「像我這樣的人」，也就是「與目標受眾特徵相似的人」，也是最可信的代言人，這些是經歷過困難並願意提供個人見證的真人。一般而言，大家看到的能力以及專業知識、誠實、吸引力和與受眾的相似性，增強了訊息傳達者的可信度。名人可以經由各種訴求來吸引不同的受眾。

## 八、訊息必須可信且真實

　　切記人們不會被極端的訴求或案例所說服，訊息應提供不會誤導的準確內容，因此避免使用高度戲劇化的文本、視覺效果或影片。請記住有

兩個心理學原則會強烈影響人們對健康訊息的接受或不相信：確認偏誤（confirmation bias）和選擇性暴露（selective exposure）。「確認偏誤」意味著我們傾向於解釋訊息為我們已經相信的內容，其必然結果是，我們傾向於不關注，甚至不理會我們不喜歡的消息。「選擇性暴露」意味著我們喜歡從我們同意的來源獲取訊息。這意味著我們通常會在有相似信念和意見的團體中交友，以及選擇媒體和發現訊息。選擇性暴露特別問題大：「人們雖然有許多訊息來源，但是都只選擇去暴露在他們同意的那方」。所以雖然製作了高品質的科學化優良健康傳播訊息，卻無法吸引那些不感興趣又不同意你的觀點者注意。所以要能吸引注意的要點，是要讓訊息可近性高。

## 九、訊息需要為感興趣的受眾提供適當的基調

在診間，訊息風格需要適合當下的情況──當你和一個病人談到他的癌症診斷，你不會想開個玩笑。在使用媒體，或其他對群體傳播的情況下，訊息的基調是你如何使用美學元素──圖像和聲光來創造一個氛圍以強化訊息。嚴肅的語氣通常是最安全的，但要小心，因為它可能會讓人覺得無聊和乏味。避免給人一種向受眾布道的印象，輕鬆幽默是可以接受的，但要注意你說的內容和方式。幽默需要的技巧常超越一般人的想像，因為每個人認為的「有趣」差異很大。此外，人們覺得有趣的東西變化很快。最後，不要攻擊、說教或叨叨絮絮（沒有人想聽媽媽嘮叨）。一如所有傳播素材製作，訊息的調性也需要做預試。

## 十、訊息應該使用適當的訴求

理性訴求通常對於已經對主題感興趣的受眾較有效，而情緒訴求適用於那些尚未有興趣的群眾。特別要注意，如果傳播者嚇到了受眾，那也要給他們一個輕鬆的方式來緩解感受到的威脅，告訴他們合於現實的下一步。如果讓人焦慮，又沒有告知方法來減少那種焦慮，情況變得更糟，他們可能會增加不好的行為，而不是減少它。Witt 和 Allen（2000）做健康傳播的統合分析研究發現，「強烈的恐懼訴求和高自我效能的訊息讓人產

生最大的行為改變，而用低自我效能的消息引起恐懼訴求，造成最高程度的防禦反應」；也就是說，如果你嚇到受眾太多了，又不說明如何克服，就會阻礙他們採取行動，他們嚇到不作為，並避開這個話題，產生適得其反的效果。如在個別諮詢學校課程和媒體宣傳只有談禁慾，讓青少年了解所有可怕的性活動嚴重後果，但不提供更安全的性策略訊息。研究顯示在這種型態教育宣導盛行的地方，青少年性活動的風險和青少年懷孕率都更高。

## 十一、訊息不應傷害或冒犯觀眾

這主要是使用恐懼訴求於負面消息的問題。重要的是，要認識到某些行為，並不總是個人的選擇問題，個人也不是唯一要責任的。最好的策略是採取「不傷害」的態度，如果你給行為貼上「壞」的標籤，它就會責備受害者。他們變得不太可能傾聽，也不會將訊息融入他們的行為中。

## 十二、訊息或活動應用可以識別的身分

這點不真正適用於人際傳播，但在發展健康傳播活動時，包括名稱、標示（logo）和口號，將訊息標示為來自傳播者的組織，將有助於觀眾記住關鍵訊息，因為它們會把個別訊息與活動的其餘部分連結起來。最好確保此品牌化是一致的，並且這個元素傳達您想要傳達的訊息。如果組織的名稱增加了訊息的可信度和重要性，這一點尤其重要，例如董氏基金會之於菸害防制。如果該組織對訊息不是那麼重要（例如「粉紅絲帶」已經取代了任何組織在宣傳乳房方面的知曉度），那麼與其組織品牌化的重要性，不如為整個活動建立一致的品牌來得重要。

# 第三節　客製化訊息（Tailored Message）

當決定要採取分眾的方式傳播訊息時，有兩種發展訊息的方式：客製化（tailored）與設定分群（targeting），以下分別介紹。

# 壹、客製化的定義

客製化的定義（Kreuter、Farrell、Olevitch & Brennan, 2013）是：「針對個人做評估後，針對其特性，以及就正向的結果，所設計的訊息或改變策略以及其各種組合。」這個定義說明客製化健康傳播介入和一般常用的方法不同：(1) 資訊或策略的蒐集是為一位特定個人，而非一般人；(2) 這些訊息或策略是基於個人層次因素，而且是和健康或行為結果相關的。

客製化的英文（tailor）原為拉丁文（talea），意思為切（cut），今日常用的意思是製作或調整以適合於某個目的；就像量身訂做一件衣服，在過程中，裁縫師傅會為顧客量身打造適合的物件。實際製作之前，會詢問其喜歡的衣服款式、材質和顏色，並量好尺寸，然後用這些資訊去縫製衣服，以適合顧客的需求。同樣的，客製化的健康傳播計畫含測量目標對象的需求、興趣，以及關心的事項，然後用這些資訊去設計訊息及素材，以適合該對象。由於新興的傳播科技讓這種構想不僅可能，而且非常實際，並有較好的成效。

客製化訊息僅針對個別的訊息接收者視為重要的因素來設計。例如大多數健康傳播計畫鼓勵運動對身體某些好處，包括：增進健康、增加外貌的吸引力，以及因良好的時間管理強化對掌握生活的自信心等，但並非每位民眾都看重所有利益，有些希望自己的身材好，有些希望預防某些疾病，有些則是已經罹病，接受醫師的建議想多運動，不一而足。在設計訊息時，就要框架這些好處，用對個人最具顯著意義的好處去打動他／她，這就是客製化素材所做的事情。客製化在其他專業領域早已實行，例如金融業的理專、教師的個別輔導、醫師的健康諮商等。

# 貳、設定分群和客製化比較

設定分群（targeting）提供訊息給一群具有相同特質的次群體，例如人口學、行為或生活型態等特性。相對的，客製化採取較個別化的方法來觸達目標群體。許多宣傳活動是針對一般大眾做無差別性傳播介入，宛如

亂槍打鳥；若爲了增進準確度及節省資源，傳播者採取分眾團體的措施，就有如服裝公司會依照某些次群體喜歡的服裝風格或尺寸大小製造不同的衣服一樣。有項健康傳播的實例，由於大一女生有不同的運動準備階段（readiness），介入活動設計者就針對不同階段者分別引導至不同的網站，給予不同訊息（Huang、Hung、Chang & Chang, 2009）。這就是設定分群的做法，相對的，客製化做法則需要蒐集個人資料，以決定最適合其需要的策略。

客製化方法的理論基礎係由 John Cacioppo 和 Richard Petty 所發展的可能深思模式（Elaboration Likelihood Model）——如第七章所述。當面對遊說時，若人們有較強的動機和能力就會慎思熟慮所有資訊，也就是高思辯（high elaboration）的中央路徑（central routes），相對的，當個人的動機和能力相對較弱時，則傾向根據事物的周邊屬性與外在線索進行資訊處理，也就是低思辨（low elaboration）的周邊路徑（peripheral routes）。個人最容易被與其相關的訊息說服，因爲他們最可能去注意和深入處理與其關的資訊。設定分群和客製化的做法比一般通用（generic）的介入方法有效，因爲後者沒有考量接受訊息者的特性。然而設定分群和客製化之間仍有重要的區別（Kreuter & Skinner, 2000），可以列如表 11-1。

表 11-1　設定分群和客製化的區別

| | 設定分群 | 客製化 |
|---|---|---|
| 1. 評估的單位 | 次團體 | 個人 |
| 2. 蒐集的資料形式（通常狀況） | 人口學變項 | 社會心理學變項 |
| 3. 蒐集到資料的使用 | 使用個人層次資料以顯示次群體特性 | 使用個人層次資料對特定個人做介入 |
| 4. 終極介入內容 | 對次群體的個人提供相同資訊 | 對每個人都提供不同資訊 |

　　並沒有證據顯示，設定族群和客製化兩種方式有優劣之分，這兩者宛如一個連續體（continuum），一端是單變項分眾策略，例如訊息內容係針對男性（相對於女性），或針對年輕人（相對於長者），或講國語者（相對於講閩南話、客語與英語）的族群。在連續體的另一端則是極端分眾的客製化，或是針對一位特定人士做分眾，介於其間的，則有許多可能性，可以結合不同種類的變項產生各種組合，而有不同形式和不同大小規格的分眾方式。此領域的著名學者（Kreuter、Strecher、Glassman, 1999）曾經就此觀念以圖 11-3 表達，其中個別化的一般通用訊息（personalized generic message）之應用，如當時的美國衛生機構會在宣導郵件 DM 中，印上每位收件人的姓名。有項針對乳房攝影的宣導，宣導品內文中有針對收件人背景繪製的圖像，又加上先前調查的接受宣導行為之準備度、障礙因素、信念因素、危機感因素等內文，共有 40,000 封內容各異的信函，則構成客製化媒材（Skinner, 1992）。我國一項針對銀行業員工的身體活動介入計畫（Huang、Hung、Shyu、Chou、Chang、Wai, 2023）係針對銀行業從事增加身體活動的計畫，就性別（男、女）、有否規律運動（是、

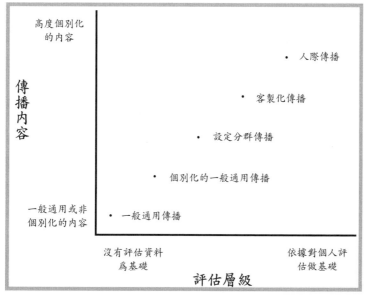

圖 11-3　五類健康傳播方法的分類（依評估程度和內容特性區分）

否）、BMI（過重、不過重、未知），以及婚姻狀況（已婚或未婚）組合，依據計畫行動理論分別給予24類不同簡訊；結果發現有接受簡訊提醒者，比未接受簡訊的對照組成員有較高的身體活動量。這種介入方式就屬於前述連續體兩個內容各異端點中間的類型，內容詳見附錄。

## 參、使用設定分群或客製化的取捨

選擇使用設定分群或客製化的策略要看許多因素來做決定，包含：(1) 計畫的資源；(2) 目標對象群人數多寡；(3) 行為的複雜程度。若是較小的一次性的行動，如接受新冠疫苗預防接種，或是較複雜的習慣，如生活型態改變；以及 (4) 是否有做個別評估的機轉存在。由於客製化訊息通常成本較高，因此，健康傳播設定的目標要在以下兩者間求取平衡：(1) 訊息的特異性（specificity）和 (2) 回應訊息的目標對象群人數比率，由目標對象群的需求以及其目前的情況，可以預測訊息的特異性要多高。當主題是較複雜的行為，例如吸菸、飲食和身體活動，其決定因素可能變化較大，此時設計訊息和活動時，最有效的方法是客製化，如此能使訊息和個人素乘的訊息處理方式相契合。若是行為的決定因素變異性不大，則設定分群可能是較適合的。例如某社區的婦女做乳癌定期檢查最主要的障礙，是不知道她們應該定期篩檢，那麼在資源分配上，設定分群對象的訊息就已經足夠。而且，以社會文化變項（social cultural variable）來做設定時，其效果可能和客製化一樣好，但是經費節省頗多，最後，如果行為包含好幾個部分，但不過分複雜時，同時並用分群設定和客製化策略是很理想的。

表 11-2　決定使用分群設定或客製化要考慮的因素

| 分群設定 | 客製化 |
| --- | --- |
| 行為較簡單 | 行為較複雜 |
| 沒有資源可以從事高成本的宣導活動 | 有資源可以從事高成本的宣導活動 |
| 行為的決定因素變化不大，或不知道決定因素 | 行為的決定因素變化很大 |
| 無法做個別評估的機轉 | 可以對目標對象群做個別評估 |

# 結論

本章提出了一些最佳方式，來從事有意義的健康傳播。藉由採用和修正適用的商業行銷和廣告技術，如分眾、框架、客製化等針對目標族群傳達訊息，以及使用 McGuire 階層模式作為指南，我們可以開發更有效的健康溝通，包括諮詢客戶或患者、開發素材或媒體宣導活動，去打動目標對象群，以增進健康行為。

# 附錄11-1　以社會人口學和行為現況作分群設定，以手機簡訊促進金融業人員身體活動與健康飲食

　　本介入活動的目的在探討運用新興媒體手機傳送簡訊，並結合電腦網站促進金融業員工從事健康攝食及身體活動的有效性以及其影響的機轉，本計畫共計兩年時間進行，第一年為調查研究及設計介入媒體，第二年做實驗介入效果探討。

　　第一年調查研究部分，在雙北市十二個行政區徵求銀行的分行行員為研究對象，以自填式問卷蒐集身體活動、飲食行為與環境等相關資料。共回收 533 份，有效問卷比率達 83%。第二年以計畫行為理論應用手機傳送設定分群簡訊與結合電腦網站作為介入媒體，共募集了 16 家分行 223 名銀行員工參與此項研究，並將 16 家分行隨機分派至實驗組與對照組。實驗組一接受量身訂做手機簡訊提醒、網站健康訊息與網路社群支持介入訊息，實驗組二接受網站健康訊息與網路社群支持介入訊息，對照組則閱讀臺北市政府衛生局出版的《卡路里聯絡簿》，電腦網站的資訊諸多參考該小冊子。三次測量皆完整的問卷為 194 份，有效問卷比為 87.0%。

　　手機簡訊與電腦網站介入效果方面，同時接受網路資訊和手機簡訊者（實驗組一），比僅接受網路資訊者（實驗組二）身體活動量增加較多（$p<.05$），飲食行為則沒有影響。在中介變項如計畫行為理論的變項方面，包括運動主觀規範、運動和飲食知覺行為控制、飲食主觀規範、主管對金融業員工從事身體活動和健康飲食的在意程度，實驗組一均顯著高於實驗組二。

　　介入研究的電腦網站入口如圖 11-4。

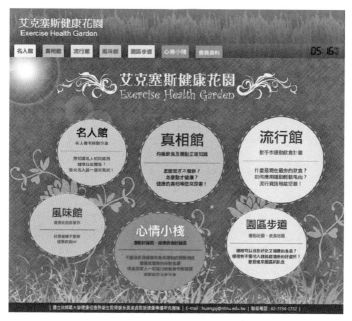

圖 11-4　金融從業人員健康生活入口網站

　　研究使用的簡訊依據性別、婚姻狀況、是否過重等狀況組合，分別給予 24 類不同的訊息，以下是一些實例。

表 11-3　金融業人員介入活動簡訊舉例

| 分群<br>設定組合　＼　日期 | 12/29（四）飲食 | 12/31（六）運動 |
|---|---|---|
| 男、運動、過重、未婚 | 「早餐吃得好、午餐吃得飽、晚上吃得少、消夜要戒掉」，飲食儘量低卡少油，才是健康減重之道。 | 運動有很多好處，消耗多餘脂肪和熱量，提高新陳代謝，助於控制體重。保持運動習慣，獲得標準好體態，朋友相約運動樂趣多。 |
| 男、運動、不過重、未婚 | 工作外食多，吃便當也能吃得健康，少油、少鹽、少糖；水煮、清蒸、清燉、涼拌、串烤為原則，上班族的您，聰明選擇健康餐。 | 股神巴菲特說：「身體健康是投資最基本的要求。」建議您規律運動，每日運動 30 分鐘，健康得滿分，朋友相約運動樂趣多。 |

續表 11-3

| 日期<br>分群<br>設定組合 | 12/29（四）飲食 | 12/31（六）運動 |
|---|---|---|
| 男、不運動、過重、已婚 | 您今天吃蔬菜水果了沒？高纖低脂的食物，讓您吃出健康活出快樂的人生。外食族的您注意囉！點餐時多選用一道蔬菜，膳食纖維讓您感到飽足，宜多吃喔！ | 最專業的理財規劃師，應具備健康的身體，每週運動 3-5 天，每次 20-30 分鐘的運動，可以增加基礎代謝率，加速脂肪代謝，有助於控制體重。和家人一起來運動吧！ |
| 男、不運動、不過重、已婚 | 老外老外三餐老是在外，用您的智慧選擇對您有益的食物吧！低熱量、多高纖，蔬菜及水果就是常保您健康的身體的好食物。 | 最專業的理財規劃師，應具備健康的身體做模範，一天當中多次的運動，每次大約 10-15 分鐘，亦可達到維持標準體重喔！和家人一起來運動吧！ |
| 女、運動、過重、未婚 | 成功減重，七字必殺技——少吃、多動、有恆心，細嚼慢嚥幫助消化，慢食易飽而滿足。蔬菜水果不可少，健康減重使命必達！ | 享受假期時，別忘了做運動喔！規律的運動是否讓您氣色更佳、精神更好、體重更輕、體脂肪更少呢？朋友相約運動樂趣多！ |
| 女、運動、不過重、未婚 | 快過年了，5 粒腰果等於吃了一茶匙（5 公克）的油，45 大卡熱量喔！建議您餐餐八分飽，蔬果不可少，新陳代謝天天好。 | 有運動的您真是氣色紅潤，格外的閃閃動人啊！每天保持運動習慣，體態輕盈無負擔，可以邀約朋友一起來運動。 |
| 女、不運動、過重、已婚 | 肥胖是因為過多能量累積而成的，食物吃過量，不良生活習慣所造成的，即刻改變您的飲食習慣，蔬菜水果多選用，抗重。 | 我宣誓！！為了健康、為了家人，開始規律運動！不妨來做個有意義的活動，作家事時，動作加大，也是一種減重的運動喔！快帶著全家大小一起來運動！ |
| 女、不運動、不過重、已婚 | 您是老外嗎？三餐老是在外的您，要更聰明的選擇食物，油炸、重口味食物要盡量避免喔！吃便當也要吃得健康，上班族，從健康盒餐做起，多選用蔬菜水果，讓您更健康。 | 工作 1 小時了嗎？記得起身走走 5 分鐘喔！規律的體能活動能提升個人體能狀態，提升生活品質、延年益壽。快帶著全家大小一起來運動！ |

# 參考書目

Gallagher, K. M., & Updegraff, J. A. (2012). Health message framing effects on attitudes, intentions, and behavior: A meta-analytic review. *Annals of Behavioral Medicine, 43*(1), 101-116.

Huang, S., Hung, W., Chang, M. & Chang, J. (2009). The effect of an Internet-based, stage-matched message intervention on young Taiwanese women's physical activity. *Journal of Health Communication, 14*, 210-227.

Huang, S., Hung, W., Shyu, M., Chou, T., Chang, K., & Wai, J. P. (2023). Field test of an m-Health worksite health promotion program to increase physical activity in Taiwanese employees: A cluster-randomized controlled trial. *Workplace Health & Safety, 71*(1), 14-19. https://doi.org/10.1177/21650799221082304

Kreuter, M. W., Farrell, D., Olevitch, L. & Brennan, L. (2013). *Tailoring Health Messages-Customizing Communication with Computer Technology*. Routledge.

Kreuter, M. W., & Skinner, C. S. (2000). Tailoring: What's in a name? *Health Education Research, 15*(1), 1-4.

Kreuter, M. W., Strecher, V. J., & Glassman, B. (1999). One size does not fit all: The case for tailoring print materials. *Annals of Behavioral Medicine, 21*(4), 276-283.

McGuire, W. J. (1984). Public communication as a strategy for inducing health-promoting behavioral change. *Preventive Medicine, 13*, 299-319.

Skinner, C. S., Strecher, V. J. & Hospers H. (1994). Physicians' recommendations for mammography: Do tailored messages make a difference? *American Journal of Public Health, 84*, 43-49

US Centers for Disease Control and Prevention (2009). *Simply put: A Guide for Creating Easy-to-Understand Materials*, 3rd edition. Centers for Disease Control and Prevention. https://stacks.cdc.gov/view/cdc/11938

Witte, K., & Allen, M. (2000). A meta-analysis of fear appeals: Implications for effective public health campaigns. *Health Education & Behavior, 27*(5), 591-615.

# 第十二章　預試素材

在發展素材的過程中，有許多專家學者提供意見是很可貴的，但唯有針對目標對象群做預試，才能知道他們可能的反應，有做預試永遠比沒做要好。另方面，產製的素材要適當分發，讓有需要的人可以迅速拿到並使用，這些都是值得注意的流程。

## 第一節　預試訊息和素材的類型

當對象群是健康傳播規劃者不了解的群體時，例如屬不同文化背景，或者教育程度不同者，如識字程度差者，則預試更是要進行，對目標對象群做研究。訊息和素材草案可以同時預試，雖然結果可能和預試概念時有相同結果，但我們可以知道；是否已經成功的使用完型的概念，產製清晰、具體有效的訊息。理想的情況下，創意十足的內容應該是用它實際使用的形式來預試，例如將在電視上播出的商業廣告，預試時就應該設計成正在電視播出的樣子。需要預試的重要因素是具吸引力、易瞭解性、以及可信度。訊息是否能夠引起閱聽眾的興趣，讓他們有理由去聽或看嗎？接受這些資訊後，他們是否會做出健康傳播者期待的行為？要回答這些問題，有很多策略可使用，包括訊息／使用者測試（message/user testing）和可用性（usability testing）。總之，所有應用於健康傳播的素材都要經過預試，如果資源有限時，應該使用低成本的方式，如問簡短和容易分析的題目，包括選擇題、立克特式量表（Likert Scale）等。以及簡約的策略來降低經濟負擔，但是，沒有藉口不做預試。

# 壹、訊息與使用者預試

## 一、訊息預試

在訊息預試（message testing）時，參與者通常會接到一張訊息列表，以及每則訊息內容。在終極產品尚未定案時，創作訊息者必須為訊息尋找定位，可以製作分鏡表（story board）或情緒板（mood board），用圖畫呈現訊息。所謂分鏡表是電影、動畫、電視劇廣告、音樂錄影帶等各種影像媒體在實際拍攝或繪製之前，用故事圖格的方式來說明影像的構成，將連續畫面以一次運鏡為單位做分解，並且標註運鏡方式、時間、長度、對白、特效等。情緒板則是就要設計的產品以及相關主題方向，蒐集色彩、圖片、影像或其他材料，以形塑想要的感覺和風格。把想像「具體化」，讓設計者在真正設計時有個參考依據，不至於在無止境的尋找素材過程中迷失方向，結果做出來的成品又和原先預試的想法不同。其作法係用實體的紙板或預設的電子化模板（template），以分鏡表和情緒板呈現訊息，並得到閱聽眾對內容的反應，測試整個流程。素材經閱聽眾欣賞並提出意見後，設計者可以參考修改，並再做一次測試。其後，閱聽眾就在真正的載具上再欣賞成品，感受內容是如何呈現，以及其流暢度。

其他測試訊息的面向包含內容、調性、訊息了解的程度，以下分別舉例。

### （一）內容

可以比較用不同形式來「框架」訊息，或說「包裝」說法。我們可以用相似的訊息舉例，比較「增益」和「損失」的說法。前者如「當你戒菸時，你掌握了自己的健康」；後者的說法如「假如繼續吸菸，你失去對你健康的掌控」，可以兩相比較。設計者可以呈現不同版本，來看看閱聽眾的反應。

### （二）調性

創作幽默的訊息時，問問閱聽眾：「是真的好笑嗎？」

## （三）訊息的了解程度

當訊息很複雜，或是目標對象群不清楚主題時，更要對閱聽眾的了解程度做測試。

有些設計者會省略測試訊息的步驟，而把此步驟和使用者測試（user testing）一起做，但是如果有足夠的時間和資源時，仍不妨做好它，會有助於品質提升的。以下問題可以用於訊息測試：

1. 你覺得這個訊息在說什麼？
2. 有什麼字句是你希望能修改得讓別人更易了解？
3. 請用你自己的話解釋這個訊息。
4. 你有發現你不同意的字句嗎？你周圍環境的人會有什麼想法嗎？

# 二、使用者測試（user testing）

使用者測試讓閱聽者同時檢視訊息和素材，常應用放聲思考法（talk aloud）進行，即把想法大聲脫口而出，是一種評估與描述認知結構中程序知識的方法。施測者對受測者在團體中展示素材或工具，並提出問題，要求他們就想到的事情大聲說出來。另外，也可以經由自我填答問卷、訪員調查或是公開場合測試的方式蒐集量化資料，回答方式除傳統的紙本填寫、口頭回答外，也可以用手機或點擊器（clicker）填答。以上這些形式的測試，主要好處在於易於操作，而且花費不高。設計者可以很快修改素材，這種方法較大的缺點在於參與者可能會想要討好研究者，而說自己喜歡某個訊息。或者說會引發他們採取行動的意圖，而事實上這並不是他們的本意。

表 12-1 可用於預試電視宣導廣告片或廣播講稿片段，大家可能注意到，問題發問的方式有些重複，同時回答者也被要求提出「社區其他人會如何回應這些問題」的看法。這些是特意讓人誠實回答的設計，藉著詢問「社區其他人」可能如何說時，他們就有可能會提供負面的回饋，不用擔心觸怒研究者。切記沒有完美的素材，如果測試的結果是「沒有修改的必要」，那就意味著設計者的預試有些問題存在。

表 12-1　預試素材草稿內容的題目

1. 理解：目標族群是否按照您的意思可完全理解和解釋材料一些評估理解的問題包括：
   (1) 在您看來，這（電視廣告、廣播廣告、印刷品）的訊息是什麼？
   (2) 您會更改哪些詞以使其他人更容易理解？
   (3) 請用您自己的話向您的鄰居解釋這則訊息（讓受訪者這樣做）。
   (4) （指出一個特定的圖像）你能告訴我這是什麼？以及為什麼它會出現在這張照片中嗎？
2. 吸引力：每個人的喜好明顯多有不同，與文化因素和時代變遷有關。如果您正在測試粗剪的材料，則應努力使其盡可能接近成品。如果是廣播電臺，請讓聲音好的人進行錄音。如果它是影片的故事版或家庭影片版的劇本，還是儘量做到專業，防止低品質成效分散觀眾的注意力。對於印刷品，您可能可以使用現今簡單的繪圖軟體製作近乎完成的成品。評估吸引力的一些問題包括：
   (1) 你最喜歡這部作品的哪一點？
   (2) 你不喜歡什麼？
   (3) 你會如何改變這件作品？
   (4) 你認為這個社區的其他人會怎麼評價這件作品？
3. 接受度：這個因素與目標受眾的規範、態度和信仰更為相關。他們能相信這些訊息嗎？它是否符合社區的規範？根據訊息採取行動是否需要重大的意見改變？評估接受度的一些問題包括：
   (1) 你覺得這件作品有什麼令人反感的地方嗎？
   (2) 這個社區的其他人呢？他們會怎麼說？
   (3) 你認識這樣的人嗎，或者你見過這樣的情況嗎？
   (4) （指出作品的一個特定方面）這對你來說可信嗎？
   (5) 在廣泛分發它之前，您能想到我們應該向誰展示它，例如宗教領袖或重要的社區領袖嗎？
4. 參與：讀者應該能夠在素材中來看到自己，根據深思可能模式，如果目標讀者已經對這個問題感興趣，則可能不需要特意將圖像與他們的風格偏好相匹配。不過，如果你首先需要集中他們的注意力，即這些資訊是針對他們的，那麼，選擇希望看到的發言人及影像便非常重要。評價參與度的問題如下：
   (1) （如果使用非名人）這件作品代表誰？這些人跟你一樣嗎？
   (2) （如果用名人的話）這是誰？讓 [ 姓名 ] 和你談論 [ 話題 ]，你有什麼感覺？
   (3) 你覺得這件作品在對你說話嗎？為什麼是或者為什麼不是？
   (4) 如果這不是說給你聽的，你認為它是在對誰說話？
5. 引發行為：所有材料都需要行動呼籲。我們試圖確定目標讀者可能接受的行為、態度或變化，因此，現在是我們測試該作品是否促使他們採行的最後機會。即使只是為了提高對問題的認識，也想讓觀眾尋找更多的訊息，或者把學到的東西告訴別人。評估對行動的呼籲的問題包括：
   (1) 這個素材要求你做什麼？
   (2) 你對此有何感想？

續表 12-1

| |
|---|
| (3) 在能夠做這件事之前，您需要做其他事情嗎？<br>(4) 你會如何向朋友解釋這件事？<br>(5) 他們會如何回應這篇素材？ |

資料來源：修改自 Parvanta, C.F.et al. (2020). Health Communication: Strategies and Skills for a New Era. Jones & Bartlett Learning.

## 貳、可用性測試（Usability testing）

可用性測試（usability testing）或稱實用性測試，或易用性測試，是一項通過用戶使用來評估產品是否滿足使用者需求的技術。經常用以測試的產品，包括網路、手機應用程式 APP、電子遊戲或行動健康載具。但宣傳單張和海報也可以採用。這種測試方法可以了解原來設定的使用者能夠學習得多好，以及他們對流程的滿意程度。本項測驗方法可以合併使用其他高科技測量方式，如眼動追蹤（eye tracking）、用觀察法來觀察某人的動作、問問題並做筆記。可用性測試可以不在現場實施，意即受試者可以在線上使用敲擊鍵盤或滑鼠點選的方式表達意見。一般而言，可用性測試是測量使用者對產品的經驗，美國政府曾經推動一項 usability.gov 計畫，協助業者發展網站以及網站內容設計，希望讓使用者有較佳的體驗。該計畫指出，可用性測試應評量以下項目（usability.gov, 2018）：

1. 容易學習的程度：連介面都沒見過的初次使用者，多快可以完成基本工作？

2. 使用的效能：一旦有經驗的使用者學會這個系統，他們多快可以完成工作？

3. 可記憶的程度：假設使用者曾經使用本系統，他們是否能記得清楚，下次可以有效使用？或是他們必須每件事都從頭學習起？

4. 錯誤的頻率和嚴重度：常使用此系統時，多常出差錯？這個錯誤有多嚴重？使用者如何從這些錯誤中恢復，不再犯錯？

5. 主觀滿意度：使用者對這個系統有多滿意？

# 第二節　預試概念和素材的步驟

計畫和執行概念測試、素材預試時，要完成以下步驟：

1. 決定測試目標。
2. 選擇方法。
3. 安排地點、設施及活動主持人。
4. 確認篩選與招募參與者。
5. 撰寫預試工具（討論大綱、問卷等）。
6. 實施測試。
7. 分析結果。
8. 善用測試結果。

## 壹、決定測試目標

測試的目標要明確，足以提供訊息，讓人可以看得出來，傳播者希望從誰身上得到什麼訊息。預試有助於澄清如下問題：是否有其他方式呈現訊息、有疑問的內容或描繪方式，以及審查者對內容、形式和呈現方法有不同意見存在。

同時要寫下希望納入測試的目標對象群、次要目標對象群以及希望排除的次群體。可以考慮的方向如下：你希望去邀請已經嘗試某種健康行為而且成功的人嗎？失敗者呢？曾經想過要嘗試的人呢？可以考慮除去對此主題或方法太有經驗的人，例如健康專業人士、行銷研究人員、廣告公司或公關公司職員。在某些狀況下，除去過往經驗讓其在這個主題知識太豐富的消費者，例如長期患有某些慢性疾病的病人，對於某些狀況知道太多，導致無法客觀評估為初診斷患者撰寫的素材。

不要期待從參與訪談者身上獲得創意發想，他們是有經驗的消費者，重要的是，學習他們的經驗心得；他們並非傳播或創意專業人士，所以他們對主題訊息或變更素材內容的想法有可能會離題。

# 貳、選擇方法

許多方法可以用於探索訊息的概念以及測試訊息和素材，端看研究要回答的問題是什麼？素材的本質是什麼？預定的目標對象群是誰？以及有多少時間和多少資源做預試？以下是可用的方法清單：

1. 合於目標對象群的概念預試
   —焦點團體（面對面或電話）
2. 對目標對象群預試
   —有填問卷調查（有郵寄、電話填答、專人分發等方式）
   —專人訪問問卷調查方式（藉由電話、攔阻訪問或其他面對面場景）
   —公共空間測試（大量群眾經由問卷或電訪方式對訊息做回應）
   —觀察研究（例如在商店觀察顧客，或在診間觀察候診病患的行為）
3. 其他評估方式，包括
   —可讀性測試
   —健康識能友善素材評估
   —專家／守門人審查

有時合併使用幾種方法可以克服個別方式的限制，例如可讀性測試和健康識能友善素材評估應該是評估草稿的第一步，接著可做自填問卷或專人訪問的問卷調查。此外，也可以有些變化，例如較長的紀錄片可以兩者都做，較短的影片、錄音檔或印刷品可以做攔阻訪問，以接觸較多目標對象群。李克特氏量表（Likert scale）是經常應用於量化的調查研究的工具。

# 參、安排地點、設施及活動主持人

有些研究方法需要確保工作地點內有適當的設施，以下是些注意事項。有些商業地點會提供會議室，如大飯店旅館，也可以在其他公共場所利用其設施進行，例如火車站、大學校園、醫學中心、商店，如果加上其

他地點便利等有利因素，可以吸引到很多人。人潮眾多的地方如百貨公司和量販店，也可以進行攔阻訪問。要注意的是，通常要事先得到允許，才好在這些地點進行活動。

焦點團體訪談設施包含可以招募參與者的工具、錄音和錄影設備，以及設有單面鏡的觀察室，可以看到焦點團體和深度訪談的進行。同時電話焦點團體（telephone focus group）需要有電話會議服務設施，大多數這種設施可以讓觀察者聽到對話，卻不被聽到自身的聲音，有些提供遠距觀看程式，讓主持人可以看到參與者的座位列表，正在發言者則有個標示。觀察者聽了入線訊息，也可以寫字條，由技術人員傳遞給主持人。

進行焦點團體與訪談或深度訪談時，需要訓練有素又有經驗的主持人或訪員。假設機構內沒有人有這種經驗，可以考慮僱用一位富有經驗的優秀人才，否則，也可以訓練內部員工做人才儲備。

## 肆、確認、篩選和招募參與者

應用事先規劃的預定目標對象群來擬定篩選項目單和撰寫題目，以下表 12-2 即是目標對象群的篩選項目單

表 12-2　焦點團體參與者篩選單舉例

| |
|---|
| 工作內容：發展傳播素材。<br>主題：身體活動與健康<br>第一組：「有規律身體活動」的民眾<br>第二組：「沒有規律身體活動」的民眾<br>篩選的特定項目摘要<br>　　同數目的男性和女性<br>　　年齡介於 40-60 歲間<br>　　高中以上學歷，也有一些有大專學歷<br>　　50% 有 10 歲以下年紀的小孩<br>　　50% 有小孩在 10 歲以上或者沒有小孩<br>身體活動相關經驗<br>　　第一組：只收「有規律身體活動」者<br>　　第二組：只收「沒有規律身體活動」者<br>有興趣但對「身體活動與健康」議題的認識不多 |

續表 12-2

| |
|---|
| 並非意見領袖或倡導活動者 |
| 從未在健康／醫療或運動領域工作 |
| 過去一年未參加過焦點團體 |
| （每組招募 6-8 位會真正參加者） |

# 伍、寫下測試工具（討論大綱、問卷）

　　最好組成研究團隊發展，討論大綱或問卷，事前評估目標對象群有多喜歡這套素材，因為這是會影響成功與否很重要的因素，其他重要的問題是要找出訊息和素材初稿的優點和缺點。附錄 12-1 是美國公共衛生機關（US Department of Health and Human Services, 2006）建議使用的素材預試問題範例，附錄 12-2 是本國研究使用網站的使用者測試實例（Huang et al., 2009），均可參考。

# 陸、實施測試

　　如有可能，可以讓其他團隊成員至少觀察幾個焦點團體或面訪的場次。在概念發想的階段，創意專家的觀察特別重要，因為他們常能抓住對發想概念很重要的論點或趨勢。團隊成員聽了創意專家的回應，更可以清楚目標對象群的反應，且能生動地描繪出來概況，這也能讓大家更清楚的看到簡單話語的重要性，和創意的魅力。

　　要注意的是，事前要決定好每場測試要花多少時間，而且切勿在實際操作時超過時間，要讓參與者留下好的印象。此外，要讓參與者得到明確的指示；如何回答問題，來協助設計者得到回饋和方便分析結果。周圍的環境應保持不受干擾的狀態，而且參與者所需要的設備要充分供應，問題要得到回應和解決。

# 柒、分析結果

測試完成後，必須撰寫報告，敘述過程和發現。

報告應包括以下項目：

背景：參加測試的人員是誰？原因為何？測試如何進行？研究者希望
　　　得知哪些結果？

重點：簡述測試發現的重點，以及對研究結果的回答。

發現：呈現完整報告，盡可能描述參與者的反應，直接引用參與者的
　　　話語，也可以引用文獻支持觀點。

結論：描述資料浮現出的樣態（pattern），或明顯差異之處。如果沒
　　　有找出明顯樣態，可能需要做更多研究。

建議：基於發現和結論，可以提出對素材的修改意見。

附錄：把測試工具附上，例如訪談大綱、參與者篩選單和問卷。

有時候參與者針對某些議題，如癌症或嚴重的急性傳染病，會有些情
緒反應，有時甚至超過他們的本意；此時，研究者準備報告時必須小心詮
釋這些反應。

# 捌、善用測試結果

預試的結果可以用來解決問題、做計畫、發展素材或修改訊息或素
材，但切勿誤用此種研究結果，最常見的錯誤是過度推論。預試的方法常
用質性研究，其結果不能用來推估大規模的結果。舉例而言，100 位參與
焦點團體或攔阻調查的人士中，有 50 位不了解或不喜歡某支癌症預防的
影片內容，這並不意味 50% 的全部目標對象群不懂或討厭這支影片。這
個研究結果是指出該素材需要再修改，以增進其可被了解和接受的程度。
我們要切記預試是用來指引方向，而非如量化研究著重預測性。

其他應該注意事項包括：

1. 報告中的建議事項如涉及創意和解決方案或修改時，最好有創意
專業人士參與。如果研究者逕自提出這種建議，可能會遭其婉拒接受。

2. 如果素材或產品因為第一次預試的結論而做了大幅度修改，就要考慮再做一次預試，因為修改後有可能找出問題點，但若沒有再對目標對象群做一次測試，並不能保證新的解決方案能有效解決問題。為避免延宕計畫之完工時程，很重要的就是要在一開始規劃時，就要允許有足夠的時間餘裕來做素材修正。

# 第三節　評估素材的工具

有幾項較常被使用於健康傳播素材評估的工具，介紹如下。

## 壹、可讀性測試（Readability）

拜文字輸入軟體納入此種測量方式之賜，這種較老式的工具仍為人所用。可讀性測試通常用於評估素材的閱讀程度（reading level），而閱讀程度指的是，讀者需要受多少年的教育，才能理解這項書面文字資料。有些專家建議，傳播素材的閱讀程度應該比預定的目標對象群平均學歷程度低 2 至 5 年級，因為經過一段時間，個人的閱讀能力可能下滑。由於可讀性測試公式的發展始於美國，所以通常是測試英文文章內所使用的語彙（vocabulary）困難程度以及句子平均長度，這可以用手寫計算，也有電腦程式可以使用，較常使用的公式如 Fry、Flesch-Kincaid Grade Level Readability Test 和 SMOG 等。但要注意的是，這些公式並未測量讀者的了解程度，這些工具主要是提供迅速且容易操作的方式，可以評估文字選擇、句子長度以及其他會讓文本較難理解的因素，這些通常是評估素材的第一步，可以在走入下一步做平面配置、視覺意象、數字呈現等步驟前簡化語言，以下介紹兩個公式。

### 一、Flesch-Kincaid Grade Level Readability Test

Flesch-Kincaid Grade Level Readability 公式是利用每個句子的字數，以及每個字的音節數來決定文本的閱讀程度，其計算方式是（0.39 平均每

個句子長度）＋（11.8× 平均每個字的音節數）-15.59。若計算出來的數值是 8.3，即是 8 年級的閱讀程度，這個公式有納入微軟 Microsoft 的 Word 軟體，但 Word 版本不能偵測任何高於 12 年的受教育年數。

## 二、SMOG（Simple Measure of Gobbledygook）

SMOG 提供的評估值是，需要受幾年教育才能了解某項素材。其步驟是：

1. 在文本的開頭、中間以及結尾之處，各選取 10 個相連的句子。

2. 從這 30 個句子當中，圈出有 3 個及以上音節的字，重複使用的字也計算在其中，然後加總這些數字。

3. 取多音節數字總和的平方根，做法是找出最近的平方值，然後計算出其平方根。

可讀性測試的公式，可以在網路上找到（https://readabilityformulas. com/flesch-grade-level-readability-formula.php）。

以上兩個測量方式均用「接受教育的年數」代表可讀性，但現在專業人士已經較少採用這些方法，因為美國目前行政部門將識字程度分為「基本」、「低於基本」等類別，而可讀性測試卻不符合這種理念，但它們也非完全不能使用，其使用原則如下：

1. 應該與其他評估素材有效性的方式法並用。

2. 僅在目標對象群和受測者的背景相似時，使用此種公式。

3. 寫文本時，不需要在腦中放著可讀性測試工具，才據以下筆。

我國學界也發展中文可讀性測試公式，並有分析系統（Chinese Readability Index Explorer, CRIE3.0），讀者可以到其網站（http://www.chinesereadability.net/CRIE/?LANG=CHTt）進行了解。

# 貳、美國清晰傳播指標

美國歐巴馬總統任內強調建立「透明、公共參與以及合作系統」的重要性，並於 2010 年 10 月 13 日頒布《平易書寫語言法》（Plain Writing

Act），要求所有聯邦機構要書寫「清晰的政府傳播文字」，讓民眾看得懂，並能使用，此法令旨在增加公民接近政府資訊和服務的可近性。其後並訂定聯邦平易語言指引（*Federal Plain Language Guidelines*），以爲機構參考。美國疾病管制和預防中心依據該法，也爲了達成國家和該中心「增進健康素養行動計畫」所設定的目標，發展出清晰傳播指標（*CDC Clear Communication Index*），作爲該中心工作人員和協力廠商在書寫、編輯、設計及評審爲民眾製作的傳播素材參考。該指標的內容包括七個領域，各有重點，合計 20 個項目，係參考聯邦平易語言指引撰寫，並附上許多實例說明，詳列於附錄 12-3。

使用指引指陳，過去許多有名的傳播檢核表均無參考文獻支持，又有冗長不易使用的缺點，其中更特別指出，可讀性測試的公式不適合用於評估傳播效果，而只是機械性的「計算」音節和句子；它們沒有考慮目標對象群、目的，或主要會影響清楚和理解的傳播特性。只強調使用簡短的句子和詞彙會影響認知處理層面，且不足以保證傳播是清晰有效的。該機構敘明，其所製作的指標有兩個特色：(1) 著重以研究爲基礎的項目，能夠強化清晰程度，並有助於了解；(2) 提供數值，使用者能夠客觀評估素材品質。

在使用說明中，作者特別強調，不管如何使用指引，必須記住使用清晰傳播指標只是發展有效傳播產品過程的步驟之一，這不能取代形式研究，或對目標對象群做預試的步驟。此指標並有許多實際設計案例，此外也有指標的計分表，提供使用者修改素材之用（https://www.cdc.gov/ccin-dex/index.html）。

## 參、我國健康識能友善素材評估指標

國民健康署參考國外的素材評估指標，經過專家參與及實證資料查訪，建置一套健康識能素材的評估指標，並有使用手冊（https://health99.hpa.gov.tw/material/3302）。本於幫助製作者能夠明確清楚的與目標對象溝通，該指引建議在以下情況使用：(1) 在新素材的規劃、設計與開發階

段；(2) 在素材公開發布之前的評估階段；(3) 廠商與業務組之間的溝通與協調準則；(4) 快速評估現有素材之清晰度和適用性，本指引涵蓋 6 個層面，21 個評分項目和評分方式。針對 21 個項目均有注意事項，並附實例，內容豐富，也提出提升素材品質的六大重點：(1) 訊息簡單明確有依據；(2) 用詞口語且親切；(3) 內容有組織，並符合邏輯；(4) 數字簡單易懂少計算；(5) 圖像清晰明瞭不花俏；(6) 版面易讀且視聽效果清晰，值得參考。

# 肆、高科技預試方法

近年來，商業行銷人員和某些健康傳播研究者也開始使用高科技的方法蒐集資料和合作結果，這種方法可以避免受試者或研究對象嘗試去討好調查人員，而說出合乎對方需求的答案。實際應用上，受試者同意在其身上綁了一些設備，以測量他們直接的生理反應，詳見以下說明。

## 一、膚電反應（Galvanic Skin Response）

在電視犯罪影集中經常出現的測謊儀器或最近流行的生物回饋工具，都是用膚電反應測量經過皮膚表面的電流。人體皮膚是很好的導電體，而汗水導電的作用比乾燥皮膚快得多，當人在情緒波動時，汗液分泌量輕微增加，可能就會產生導電度增加的現象。膚電反應容易測量且無痛，使用的工具不太複雜，連結至電腦就可進行。除犯罪偵查外，膚電反應也漸用於了解受試者對媒體訊息、影像的注意程度和情緒反應，但要注意的是，雖然情緒反應可以用膚電反應偵測得知，但若沒有詢問受試者，無法得知其真正的情緒實質內容。

## 二、瞳孔擴張以及眼動追蹤（Duril Dialation and Eye-Tracking Technology）

眼動追蹤是透過測量眼睛的注視點的位置，或者眼球相對於頭部的運動，而實現對眼球運動的追蹤。在實務應用上，透過測量受試者注視影像

或文本（移動或靜止的）位置和時間長短，可以了解其興趣所在和程度。同時人類對危險狀況會有自己神經系統的自然生理反應，當人們有危機感以及心情激動時，瞳孔就會放大，眨眼速度會加快。瞳孔擴大可以用圖片或攝影處理方式測量。眼動追蹤器材可以是固定方式，藏在電腦螢幕或縮小成能夠鎖定眼睛的特殊迷你攝影機，藏在眼鏡後，做自由移動研究。這些方式能夠記錄和保存即時影片至筆電內，操作非常方便。

## 三、電腦流描技術和功能性核磁共振（EEGs and fMRI）

在神經行銷學（neuro marketing）中最常應用的科技就是高密度電腦流描技術（electroencephalography, EEG）。成群的腦神經細胞被激化時會產生電場，藉由置放電極在個人頭殼上的無痛處，會產生 EEG 訊號，讓研究人員可以記錄並放大分析，不同的腦波測量不同的大腦過程。值得一提的是，EEG 原來是由精神科醫師發展出來，用於分析行為，但卻未被醫界廣泛使用於此目的。醫界今日應用較多的領域是診斷癲癇、睡眠和認知失調。近年來，電腦化 EEG 分析和繪圖逐漸被用於研究和實務工作中，包括神經行銷以及研究認知過程的本質、時間和定位。

功能性核磁共振（functional magnetic resonance imaging, FMRI）使用相對大體積及昂貴的儀器，來讓腦功能有關的區塊形象化，產生的影像是高解析度、三度空間的腦活動，包括對不同產品、刺激或情境的反應。

## 結論

俗話說「失敗早、損失小」，有些我們認為很棒的想法，可能對目標族群不管用，讓守門人抓狂，或觸怒目前受苦受難的群體。對目標對象群做預試、蒐集資料是很重要的策略，可以克服守門人和目標群對某項訊息或媒體概念的排斥。最後要記得，素材可以做成各種形式，配合對象群和適當的途徑傳達訊息，例如在紙本的素材上可以加上 QR Code、在網站上使用標示（badge）連結到完整的網頁，然後放上熱線電話，或者在目標社區放置海報或看板。理想中每個介入策略對其概念、訊息和素材皆應該測試，一個較弱的環節可能毀掉整個健康傳播計畫，豈可不慎？

# 附錄12-1　以小組訪談進行的素材預試問卷範例

## 第一部分：電視節目

　　謝謝您觀賞本節目，今天您會看到這個節目，是因為我們希望知道您的反應，看看您喜歡哪些部分，以及不喜歡哪些部分。

1. 這個節目是否有你特別喜歡的部分？
2. 這個節目是否有你特別不喜歡的部分？
3. 請寫出你對此節目整體的反應。
   a. 很棒的節目
   b. 相當不錯的節目
   c. 只是還好的節目，像其他幾百萬個節目一般。
   d. 又是一個壞節目
4. 你會推薦這個節目給你的朋友嗎？為何會推薦？或為何不推薦？

## 第二部分：廣告片

　　就你所記得看到的廣告，請寫下訊息說些什麼，以及訊息所呈現的。寫下每個訊息主要想傳達的想法。
   a. 訊息說些什麼？
   b. 訊息呈現什麼？
   c. 每個訊息希望傳達的主要想法是什麼？

## 第三部分：將廣告片再放映一次後，再度發問。

1. 今晚你看到一個廣告片。現在你已經看到這個廣告片兩次。請告訴我們你認為這個廣告片主要的訊息是什麼？
2. 就你的意見，是否有任何的事情是這個廣告片值得記住的？
   a. 是
   b. 否
2a.假設是的，那麼什麼是值得記住的？
3. 就你的意見，這廣告片是說給誰聽的？
   a. 像我一樣的人

b. 別人，不是我

3a. 如果是別人，爲什麼？

4. 就你的意見，這個廣告片有什麼是令人困惑或難以理解的？

    a. 是

    b. 否

4a. 如果是，那什麼是令你覺得困惑和難以理解的部分？

5. 我們希望你能描述這個廣告片。請從以下每對文字圈選哪項你覺得最能描述這個訊息。

    a. 可信的　　　　　　b. 不可信的

    a. 做得好　　　　　　b. 作得不好

    a. 有說服力　　　　　b. 沒有說服力

    a. 有明白表達觀點　　b. 沒有明白表達觀點

    a. 有趣　　　　　　　b. 不有趣

    a. 愉快的　　　　　　b. 不愉快的

    a. 翔實的　　　　　　b. 不翔實的

## 第四部分：訊息呈現

    以下是針對每則訊息性質所擬的問題實例。您可以針對個別需求自由修改這些問題，或發展自己的問卷。重要的是，要確定您的問卷涵蓋廣告片的所有面向。

（一）使用音樂

1. 請就以下各對語句，圈選一個最能形容你對這個廣告片的感覺。

    a. 很適合這個訊息　　　b. 不適合這個訊息

    a. 能有效傳達訊息　　　b. 不能有效傳達訊息

    a. 能了解音樂中的歌詞　b. 不能了解音樂中的歌詞

2. 整體而言，你覺得描述這個廣告片？

    a. 音樂適合這個訊息　　b. 音樂不適合這個訊息

    c. 我不記得音樂

（二）用有名的代言人

1. 下列何者最能描述_____（代言人的姓名），這廣告片的代言人。

   a. 歌手

   b. 演員

   c. 喜劇演員

   d. 運動員

   e. 不知道

2. 請就以下一對字句，圈選最能形容你對這位代言人的感覺。

   a. 可信的　　　　　　　　b. 不可信的

   a. 很適合此訊息　　　　　b. 不適合此訊息

   a. 有清楚傳達訊息　　　　b. 沒有清楚傳達訊息

（三）廣告中設定為典型目標對象群的角色人物（此角色可以替換為「男人」、「女人」、「家庭」、「兒童」等。）

1. 以下哪個陳述最能形容在這個廣告片中的角色。

   a. 此影片中的角色讓我想起我認識的人

   b. 此影片中的角色並未讓我想起我認識的人。

2. 整體而言你會如何描述此廣告片中的角色？請從以下敘述中選擇。

   a. 真實的　　　　　　　　b. 不真實的

   a. 幫助我了解此訊息　　　b. 並未幫助我了解此訊息

3. 整體而言，你如何描述在這個廣告片中的角色？請從以下文字選擇一個回答。

   a. 有吸引力的　　　　　　b. 沒有吸引力的

   a. 傳達訊息　　　　　　　b. 未傳達訊息

   a. 可信的　　　　　　　　b. 不可信的

   a. 容易了解　　　　　　　b. 不容易了解

（四）用旁白的播音員

1. 請就以下詞彙，圈選最能形容你對於這位旁白播音員的感覺。

   a. 可信的　　　　　　　　b. 不可信的

   a. 很適合這個訊息　　　　b. 不適合這個訊息

a. 有傳達訊息　　　　　b. 沒有傳達訊息

a. 容易理解　　　　　　b. 很難理解

a. 內容口語化　　　　　b. 內容不夠口語化

a. 音質清晰　　　　　　b. 音質不夠清晰

（五）洽詢電話或地址上的呈現

1. 在螢幕上留下的電話（或地址）的時間夠長，讓我可以記得或寫下

　　a. 同意　　b. 不同意　　c. 無意見

（六）要求某項特別行動

這部廣告片有要求你做什麼嗎？

請就這部廣告片中有關_____（填入行為）的指示

在以下每對詞彙中，圈選最能形容你的感覺：

a. 清楚，而且易於了解

b. 令人困惑，很難了解

c. 在我看完廣告片後，我能夠去做_____（填入行為）

d. 在我看完廣告片後，我不能夠去做_____（填入行為）

（七）科技性或醫療訊息的呈現

這個訊息中呈現一些科技（或醫療）訊息，請從以下成對的詞彙圈選最能形容你的感覺：

a. 這個廣告片在呈現科技（或醫療）訊息方面做得很好

b. 這個廣告片在呈現科技（或醫療）訊息方面做得不好

c. 我了解這個廣告片中所有的名詞

d. 我要了解這個廣告片所用的名詞有所困難

（八）呈現新訊息

1. 在這個廣告內，假設有的話，有多少訊息對你而言是新的？

　　a. 全部

　　b. 大多數

　　c. 有些

　　d. 完全沒有

2. 整體而言，這廣告片中的訊息有多大用處？

　　a. 非常有用

　　b. 有些用處

　　c. 並非非常有用

　　d. 一點用也沒有

　　e. 不知道／不確定

（九）呈現爭議性和不愉快的訊息

1. 有些人提到，在看這部廣告片時，以及觀看後，有不同的感受，請圈選最合乎你想法的意見。

　　a. 這個廣告片讓我覺得不舒服，也很難讓我注意它。

　　b. 這個廣告讓我覺得有趣，所以我也會注意到它。

　　c. 我對這個廣告沒有特別的感覺。

2. 整體而言，您認為大多數人如果在電視臺看到這個廣告時，會有什麼感覺？

　　a. 任何時間都適合在電視播出

　　b. 適合播出，但僅在某些時段

　　c. 任何時間都不適合播出

## 第五部分：個人基本資料

　　以下是一些問題實例，可以讓你確認參與預試者的特性。有些問題也可用於從某個團體篩選參與者。

人口學訊息

1. 你的性別？

　　a. 男

　　b. 女

2. 你的年齡？

　　a. 18 歲以下

　　b. 18-24 歲

　　c. 25-34 歲

　　d. 35-44 歲

e. 45-49 歲

f. 50-54 歲

g. 55-60 歲

h. 超過 60 歲

3. 你的教育程度？

a. 國小畢業

b. 國中畢業

c. 高中畢業

d. 大學畢業

e. 研究所畢業

4. 您有小孩嗎？

a. 是（繼續回答 4a）

b. 否（跳至第 5 題回答）

4a. 請圈選您的小孩年紀，可同時圈選所有小孩

(1) 1-5 歲

(2) 6-10 歲

(3) 11-15 歲

(4) 16-20 歲

(5) 21 歲以上

5. 下列哪個說法最適合你？

a. 我目前有吸菸

b. 我以前吸菸，但現在戒掉了

c. 我從未吸菸

6. 下列哪個說法最適合你？

a. 我有規律運動

b. 我偶爾運動，但並不規律

c. 我都不運動

7. 你是否曾被人告知有以下疾病？請圈選。

a. 心臟病

b. 高血壓

c. 癌症

d. 糖尿病

e. 代謝症候群

f. 其他

---

資料來源：U.S. Department of Health & Human Series (2006). Making Health Communication Programs Work. DIANE Publishing Company.

# 附錄12-2　發展青少女的運動網站

　　規律的身體活動對青少年族群健康極度有益處，但據世界衛生組織（Guthold et al., 2020）針對 146 個國家 11-17 歲的青少年，蒐集各國現有資料及抽樣用行動裝置監控其身體活動紀錄，所得的數據顯示，2016 年活動量不足的 11-17 歲人口高達 81%，而臺灣有 79.1% 的男性青少年與 89.8% 的女性青少年活動量不足。男性比 2001 年降了 4%，而女性則是差不多。由於青少年時期是個人逐漸發展其健康行為的重要時期，他們的行為及信念將形成未來的生活習慣，故在此時期做適當教育介入，具有重大意義。

　　由於青少年普遍使用新興媒體獲得訊息及做人際溝通，故透過電腦網站建置作為介入管道，其有效性值得探討。本研究即應用跨理論模式（Transtheoretical Model），製作線上分群設定（targeting）教育介入，探討大學女性新生運動行為的改變。

## 電腦虛擬實境

　　本研究利用自行設計建置的「艾克塞斯閣樓」（Exercise Girl）網站作為介入工具。艾克塞斯閣樓設計為一電腦虛擬實境的女學生宿舍。學生以事前通知的帳號密碼登入後可以進入五個房間，包括柔軟度房、心肺適能房、肌力耐力房、廚房和個人房。網站內各房間的內容架構請見表12-3。此外，尚有「鳳求鳳求愛三部曲」系列遊戲三個，讓參與者在遊戲中學習體適能和規律運動理念，以及運動傷害處理知識。根據之前的需求評估，本網站以柔色搭配，並將內部裝飾依照大學女生喜好陳設。房間隔兩週開放兩間，以免同學厭煩。介入期間每 7 天內未曾登入者，則系統自動以電子郵件方式提醒參與學生。設定分群訊息設計將跨理論模式運動階段合併為三期，第一期為無意圖期，第二期為意圖期與準備期，第三期為行動期與維持期。

表 12-3　艾克塞斯閣樓運動網頁介入摘要

| 房間名稱 | 主要內容 | 設定分群訊息內容 [b] | 研究變項 |
|---|---|---|---|
| 門口 | 登入<br>公布欄<br>益智遊戲 | —— | 運動知識 |
| 大廳 | 名人代言<br>體適能定義<br>運動的好處<br>運動傷害 | 設定分群故事<br>第一期：意識覺醒、情感喚起、自我再評價、環境再評價<br>第二期：社會解放<br>第三期：增強管理、刺激控制及助人之人際關係 | 運動自我效能<br>運動知識<br>知覺利益<br>知覺障礙 |
| 柔軟度房<br>心肺適能房<br>肌力耐力房 | 各房間主題相關知識<br>運動教學及動畫輔助<br>運動適能自我檢測方法<br>相關網站連結 | 運動的強度隨期別有所不同 | 運動知識<br>運動技能 |
| 廚房 | 飲食與體重控制（包括身體質量指數計算）<br>簡易食譜<br>每日飲食計畫<br>食物熱量表 | —— | 運動知識 |
| 個人房 | 個人化互動之活動，包括<br>個人運動計畫<br>卡路里計算<br>線上日記 | 第一期：機智問答<br>第二期：運動契約<br>第三期：贏得運動點數可以裝修虛擬個人房（增強管理） | 運動知識<br>自我效能 |
| 網路聊天室 | 線上聊天 | —— | 社會支持 |

　　艾克塞斯閣樓網站原型設計經過數個階段：(1) 以使用者需求評估；(2) 專家團隊建議；(3) 使用者測試確定科技方面可行性。

## 活動一：使用者需求評估

　　需求評估包括兩部分，其一為針對臺灣北部三所國立大學女性新生所做的調查研究，以了解其運動情形以及影響因素。其二為六次焦點團體訪談，由於有分群設定介入的規劃，為讓參與者能夠暢所欲言，其中有兩場

依參與學生的運動行爲設定爲運動組與不運動組。

　　傳播工具乃先深度訪談與目標對象群年齡相仿之青少女 6 人，了解其對運動之想法及做法，能接受的教育介入及宣導方式，並以跨理論模式爲參考架構，設計開放式放談大綱，深度訪談結果均作爲焦點團體訪談大綱設計參考。實體焦點團體訪談大綱內容，則包括電腦網站訊息設計的呈現方式、主題內容和偶像代言活動等。

## 活動二：專家團隊建議

　　網頁設計由和對象群同樣年紀的大學女生擔綱，設計之前和進行中都和計畫團隊成員密集開會，由於和目標對象群的年齡性別相同背景，所以對要內容和呈現的樣貌也提供許多建議。

　　網站建置完成後，邀請運動心理學和體適能領域學者 4 人，針對各個網頁內容做正確性和適用性評估，作爲修改參考，以增加正式介入時的適用性。專家修訂的意見增加知識的正確性，以及提供不同的編修策略，讓訊息更加清楚。基於他們的意見，設計團隊調降遊戲的速度，並增加運動傷害處理的篇幅。

## 活動三：使用者測試

　　網站測試完成後，邀請 15 位大學女生試用，請他們就網站風格（包括配色、人物製作、畫風以及用宿舍呈現主頁的方式）提出看法。也陳述對 5 個房間和小遊戲承載資訊的有用程度和喜愛程度。網站資料的編排和使用過程的順暢度亦有討論。最後，並請他們就其使用經驗提出修改建議。研究團隊依據其建議，對網頁做了些修改，包括加大字體，讓動畫更活潑，減少單調感，並在食物熱量表增加更多食物種類，以便查閱。同時也對多項訊息內容更進一步解釋，和提供翔實數據，讓資訊更加完整。

## 檢討與結論

　　要建置一個能有效引發使用者興趣，能增進其知識、態度改變的網站，需要經過多重步驟才能達成，這包括較大規模的調查、焦點團體訪談

和專家意見的提供。調查可以了解目標對象群現況,透過焦點團體訪談可以了解他們的想法和喜好,在設計上投其所好,而專家意見則可以更確保內容的正確性。此外,也要確保團體 E 化設施的完善性,讓設計的內容可以真正被使用。

如果有更多時間,可以做得更細微些。包括:(1) 可以先用紙本呈現網頁內容,做類似分鏡表的步驟;(2) 給予專家紙本資料以提供意見,如此可以在進入實際網頁設計前,有更大的修改空間。

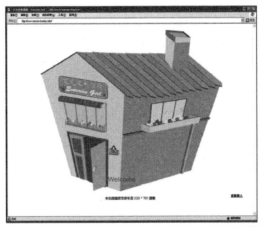

圖 1 艾克塞斯閣樓(女生宿舍)入口網點

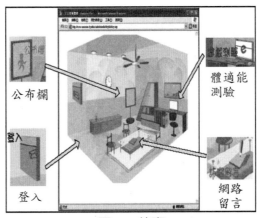

圖 2 前廳

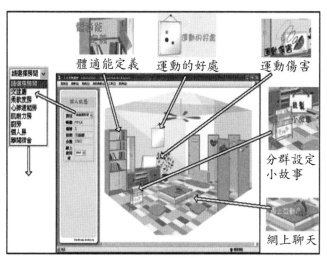

**圖3 客廳**

# 附錄12-3　美國清晰溝通指標七大領域20項目列表

## A 部分：中心項目（包含所有素材）

### 領域一：主要訊息和行動呼籲

1. 這個素材是否包含一個主要訊息陳述？主要訊息指的是對象群必須記得的事項，主要訊息和行動呼籲可以放一起或個別陳述。

2. 主要訊息是在素材的頂端、開始或前面？放在這些地方的訊息較易引人注意；閱聽者也較容易發現。主要訊息必須在第一頁或第一個區塊，區塊指的是標題之間的區域。對網路素材而言，第一個區域必須可以直接看到，不需要捲動頁面。

3. 主要訊息是否用視覺提示（visual cues）引人注意。視覺提示包括文字的字體大小、形狀和顏色等方式：素材的某些部分有所不同，讓人覺得很有意思。並深深注意。在網頁則可以加上「這個主要訊息是……」的字句，來吸引人瀏覽網頁。

4. 是否素材包含至少一項視覺圖像來傳達或支持主要訊息？

5. 是否素材包含針對主要對象群的行動呼籲？

### 領域二：語言

6. 是否主要訊息和行動呼籲使用主動語態？

7. 是否素材總是使用主要對象群使用的語言，也就是日常語言。

### 領域三：訊息設計

8. 素材是否使用項目符號列表或編號列表以利閱讀？超過 7 個項目以上就應該分成次表。

9. 素材是否組織成區塊並有標題？

　將文本區分為數個區塊，可以幫助對象群記憶以及分類訊息，分塊的訊息看來也較不擁擠、較不給人壓迫感。

　一個「區塊」就是個人能在短期記憶中抓住的文字或數字數量，而且

能夠和其他文字或數字分類。一個區塊應該只有一個想法,人們自己去和其他想法連結。

用標題去組織和標示區塊。在設定標題和區塊時,要考量訊息思考邏輯,標題必須能正確反映訊息思考邏輯,否則反而會分散閱聽眾的注意力。

標題在視覺上要有些標示方法,如字體的形式、大小及間隔,將其和文本主題區隔,在標題上方留白的空間要大於下面。

10. 主要對象群需要的最重要資訊,是否總結在第一段或第一個區域?

不要呈現過多訊息以致淹沒了閱聽眾,不需要在一個素材內呈現所有的訊息。相反的,可僅僅包含與主要訊息相關的最重要資訊。假設閱聽眾有興趣了解,設計者可以提供閱聽眾獲取更多相關資訊的方式。

可能算是重要的資訊,包括:

- ‧基本我該知道的
- ‧我希望學習更多的(評估)
- ‧我能夠做這個(克服障礙)
- ‧這將如何幫助我(動機)
- ‧我能採取行動的方法(策略)
- ‧在何處我能得到協助?(社區資源)

一個區域就是在標題之間的文本區塊。就網頁素材而言,第一個區域必須是能完全看到,不需要轉動頁面。

## 領域四:最新科學知識

11. 訊息是否解釋了權威人士(包括主題的專家以及機關發言人)所知此主題和不知的部分,認知到資料、發現、建議、指引和行動步驟的不確定性。公共衛生科學不停的進步,特別是在危機和緊急狀態時,我們今日所知的可能並不完整或不完全正確,而且可能不足以回答所有公眾的疑問。

認知不確定性可以幫助公眾了解科學的過程如何作用,以及引入美國疾病管制與預防中心的科學發現和建議,可能隨時間改變的想法,換

言之，藉著認知到不確定性，我們可以對公眾科學素養有所貢獻。

# B 部分

## 領域五：行為建議（可能不適用於所有素材）

12. 這個素材是否包含一個或更多對主要對象群的行為建議？

坦率告知他們能做的，以保護和促進他們的健康。行為建議是人們能採取以保護他們或別人健康的特定行動，當你設計健康或安全訊息時，要聚焦於行為而非科學知識或統計。

13. 這個素材是否解釋為何此行為建議對主要對象群很重要，以及告訴他們做或不做此行為的後果。要提供足夠訊息，讓人們可以做明智的決定。

除了行動建議外，一定要告訴閱聽眾如何執行行為。描述要執行行為的步驟，多頻繁以及要執行多久，需要非常明確，新行為或複雜的行為需要詳細引導如何執行，但要記得不要用太多訊息讓閱聽眾不知所措。

將行為拆分為幾個特定的行動，以增加民眾對自己具執行能力的信心，也稱為自我效能，這是重要的健康行為的預測因子。

14. 這個行為建議是否包含如何實行此行為的明確方向。

# C 部分：數字（可能不適用於所有素材）

15. 此素材是否總是呈現主要對象群所用的數字型式？

確保你選擇數字是足以支持或解釋主要訊息陳述，而且用常見術語呈現數字，刪去不必要的數字。

大多數人不易從百分比、小數、比率和其他研究常用的數字看出什麼端倪，舉例而言，大多數人對非常大和非常小的數字以及一些測量單位如毫克（mg）都很難抓住概念。

在做形式研究時，總是要問閱聽眾他們對於素材中使用之數字的理解情形，假設沒有形式研究的發現，使用非專業人士最常使用的數字，

例如整數。

16. 素材是否總是解釋數字代表的意義？

要能提出個說法，為何素材的數字對主要訊息以及閱聽眾對資訊的理解很重要。就如同對文字的敏感度一樣，每個人看數字會有不同的意義，同樣的數字，有些人看來很有感而且帶來焦慮，有些人則毫無感覺。很多人——甚至包含健康專業人員——從數字中解釋和找出有意義的「基本重點」有困難。

為了幫助人們能解讀數字，要在文中呈現數字，就此健康議題，這個數字算高或低？這個數字是很重要，個人需要知道並採取行動，或只是描述大群體健康結果的數字呢？此外，應該避免文字質性描述，例如只說高或低、大或小，應當同時提供數字和解釋其意義。

17. 對象群是否要做數字計算？

設計者要做好算術，不要期待閱聽眾自己會計算，要提供計算結果以及換算器，以免閱聽眾分心、困惑或被數字或公式嚇到，有時還可能算錯，徒增困擾。

很少人會花時間或能夠做數學運算，即使是較簡單的加減法都是如此。研究顯示，健康專業人員和訓練有素的統計學者也可能做錯誤的假設以及計算錯誤，端看文本以及計算的種類而定。在文本呈現數字時，要將分母固定。如果用不同的分母時，人們很難做比較，所以整個文本都要用相同的分母，即使是絕對風險也是如此，這樣閱聽眾就不必去計算。

## D 部分：風險（Risk）（可能不適用於所有素材）

18. 素材是否解釋風險的本質？包括真正的威脅或危害，以及會如何被影響，以及兩者間的關聯。

告訴閱聽眾真正的威脅和危害是什麼，以及人們如何被影響，說明危害和結果的因果關係。提供足夠的資訊，讓閱聽眾可以評估危害對他們的意義是什麼，以及他們可能如何被影響，例如：

．他們將經歷一個微小而短暫的不方便，或是足以改變生命的事情或

長期的影響。

- ·若他們不採取建議的行為，或實行某些行為以保護或促進健康，會發生什麼事情？
- ·若他們不採取建議的行動或實行這種行為，是否可能生病或死亡？
- ·若他們做了一次某些危險行為，比起終身重複某些危險行為，是否同樣可能會受到傷害？

19. 素材是否說明所建議行為的危害和好處？

要認知到非專業的閱聽眾看危害的好處，可能不同於公共衛生、臨床專業人員或統計學者。要做明智的決定，人們必須了解行為、治療和預防措施在真實面和感受面的危害和好處。

20. 素材是否使用數字化的機率描述危害？機率是否同時用文字或視覺影像解釋？數字化機率是用數字說明某事件發生之可能性陳述。例如 4 個心臟病患者，有 1 個可能死亡；或一位病人可能有 5% 的機會因藥物得到副作用。

單用數字敘述危害，不易讓閱聽眾明瞭，所以要結合數字、文字和視覺設計，以強化數字代表的意義。一般而言，人們較容易了解：

- ·自然次數表達（如 1/4，4 個中有 1 個），優於百分比（25%）。
- ·絕對危害（6% 機會得病）優於相對危害（少於 5% 的機會罹病），或需要處置的數目（需要預防處置以防止疾病個案發生的人數）。

---

註：每個項目得分為 0 或 1，將個別分數加總轉換為相對於 100 的比例數字。總分 100 是理想分數，及格分數則是 90 分。

# 參考書目

Centers for Disease for Disease Control and Prevention (2014). *CDC Clear Communication Index User Guide: A Tool for Developing and Assessing CDC Public Communication Products*. https://www.cdc.gov/ccindex/pdf/clear-communication-user-guide.pdf

Guthold, R., Stevens, G. A., Riley, L. M., Bull, F. C. (2020). Global trends in insufficient physical activity among adolescents: A pooled analysis of 298 population-based surveys with 1·6 million participants. *Lancet Child Adolescent Health, 4,* 23-35.

Huang, H., Hung, W., Chang, M. Chang, J. (2009). The effect of an Internet-based, stage-matched message intervention on young Taiwanese women's physical activity. *Journal of Health Communication, 14,* 210-227.

Parvanta, C. F. & Bass, S. B. (2020). Health Communication: *Strategies and Skills for a New Era*. Jones & Bartlett Learning

U.S. Department of Health & Human Series (2006). *Making Health Communication Programs Work*. DIANE Publishing Company.

What and why of usability (2018). *Usability Evaluation Basics*. http://www.usability.gov/what-andwhy/usability-evaluation.html

# 第十三章　實施與評價

　　在實施計畫的階段，就要設立戰術計畫書，清楚界定要做什麼、何時、何地、要如何做，以及錢從那裡來？誰要做什麼？依據傳播策略，健康傳播介入可以漸進式的用地理位置區分，或用時間區分的方式逐步推出，這稱為軟啟動（soft launch）。主事者可能會選擇一、兩處地點開始測試各個步驟，以確保在大規模實施時，整個過程會平順的進行，也可以幫助計畫者達到專業的的純熟度。這種測試方式稱為先驅測試（pilot testing）。不管是否要做先驅測試，在計畫開始啟動後，計畫管理者會監測介入各方面的進行情形，以確保所規劃的事項實現。這個監測的過程稱為「過程評價」，在實施場域，計畫修正和品質精進是持續進行的，所以資料是一直在蒐集中。當計畫實施一段時間後，許多閱聽眾都接觸到訊息，也產生影響（impact）時，就可以進行結果的評價（evaluation of outcome）。為了確定效果，很基本的一件事就是要在實施計畫之前，蒐集基礎線資料（baseline data）。所以評價是在計畫介入時進行，且在一開始就必須將其含括在其中。

　　管理介入計畫需要發展幾項重要的工具，包括：(1) 邏輯模式（logic model）；(2)SWOTE 模式；(3) 實施計畫（implementation plan），包含時間進度管理表、經費和工作分配。在實務上，這些是愈早準備愈好，以下將依序說明。

# 第一節　準備計畫邏輯模式

## 壹、邏輯模式簡介

計畫的邏輯模式就是「說明如何工作」的圖示，包括計畫應用的理論和假設。美國疾病預防和管制中心（USCDC, 2022）對其所下的定義是「描述計畫中的資源、活動、產出和結果／影響之相互關係」，如圖 13-1 所示。它隱含著「若我做某些活動，就可以期待有何結果」的想法，「這計畫在做什麼？那又如何？會有什麼結果或成效？」邏輯模式可以用於任何層級的企業或計畫，層級不同，計畫規模自然不同，產生的結果也有差異。以下是經常用到的名詞。

### 一、資源輸入（resource/inputs）

輸入和資源可以是有形的項目，例如金錢、專職人力或志工服務時數、設備、用具，也可以是無形的項目，包括專業、資料，或在社區、全國或全球層次合作者的參與。每種項目都在貢獻資源給計畫，並扮演重要角色。

### 二、活動

這就是計畫將作何事的描述。健康傳播計畫常常包括以下項目：

1. 大眾傳播媒體如付費廣告、公益廣告、娛樂教育活動（戲劇／表演、電視節目劇本、廣播連續劇）、社交媒體或學生課堂教材。

2. 患者決策輔具（patient decision aids）：如電腦動畫、決策軟體、紙本翻譯書（pencil and paper flipbooks）、工具組或工作表單。

3. 為健康照顧者、教師、教練或神職人員舉辦訓練工作坊，來協助他們更有效的運用媒體。

4. 外展和教育活動：外展（extension）意即指派人員至機構外的服務或工作，例如教育博覽會、演講、展覽，貿易展或零售商、雜貨店、藥局的促銷活動等，通常我們都用數字呈現投入的資源和活動成果，包括如

「做了10個教師訓練工作坊」，或「分發10,000個病人決策輔助工具」等。

## 三、產出（output）

產出指活動是否如當初規劃的一樣發出，舉例如下。

### （一）針對大眾傳播

1. 假設預計發出 10,000 份學生作業簿，多少學生真正收到這份作業簿？

2. 假設購買了廣播和電視時段，會在何時何處播放？閱聽眾的收視（聽）狀況如何？如收視（聽）眾以及背景狀況等（電視臺和廣播電臺，以及獨立調查機構會做調查）。

3. 假設是經營一個網站，有多少網頁瀏覽量、下載量？或多少人填了表格？有多少人花多少時間在某特定網頁瀏覽互動？是否能測量暴露情形？

4. 假設有針對肥皂劇或黃金時段戲劇節目劇本提供意見，何時及在哪兒會播出？

5. 有多少人追蹤計畫的臉書？有多少人次點閱計畫的 YouTube 影片？

### （二）針對病人

1. 所謂病人決策輔具是幫助病人和醫療人員共同討論照護的可能性，這可以幫助病人了解他們是否應該做特殊治療或篩檢，包括知道每種選擇可能性的優點和缺點。有多少醫療機構、診所或個別醫療照護者同意使用病人決策輔具？又有多少病人已經拿到？

2. 假設是在線上，多少病人已經下載或索取這些資料？

### （三）針對中介人士（使用健康傳播資料傳達和幫助其他人者）

1. 舉辦幾場工作坊？有多少參與者完成前後測？

2. 在訓練後有多少材料被訂購？

3. 公布多少網站登錄或收到多少回饋卡？

### （四）針對外展

1. 有多少公開露面、演講邀約或舉辦健康展？在何時？何地舉辦？誰來參加？

2. 有多少便利超商、藥局或其他商業機構舉辦活動，也可以邀請計畫參與人士與會，並使用計畫發展的素材。

3. 有多少貿易展或工業展？在何時何地舉辦？有誰來以及參與？誰要求更多訊息，或繼續保持聯絡？

此外，要評估得到的輸出成果是否依據計畫而來，這是評估成效的基本理念，所以最好要有對照組或做長期序列資料的蒐集分析。

## 四、影響

影響（impact）或翻譯為衝擊，通常區分為立即性、中期以及長期範圍。大眾傳播的立即性影響，包括：(1) 隔天對訊息的回憶；(2) 知曉某事件；(3) 改變對某件事的態度或動機。這些反應可以經由調查研究得知，互動媒體讓接收訊息者可以回應網站邀約、購買、捐錢或立即公布訊息。

中期性的影響包含個別行為的改變、政策的制定或組織採取某些科技或策略；長期影響可能包括健康行為、法律規定或環境品質的永遠改變。

## 五、結果

結果（outcome）一般是測量群體人口的健康狀況或是社經地位的進步，這可以反映在特定的年齡別死亡率、罹病率和特定疾病別死亡率的降低，以及整體人口的生活品質增進。

# 貳、建立邏輯模式

基本的邏輯模式（如圖 13-1）有典型的兩部分——過程和結果。

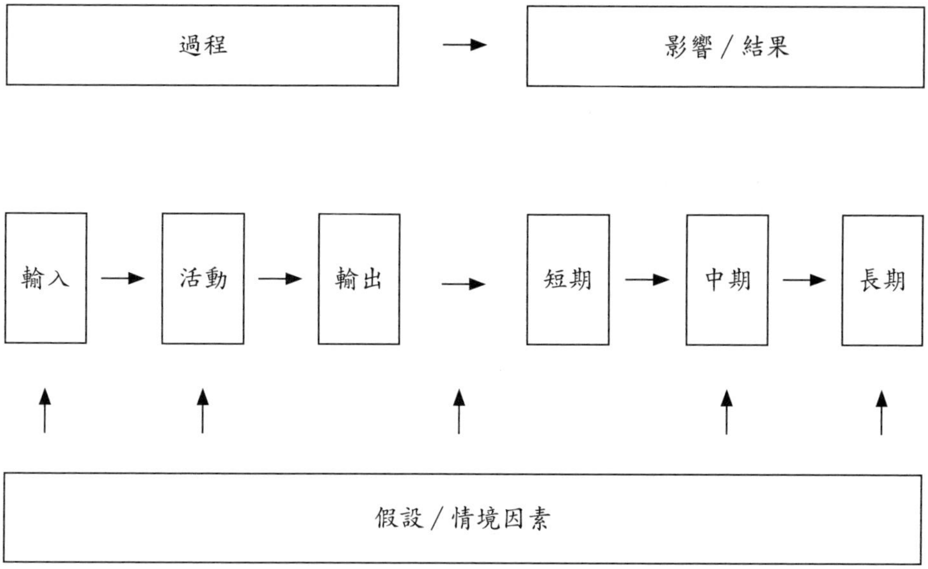

```
┌──────────────────────────┐        ┌──────────────────────────┐
│           過程            │   ──►  │       影響／結果          │
└──────────────────────────┘        └──────────────────────────┘


┌──────┐   ┌──────┐   ┌──────┐       ┌──────┐   ┌──────┐   ┌──────┐
│ 輸入 │─► │ 活動 │─► │ 輸出 │  ──►  │ 短期 │─► │ 中期 │─► │ 長期 │
└──────┘   └──────┘   └──────┘       └──────┘   └──────┘   └──────┘
   ▲          ▲          ▲              ▲          ▲          ▲
┌────────────────────────────────────────────────────────────────┐
│                      假設／情境因素                             │
└────────────────────────────────────────────────────────────────┘
```

圖 13-1　一般邏輯模式的概貌

　　過程描述計畫的輸入（資源）、活動和輸出（直接產品），結果描述對這計畫期待的短、中、長期效果。想像邏輯模式是一系列的「若……則……」的陳述，若某些資源是你運作計畫所需⇒假若你能接近這些資源，則你能應用他們去完成計畫活動⇒假若你完成計畫的活動，則你將很有可能提供預定的服務⇒假如你完成規劃中的活動，也提供服務到你預計的程度，則參與你的計畫者，可以在某些方面受惠。圖 13-2 是邏輯模式的詳細圖示。

　　繪製邏輯模式最好的方法就是邀請所有和計畫相關者參與，就如圖 13-3 顯示該「減少國中生過度使用 3C 產品計畫」的參與者包括家長、教師，校長、市議員、眼科醫學會的醫師，以及向電信業者募集經費，在規劃完整的邏輯模式前，可以就各個項目構思，待參與者共同討論獲得共識後再定案繪製，整個計畫也依此模式進行。實際繪製時可以用後向計劃（Backwards Planning）的方式，從中期去構思，為了達成中期目標，有哪些短期目標要達成？為達成短期目標，要舉辦何種活動？以及舉辦這些活動，需要何種資源？

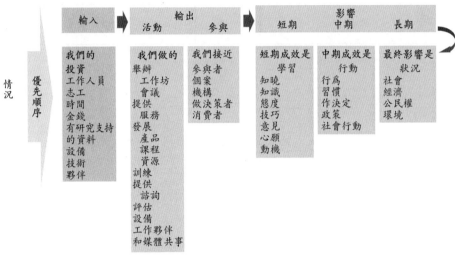

圖 13-2　邏輯模式詳細圖示

資料來源：Parvanta, C. F. & Bass, S. B. (2020) Health Communication-Strategies and Skills for a New Era. Jones & Barlett Learning.

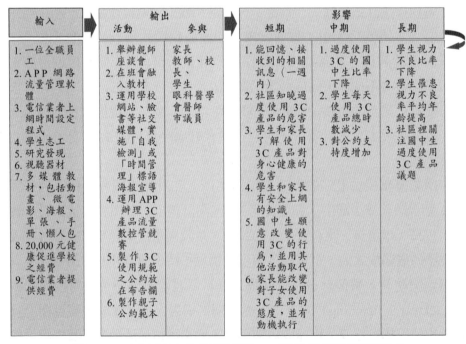

圖 13-3　減少國中生過度使用 3C 產品計畫的邏輯模式

# 第二節　SWOTE分析

SWOT 分析是典型的商業模式，用於評估決策的優勢、劣勢、機會和威脅，在健康傳播計畫中則加入倫理。優勢和劣勢是計畫者可以控制，至少是組織本來就具備的能力來執行這些計畫，機會和威脅則是超出你的控制之外。倫理考量可能是在組織內本就已經存在的，但這個項目對評估計畫是很重要的，例如是否有意或不經意的傷到某人？限制了他人的權利？或過度允諾要提供某項服務，卻不可能達到？

和邏輯模式（logic model）一樣，SWOTE 分析也最好是和工作夥伴及利害關係人（stakeholders）一起討論制定，這些同伴可以協助評估現有資產，並有較寬廣的角度評估機會和威脅。

## 壹、優勢（Strength）

優勢可以從兩方面考量：

1. 優勢是組織的特質，包括：個人能力、經驗、物質資源、組織承諾、分配到的時間和經費。

2. 優勢是介入傳播活動的特性，包括：產品或服務的定位、成本、吸引力和聲望或名譽等，假設計畫提供一個很棒的產品或服務（例如在大學校園舉辦免費披薩吃到飽活動），這是優勢，但假設你的行銷方式是個餿主意，那就是劣勢。

## 貳、劣勢（Weakness）

可以從兩個方向去思考劣勢：

1. 組織內存在的差距：包括缺乏知識、技能、經驗或物質資源。劣勢通常是較不具體的，例如缺乏領導人承諾或投入不夠，或是主辦機構、政府機關、其他民間組織的風評不佳，其他如經費不足，或時間不夠，都是計畫的劣勢。

2. 實際介入的劣勢：這些可能還包含物資取得時間的延誤或有限性（例如 COVID-19 疫苗不足，有些年的季節性流感疫苗不足）、生產經費太高（例如販售價格超過市價）、分發產品有困難，或是服務本身不夠吸引人（例如推動糞便潛血檢查或結腸鏡檢查）

# 參、機會（Opportunity）

機會是你在某時某地和介入計畫相關的正向因子，工作夥伴和利害相關人可能會提供重要的看法，機會的實例如下。

1. 友善的政治氛圍：政府或議會領導人可能在支持或阻礙健康促進活動扮演重要的角色。

2. 經費：經費常是兩面刃，如果僅為獲得經費而結盟，常常很難長期合作，當學術單位和社區組織真正希望發展自己的計畫時，比起只是一群人為爭取利益而結盟的狀況，較容易獲得經費奧援來實施計畫。

3. 科技發展和創新：在健康傳播領域過去幾年有許多改變，未來有更多可能，不僅降低成本，也讓更多人可以對接觸到健康資訊。

4. 季節性和風格趨勢：有些趨勢潮流會影響介入成效，例如樂活、慢活方式會影響人們攝食內容的考量和時間管理、心理健康管理等。季節性的理由，如年節時令可能支持某種介入，這都是可以因勢利導的機會。

5. 大型活動（events）可以吸引許多人注意，例如大型馬拉松賽事、花卉博覽會、花海活動、藝術季等都很吸睛，但應注意的是，不要讓報導集中於非關健康傳播的人事物，因為反而會失焦。

6. 名人代言：當名人聲明自己或摯愛的健康發生問題時，健康傳播人員經常會想到這是一個機會，可以邀請他們為相關議題代言，如果這位名人知名度高，形象又很正面時，對這個議題的宣傳作用和名人希望貢獻社會的心意是個很好的連結機會，同時也可以讓這位名人用較建設性的方式度過生命中的難關。

# 肆、威脅（Threat）

威脅指的是「可能延誤或阻礙計畫目標達成的因素，而且這也是人們無法控制的」。前述機會段落內容如果反過來，可能就是威脅。例如前面「機會」所說的名人代言是良方，但也可能是糟粕，有時一些狗仔小報的名人負面新聞，可能會傷害到其代言的健康促進活動。要能有成功的名人效應，必須要做好以下事項：

1. 名人和目標對象群絕對相契合。

2. 名人願意以所傳播的健康議題爲優先考量，其次才是他們的危險行爲，以及負面影響。

如此才可能發送正確的資訊訊息。威脅可能有如下狀況：

1. 政治的不穩定：跨國做健康促進工作經常會被政黨更迭所影響，其他可能造成的影響因素，包括罷工、衝突、戰爭等，不只影響公共衛生工作人員，整個地球村都受波及。

2. 環境災難：氣候變遷帶來的乾旱，以及地震、瘟疫都會傷害國際性的健康傳播工作。礦區或油田爆炸的新聞報導經年，不只引人注目，其實也耗掉許多公共衛生資源。

3. 不穩定的經費來源或繫希望於個人：當外來經費不穩定時，即使學術機構、民間團體或小組織都可能遭殃。

# 伍、倫理（Ethics）

倫理是很複雜的議題，很多學派有不同的基本論點，但對健康傳播工作而言，是較直截了當的，有些用閱聽眾研究和預試就可以做出來。例如「這傳播不會汙名化任何族群」（例如天生殘障的兒童或 HIV 帶原者），或「我們會避免呈現錯誤的健康行爲畫面」（如吸菸）。由於不同的社區和文化可能有不同價值觀和原則，因此沒有絕對的方式能解決一些兩難困境。有時光是選擇要用「告知」或「說服」的方式做健康傳播就是兩難的選擇。另外一個問題，「如果我覺得這件事可能傷害你，是否我應該竭盡

所能，試著去說服你？」此外，如果選擇某個族群為目標對象群，也可能會忽略其他族群或另外的健康議題。無論如何，人權、性別平等或其他倫理議題的重要性應該在短期計畫利益之上。

生物倫理學（bioethics）是倫理學的支派，和哲學、社會學、社會評論等領域也相關，這個領域關注生命科學、生物技術、醫學、政治、法律神學和哲學之間交錯出現的倫理問題。美國疾病管制中心曾列出指引，羅列於下列以供參考。

1. 在嘗試協助的行動中，避免傷害人的義務。

2. 盡最大可能，增進他人健康的義務。

3. 尊重他人和其他社區有依其自評最有利的方式下所做的決定。

4. 確保在分配資源以服務弱勢及亟需救助族群時，能恪守公平、平等的公開原則。

5. 最大化健康促進工作的效用（utility）。特別是當資源有限、資源來自公眾，和整體考量的公眾的利益時，更應如此。

當計畫的主事者和合作夥伴及利益關係人衡量上述 5 個因素後，可以決定是否繼續執行此方案，如果有所疑慮，可以將實施日期延後。做好調整之後才上路，進一步設計和執行實施計畫。

# 第三節　實施計畫

實施計畫須回答以下問題：

1. 可以達成什麼？

2. 誰要做這個工作？

3. 工作夥伴和聯盟者要扮演什麼角色？負擔什麼責任？

4. 這要花多少錢？

5. 什麼是合乎實際的時間表？

# 壹、可以達成什麼

　　實施計畫決定依據進度和優先順序要做什麼活動，舉例而言，可能會希望要職場、學校或健康中心舉辦小型討論團體、分發小型素材、在廣播和電視廣告外，還使用電子看板或數位海報推廣整個活動。

　　實施計畫應該明確包含素材製作和分發至實施地點，同時在分發廣電媒體之前，要訓練人員如何使用。當然，在媒體的包裝上也需註明使用時機、使用方式和注意事項。

　　除了內部因素，實施計畫也要關注外在事件，例如年節節目、中小學和大學的行事曆、重要體育賽事或政治活動，這些都會轉移目標群體的注意力，競爭他們的時間、廣播場地或設備空間等。

　　相較於避免在某些時間點做不適當的宣導主題，更積極的做法是將活動主題連結主要年節或假期，如端午、中秋、農曆過年推廣健康飲食；皮膚癌預防和戲水安全在夏天較合適，而每年 12 月也有世界愛滋病日，是全世界同步宣導愛滋病防治的預防，而六三禁菸節推動菸害防制則是我國具有歷史淵源的健康促進工作。

# 貳、誰要做這個工作

## 一、工作人員

　　只要具有足夠的能力、合適於工作內容，專業人員和志工均可以執行健康傳播活動。在管理計畫時也要確定每個人都同意其職責和可能會有的績效評鑑。在今日，使用社交媒體是很基本的能力。

## 二、合作夥伴的角色

　　當規劃全國性的健康傳播計畫時，就有必要和許多夥伴共同工作，而成功的要訣在於要將所有利害相關人的目標結合成聯合計畫，如此一來，也是透過整體傳播介入計畫，支持個別計畫的需求。而和各個相關機構的溝通協調是第一個步驟，也是決定計畫成功與否的關鍵，這可能就要花好

幾個月，甚至數年的時間去達成。如果是以全國性的規模實施，在初始階段可能由幾個重要機構承攬計畫，然後逐步的將責任、訓練、以及資源媒材等轉至較小型的機構繼續執行計畫，如此計畫較能持續長久。

聯合國的開發計畫署（United Nations Development）將計畫的夥伴分成三類：公部門、企業和民間組織，其所能帶到的計畫的資源，則包括訊息擷取、人力、關係、專業產品、訊息傳布、設備等各方面，每個夥伴都可以在這些方面做出貢獻（Tennyson, 2015）。在建立夥伴關係時，可以從這些角度考量。

## 參、預算

巧婦難為無米之炊，短絀的經費很難成就高品質的健康傳播計畫，否則就要用時間換取金錢，同時要先做好預算。有許多年輕學生主辦的宣導活動往往就是他們投注了許多個人的時間和精力，用少許經費完成的，常常也有很好的效果。此外，人事費支出也是很重要的項目，例如邀請專家提供諮詢和建言，也是不可少的項目，帶來的效益包括擴展人際接觸層面以及專業知識等。

行政院訂有「所屬各機關行政及政策類委託研究計畫編列原則及其基準」，列舉 9 個經費項目，包括：(1) 研究人員費；(2) 座談會出席費、稿費、鐘點費及審查費等；(3) 問卷調查費；(4) 報告印刷費；(5) 資料蒐集費；(6) 差旅費；(7) 其他經費；(8) 報支費；(9) 行政管理費（overhead），其中並有建議項目及經費基準，編列預算時可以參考。非營利組織工作時，則常將他們的時間、空間、設備使用和其他內部資源稱為實物捐助（in-kind contribution）。

## 肆、合乎實際的時間表

大多數大型傳播計畫要花一年時間完成，包括計畫和產出，這些工作包括形成研究、策略設定、訊息測試、基準線資料（baseline data）蒐集、

活動實施、過程評價、成效評價以及再計劃。執行計畫花費的時間量端看要用何種策略，但是少於幾個月的計畫並不理想，除非是緊急狀況。

# 第四節　品質管理和監測計畫

相較於規劃階段，我們常在問：是否做了正確的事情？在從事健康傳播時，我們必須常自問：是否有把事情做對？而到計畫結束時，我們自問：是否做得足夠，而和計畫實施前有所不同？評價的目的是希望把事情做好，如此想就比較不會讓人感到壓力大，甚至和執行者產生摩擦。品質管理有兩種評價要進行，其一為形成性評價，其二為過程性評價。

## 壹、形成性評價

形成性評價（formative evaluation）是增進訊息和傳播介入品質的活動，可以區分為兩類，其一是產製前研究（preproduction research），是對於目標對象群和目標行為的了解，也包括中介反應變項，確定他們從何種管道獲得訊息，以及對預定發送訊息在各個面向的接受性。第二類的形成性評價則是產製過程測試（production testing），也稱為預試（pretesting），主要是在素材最後定稿製作前，系統性的蒐集目標對象群對訊息初步想法的反應。預試可以協助傳播計畫主事者，決定那些呈現訊息的想法或初稿是最有效的，以及找出單一訊息的優點和缺點。預試通常會分為兩個階段：(1) 觀念發展和 (2) 訊息完成。為了確保素材的正確性，通常也會邀請醫藥衛生專家和學者參與，協助評核資料正確性。形成評價所用的研究法在第十章有詳細敘述，而在第十二章則闡明預試的理念和實施方式。

# 貳、過程評價

判斷活動是否如原先規劃的進行，這就是過程評價，有時也稱為監測。這兩個名詞常被當成同義詞混合使用，如果要仔細區分，監測通常是在計畫執行過程間，從同一個來源蒐集資料好一段時間，而過程評價常是在計畫開始後只做一、兩次。在邏輯模式中，這個步驟測量我們的輸入和輸出。每個計畫不同，通常會最追蹤下列事項，包括：

1. 計畫運作的狀況如何，以及品質的好壞。

2. 夥伴和結盟盟友涉入情形。

3. 宣傳、推廣以及其他外展活動的有效性。

4. 媒體的反應。

5. 遵循預定時間表的程度。

6. 花費以及依預算支用經費。

7. 外包廠商的活動，例如有經驗的專業人士做了創造性的管理工作嗎？

8. 目標對象群的滿意度。

以下是可用於蒐集資訊的實例。

## 一、媒體傳布（media dissemination）

這個指標告訴我們，從我們的組織發送出什麼，包括：

1. 藉由媒體管道，達成的媒體曝光次數或資訊置放數。這些可能是透過報紙、雜誌、看板、電視宣導短片或廣播錄音帶等途徑。

2. 素材發送給中介人士的情形，例如教師、社區教育者或神職人員等。

3. 我們的社交媒體在何處及何時播放訊息？同時可用 google analytics 這類免費軟體去計算了解我們的對象群人口組成，並算出最合適播放訊息的時間。

## 二、觸達率（reach）

觸達率測量眞正發出或接收訊息的人數，很多研究者採取「隔日回憶」的方式，透過電話訪問蒐集資料，評估是否有人注意到廣電媒體的資訊。另外，社交媒體資料的可信性更高，也可以由網友的回應情形了解大家對內容的接收和喜愛程度。這些統計工作可以由各平臺自行計算，也有些獨立公司專門在做這種工作。由此可以看出，社交媒體發展潛力無窮，不僅是重要傳播管道，也是過程評價或活動監測的工具，可以找出最具影響力的人士，及最適合的傳播管道和傳播時間。

## 三、人員訓練儲備（training preparation）

假如有人員在計畫中，例如衛生教育者、病人、個案管理師或健身教練等，就必須要訓練他們，使用穩定一致的方式提供介入。評價訓練效果最常見的方式是做知識、態度和信心的前後測比較，如果有對照組就更具說服力。

## 四、其他品質評估

健康傳播工作者會在意目標對象群對互動品質的意見，各種場域皆是如此，最常見的實例就是客戶滿意度調查。每次我們撥打客服專線時，撥通後常聽到「爲保障雙方權益，提高服務品質，這通電話將被錄音」。這意味著評價人員可能正在聽或未來會聽這個錄音檔案，以確保互動是如預定方式進行。目前在商業活動場合和服務人員互動後，常見顧客滿意程度調查，有些健康促進宣導活動也會發出活動追蹤卡（包括滿意度調查及宣傳內容簡單測驗，並做有獎徵答），這些都是過程評價的一部分。

# 第五節　總結性評價

## 壹、何謂總結性評價

　　總結性評價（summative evaluation）評價健康傳播計畫是否達成目標，以及障礙是否排除。通常的做法是在計畫實施的前、中、後，蒐集量化和質化資料，如深度訪談和焦點團體座談等，了解介入後產生哪些效果，是否可以觀察到行為的改變？或者是知識、態度和其他社會心理學因素，及行為意向改變。行為改變本身屬於長期效果，其餘則是短期效果。長期和短期的影響均應測量，雖然對於行為影響是在公共衛生有顯著意義，但是測量社會心理學決定因子（也就是前置變項）可以幫助我們了解改變由何而來，也更提升確認計畫效果的機率。評量以上這些行為和其決定因子的改變情形，即所謂影響評價（impact evaluation），結果評價（outcome evaluation）則探討計畫參與者生物數值的改變，在個人如血壓值高低、血糖數值、體重等。在整體人口則測量出生率、死亡率、特殊疾病別罹病率、死亡率，以及平均餘命等。個人行為的改變和生物數值的變化不必然為正相關，因為尚有許多外在因素，如環境和遺傳因素等，也會帶來影響。

## 貳、因果關係

　　我們能將所看到的改變，完全歸因為介入所帶來的影響嗎？以下幾個問題可以先考慮。

　　1. 時序關係：是否此項改變是在健康傳播計畫開始實施之後發生的嗎？意即改變不能輕易歸因於同時發生的事情。例如戶外運動的增加是由於介入，或是當時天氣的改變呢？

　　2. 劑量效果：參與者的反應和介入程度有相對而平行的關係嗎？意即傳播愈多回應愈大嗎？事實上，健康傳播介入由於較難有訊息的控制組，就經常用劑量效果作為評價指標。

3. 能夠控制干擾因素嗎？例如教育程度、社經地位、活動可近性的差異等。

4. 是否有對照組？

5. 選擇偏誤：有多大機率是，這些會依照介入的建議而做較正向行為者，本來一開始就是如此行為者？也就是介入是向已經同意你的人去做說服這件事。

做健康傳播效果評估是很重要的。就是要認真看待方法學等問題，各種實驗設計型式已於第三章介紹，也有提及其優點和限制，舉例而言，由於大眾傳播訊息無孔不入，也無遠弗屆，幾乎很難有傳播介入的暴露組跟未暴露組，即完美的控制組很難存在。即使使用準實驗設計，有一組得到介入，有一組沒有，但也很難將改變的結果歸因於為完全是在社區做傳播介入的緣故。其可能原因很多，例如人們總是會分享訊息，所以很難保持清楚的界限；何地發生了介入活動，也就是方法學所說的「實驗汙染」（experiment contamination）。著名的「史丹福大學社區研究」中，社區之間有山巒阻隔，交通不便，居民間交流少，可以避免實驗汙染；同時介入訊息透過地方廣播電臺和社區閉路電視臺發送，也可以達到區隔三個組別的效果，但並不是所有的介入研究都有此條件。

其次，其他組織可能也在介入期間傳播相同訊息，但計畫人員可能也不知道，例如某縣政府衛生局可能在境內設置許多四癌篩檢的電子看板及公車媒體廣告，但在此同時，中央衛生機關也拍攝託播一系列的宣導短片，此時要檢驗「增加篩檢人數是否由於縣衛生局平面媒體廣告而來的效果」，這會有些難度。

最後一點值得注意的是，一開始的資訊暴露機會有限，每個人在茫茫的資訊大海中都接觸到許多資訊，它們搶著要得到大眾注意。所以人口中的訊息觸達率必須至少達到 50%，才能達到階層理論中更高層的效果，如態度或行為改變。

# 參、判斷

　　一旦得到計畫效果的數據，計畫團隊就可以判斷此結果是否令人滿意。例如如果與基礎線比較，參與者增加 10% 的行為健康行為，這個結果是否足夠？每個活動對整體效果的貢獻度如何？其次，是否產生某些非預期的後果？例如乳癌防治宣導影片中，強調有家族史者，應該定期做乳房攝影檢查，這可能會讓沒有家族史者產生錯誤的過度安全感。此外，是否有族群由於傳播計畫的推動受到傷害？如被汙名化等，這些在未來要如何避免？

　　如果計畫的成效可以量化，接踵而至的問題就是成本效益的問題，也就是花了多少錢得到這些效果？由於公共衛生介入計畫的經費有限，特別是相較其競爭對手，如菸草業、含糖飲料和速食業者，更是少得多；很多介入計畫就如釋放高空煙火般璀璨短暫，很少有持續性經費編列，所以要評估其成本效益實在是不太有意義。若有適當經費時，則可以考慮實施。在選擇評價指標時，較不用舊式每千次曝光成本（costs per mille 或 costs per impression，以千次為單位），意指每個廣告在電視、廣播或印刷媒體出現一千次所需要的費用，而是採用觸達（reach）每個人所需要的費用（costs per person reached），電視插播成效評估常用毛收視點成本（costs per rating point, CPRP）指標，指的是購買一個收視點所需花費的傳播成本，是用廣告成本除以收視率的數字，通常以 10 秒為統一的計費及比較單位。當廣告成本固定時，如果收視率高，相對的，CPRP 值就愈低，代表成本效益好。各個國家在應用此公式時，一定是換算其廣告使用貨幣的數值。在我國，業界通常以新台幣 5000 元為可滿意的數值[1]。新媒體類的網絡及社群媒體成效評估指標，包括：(1) 單次點擊成本（costs per click, CPC）：指的是投放的廣告取得一次點擊時，所需要支付的成本；(2) 每次觀看成本（costs per view, CPV）：係指影音或網頁每被觀看一次，所需支付的花費，這兩者也是有以「千次」為成本計算的。如何定義「訪客看過的影片」，每家廣告平臺都有不同的算法。

---

[1]　鍾起惠（2023）：個人通訊。

# 肆、後續行動

總結評價可以讓工作團隊了解健康傳播的成效如何，以及每個活動對整體計畫效果的貢獻程度，過程評價可以協助團隊知道計畫是否如期進行，以及成功或失敗的原因。經由這些團隊可以決定哪些活動應該繼續或擴大舉辦，或根本應該停辦。整個計畫的設計、執行和結論應該做成翔實的報告，其中包含精確的文字和生動吸睛的圖表，除了繳交給經費贊助單位外，也可以在合於合約的情形下，發表於期刊、國內外會議，或放置在網站，提供學界和業界參考。

本章所敘述的傳播介入工作可以在實施前擬定計畫，附錄 13-1 為傳播計畫表，在研擬計畫時可以應用。附錄 13-2 為改寫圖 13-2 的傳播計畫舉例；附錄 13-3 為應用網路介入增進健康行為之成效評價實例（Huang, Hung, Chang, Chang, 2009），提供讀者參考。

# 結論

計畫的實施是工作團隊傾全力投入的終極呈現，包括希望觸達何種對象；在何時何地及如何發生。能否成功要看得到多少支援，包括人力、經費及時間等，能否承受壓力、外在障礙因素的應對以及處置競爭對手得當與否等，在在需要智慧和毅力，事先縝密的規劃更是不可少。

健康傳播計畫的評價是個有趣且具挑戰性的研究領域，沒有評價，公共衛生傳播活動可能會被質疑或批評，甚至受到奚落。可以肯定的是，傳播健康資訊可以增能民眾，並提升其生活品質，而評價者要面對的問題是，如何進行嚴謹的評價活動，既可以增進傳播科學專業，同時也提供實務工作者相關訊息。

# 附錄13-1　傳播計畫表

| | |
|---|---|
| | 計畫名稱 |
| 概述 | 承辦機構／單位<br>贊助機構 |
| | 聯絡人及聯絡方式 |
| | 問題分析 |
| | 計畫目標 |
| | 主要目標對象群（包括相關特質）<br>次要目標對象群（包括相關特質） |
| 市場研究 | 形成性研究規劃（包括預試） |
| | 活動（針對每個目標對象群） |
| | 訊息（針對每個目標對象群） |
| | 素材（新發展或修改既有的） |
| 素材分發和計畫推廣 | 素材分發規劃 |
| | 計畫推廣 |
| | 主要工作 |
| | 預定進度 |
| | 所需資源 |
| 夥伴關係 | 可能的夥伴機構（描述其在本案的角色） |
| 評價計畫 | 列出預計要實施的評價形式（形成性、過程和結果） |
| | 寫下要回答的問題、資料蒐集和分析的方式 |
| | 評價結果的使用 |

資料修改自 U.S. Department of Health and Human Survival (2004). Making Health Communication Program Work.

# 附錄13-2　傳播計畫舉例

**計畫名稱**：台北市國中學生過度使用 3C 產品防制計畫

**問題分析**：

　　依據國家發展委員會 2021 年「網路沉迷研究」報告，我國 12 歲以上的網路使用，高風險人口比率由 2017 年的 5.5% 增加為 7.0%，成長幅度達 43%，其中青少年為占比最高的高風險族群。

　　學生 3C 產品使用時間管理不當，又因過度使用導致網路成癮或上學遲到，影響學習表現。而家長對於學生使用 3C 產品無管教規範及約束能力，對迷網危害身心健康之知識不足，正確輔導子女使用 3C 方式的態度也不積極，兩者皆需協助其提升正確知能。

**目標對象**：

　　本計畫的實施地點為台北市三所曾報告有高比率迷網學生的學校，並有另外三校為對照組，未給予本健康主題的教材。

**主要目標對象群**：台北市國中生（12-15 歲，閱讀能力佳、網路可近性佳）

**次要目標對象群**：台北市某國中學生家長（約 35-45 歲，較多屬於 X 世代，電視、網際網路、社交媒體和行動設備均是資訊獲取來源。閱讀能力至少是國中畢業程度）

**計畫目標**：

1. 提升學生了解網路成癮的比率達 60%，
2. 學生填寫「網路使用習慣量表」的比率達 80%。
3. 減少學生使用 3C 產品次數及總時數達 30%。
4. 降低學生網路成癮人數及遲到達 30%。
5. 提升家長對網路成癮的認識達 60%；瞭解其對身心健康的傷害，並有意願和知能防止這個現象。

**形成性研究規劃**

1. 了解學生和學生家長的特質，對 3C 產品使用的時間管理情形及影響生活的覺察程度。
2. 了解學生和學生家長喜歡和適用的訊息表達和媒體形式。

## 活動

1. 針對學生：透過簡短問卷，抽樣調查學生使用 3C 產品現況。
2. 針對學生家長：舉辦親師座談會活動，會中詢問家長意見。

## 訊息

1. 針對學生：(1) 3C 產品過度使用可能傷害身心健康
    (2) 使用 APP 網路流量管理軟體和上網時間設定程式可以協助自我管理 3C 產品使用
    (3) 能夠自我管理上網時間就是生活勝利者
2. 針對學生家長：(1) 3C 產品過度使用可能傷害身心健康
    (2) 使用 APP 網路管理流量管理軟體和上網時間設定程式可以協助子女管理 3C 產品使用
    (3) 鼓勵子女自我管理 3C 使用時間是關心子女的最簡單方法

## 素材

目前已有適用素材

1. 微電影動畫：(1) 網路成癮動畫（衛生福利部）(2) 你也是藍光人嗎？（e Teacher 中小學網路素養與認知網站）(3) 網路沉迷——我的第二人生（校園文化事業有限公司）(4) 凱凱國王的新衣（e Teacher 中小學網路素養與認知網站）
2. 海報——聰明用 3C，護眼 So Easy（國民健康署）
3. 單張——3C 無害，讓 EYE 無礙（台北榮總護理部眼科門診）

## 需要製作

1. 學生 3C 使用公約
2. 3C 使用親子協議表
3. 校園電子公布欄或跑馬燈可以使用以上素材的字句

## 素材分發規劃

主要工作：

針對學生：

1. 透過學校網站及臉書、電子公布欄、跑馬燈，放置「3C 使用自我檢測」或「3C 使用時間自我管理標語海報」和其他宣導素材。

2. 運用 APP，辦理 3C 產品網路流量數據控管之競賽。

3. 運用班會時間，請導師對學生進行宣導，使學生瞭解過度使用 3C 對自己身心健康所造成的危害，並鼓勵學生採取自我管理行動，包括填寫「網路使用量表」。

4. 運用班會時間，請學生討論「3C 使用公約」，並張貼於公布欄。

針對家長：

1. 運用親師座談會，邀請校長、家長及老師共同參與，和學生一起宣示「3C 使用公約」，承諾要健康使用 3C。

2. 將「3C 使用親子協議表」的單張，置放於學生聯絡簿，讓家長可以接收相關訊息，並能和子女討論相關問題。

預定進度：依照學校的學期行事曆規劃辦理

所需資源：

(1)人力資源：每校一位教職員和 5 位學生志工

(2)物資：視聽器材、媒體素材、APP 網路流量管理軟體、電信業者上網時間設定程式、實證研究報告

(3)經費：申請健康促進學校經費 60,000 元，向電信業者募款 30000 元

(4)可能的夥伴機構：台北市衛生局（業諮詢）、台北市教育局（行政協助、專業諮詢）、XX 電信業者（經費提供）、大學健康相關學系（協助資料收集及與分析）。

評價計畫：

（一）形成性評價：

1. 預試國中生和學生家長對欲使用素材的反應以了解其適切性，並可參考修訂。以焦點團體訪談收集資料。訪談資料以內容分析法分析。

2. 請專家學者評定教材和正確性，有無需修改之處，以簡單檢核表請專家表示意見。檢核資料以百分比和次數分配方式分析。

（二）過程評價

1. 了解國中生參與活動情形，包括參加的比率，注意和了解訊息的程度，以及和衛教人員互動的狀況，對活動滿意的調程度。以簡短問卷和焦點團體訪談收集。

2. 了解學生家長對內容瞭解的程度，以及能接受的程度。可以每校邀請三至五位家長作深入訪談。

　　焦點團體訪談和深度訪談以內容分析法分析。簡短問卷以百分比和次數分配方式分析。

（三）總結評價

衝擊評價

1. 針對學生

　　了解學生在使用 3C 產品的知識態度是否改變？自我效能有否提升？是否有信心減少使用 3C 產品，也改變 3C 使用習慣。進而 3C 使用總時數減少？上學遲到的次數也減少？是否有上網填寫「網路使用習慣量表」？資料收集以問卷調查方式進行，並請導師觀察學生每天上學遲到次數。

2. 針對學生家長

　　了解學生家長對於 3C 產品過度使用的知識是否增加？態度是否較趨於關心此一議題和自家子女狀況？並且是否有實際和子女討論此一問題並表達關切？

　　資料收集方式以簡短問卷調查方式進行，置放於學生聯絡簿中，請學生帶回家請家長填答並帶回交給導師。

　　改變情形資料分析：作共變異數分析（ANCOVA）分析以了解計畫實施成效，另提供各校前後測配對 t-test 比較結果，讓其了解校內狀況。

（四）結果評價：針對學生收集自覺健康狀況改變情形，以簡式健康量表（Brief Symptom Rating Scale, (BSRS-5)）收集資料，

（五）改變情形資料分析：作共變異數分析（ANCOVA），以了解計畫實施成效，另提供各校前後測配對 t-test 比較結果，讓其了解校內狀況。

評價結果的使用

1. 在學務會議和校務會議報告結果，作爲以後計畫修正參考。
2. 在國內外相關專業學術團體會議報告。

---

計畫發想：林昱宜、何旻臻、魏炆莉、陳若旻、宋慶禾、嚴敏禎、林香凝、鄭瓊琳

# 附錄13-3　應用網路介入影響運動行為之成效評價

　　發展青少女運動網站的過程已如第 12 章所述，以下說明網站介入的過程評價及總結性評價。

　　本項介入的場域在學校，學校護理課程開始上課前，向學生說明此項介入計畫，並邀請同學加入。填寫工作知情同意書後，介入前在課堂上實施前測，問卷內容包括社會人口學資料、身體活動量、運動階段、運動知識、運動自我效能和運動決策平衡。施測後，向同學做網站介紹，並鼓勵同學常常上網瀏覽。參與同學在第一週會收到電子郵件告知登錄的帳號、密碼與網址，並以電子郵件再次做簡短的網站介紹。計畫人員中有 1 位管理員與 1 位工程師，鼓勵同學回報任何上網的問題以排除困難。系統會偵測並登錄每次參與者登入的帳號和時間，若有任何帳號超過 7 天以上未登入，系統會自動寄出電子郵件提醒同學要上網瀏覽。

　　介入在第 8 週後結束，旋即施以後測，後測問卷內容與前測相同，有運動行為及其相關跨理論模式的社會心理學變項。資料擬作總結性評價，也有簡短地測試其使用頻率及經驗資料。並以開放式問卷蒐集學生在參與活動過程的想法和感想。後後測在介入結束 3 個月後實施，問卷內容與後測相同。

　　過程評價的題目包括參與暴露量（是否曾經尋網站作線上互動、平均每週上網使用次數），內容了解度評估。以及滿意度（包括整體使用經驗滿意程度、網站的內容滿意度、網站設計結構評估）

## 過程評價發現

　　學生使用網站的頻率平均為每週 24.2 分鐘，分群設定組與未分群設定組兩種參與者並無不同。同時，參與者也針對網站設計、內容和上網使用的經驗，提出對此次傳播介入活動的看法，分別是：(1) 在設計方面，大多數學生認為此網站是很有創意的教學策略，能夠引發學習興趣。他們認為，有趣的動畫和遊戲，和清楚的圖文畫面很吸引人、很有用，且接近他們的生活。同時這些虛擬的房間對女生很有吸引力，在瀏覽的過程會很

舒服。運動方法和圖示和名人代言看來很有用,且具說服力。他們覺得透過網站學習是很好的學習管道,因為比起傳統的衛生教育方式更加方便和有趣。

　　而個人使用網站的障礙包括:(1) 個人問題:如太忙、忘記上網、忘記密碼,依賴上網;(2) 非個人問題:如軟體和硬體設備不足、網路設備不佳難以上網等。

## 總結性評價發現

1. 身體活動度方面,接受網站介入的參與者,不論是分群設定訊息,或一般未分群設定的訊息,其身體活動量均高於為未受網站介入的對照組。
2. 在社會心理學變項方面,接受分群設定訊息組的參與者,較接受未分群設定訊息組、對照組的參與者,有較高的自我效能。但以上效果均在 3 個月後不復存在。

## 心得與建議

　　由總結評價可知,以電腦網站增進青少女運動行為是很好的管道,分群設定的訊息策略更優於非分群設定的訊息策略。由於網站設計是由針對目標對象群的焦點團體訪談而生,所以在內容和網站結構設計均能合乎青少女的需要,而其內容也因經過專家審查,所以正確度也是被肯定的。使用網際網路新科技做傳播介入的常見障礙,就是網路暴露和實際使用率。由於本計畫實施的場域在學校,教師的支持鼓勵和同學的社會支持可以強化使用動機,問題較小。在社區的大型傳播介入活動若使用這種方式,如何吸引閱聽眾在茫茫網海中駐足瀏覽,就需要好好規劃,應用大眾傳播媒體宣傳,加上關鍵字搜尋等 SEO,或 SEM 方式,都有助益。

　　此外,由過程評價發現,參與者對於網站的滿意度相當高,但使用頻率並無法令人滿意。究其原因和高科技的特質有關。高科技媒體管道固然可以吸引青少年去瀏覽和玩遊戲等線上操作,但當硬體和軟體不足或不適

用時,可能就會阻礙目標對象群接近網站,而網站本身的維護又是一個重要工作。要確保使用時的順暢度,才能吸引他們參與,以確保介入過程是如原先規劃的進行,這些都是做網站傳播介入時需考慮的重要課題。

# 參考書目

Huang, H., Hung, W., Chang, M.Chang, J. (2009). The effect of an Internet-based, stage-matched message intervention on young Taiwanese women's physical activity. *Journal of Health Communication*, *14*, 210-227.

Tennyson, R. (2015) *The Partnering Toolbook*. https://www.undp.org/sites/g/files/zsk-gke326/files/publications/ToolBook-Eng.pdf

USCDC (2022) *Program Evaluation Framework Checklist for Step 2*. https://www.cdc.gov/evaluation/steps/step2/index.htm

國家圖書館出版品預行編目(CIP)資料

健康傳播理論與實務／黃淑貞著. -- 初版.
-- 臺北市 ： 五南圖書出版股份有限公司,
2023.09
面 ； 公分
ISBN 978-626-366-551-4(平裝)

1.CST: 健康傳播

411.1                    112014216

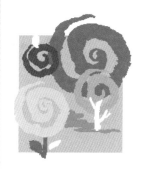

5J0M

# 健康傳播理論與實務

作　　者 ― 黃淑貞（306.9）

發 行 人 ― 楊榮川

總 經 理 ― 楊士清

總 編 輯 ― 楊秀麗

副總編輯 ― 王俐文

責任編輯 ― 金明芬

封面設計 ― 陳亭瑋

出 版 者 ― 五南圖書出版股份有限公司

地　　址：106台北市大安區和平東路二段339號4樓

電　　話：(02)2705-5066　　傳　真：(02)2706-6100

網　　址：https://www.wunan.com.tw

電子郵件：wunan@wunan.com.tw

劃撥帳號：01068953

戶　　名：五南圖書出版股份有限公司

法律顧問　林勝安律師

出版日期　2023年9月初版一刷

定　　價　新臺幣520元

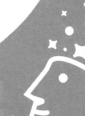

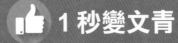

# 經典永恆・名著常在

## 五十週年的獻禮——經典名著文庫

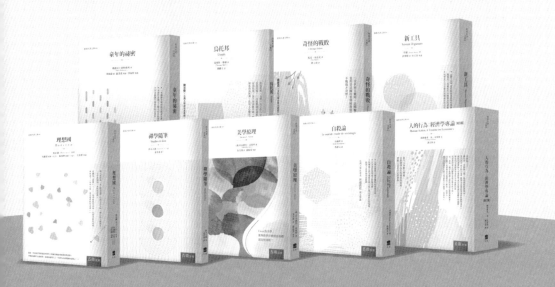

五南，五十年了，半個世紀，人生旅程的一大半，走過來了。

思索著，邁向百年的未來歷程，能為知識界、文化學術界作些什麼？

在速食文化的生態下，有什麼值得讓人雋永品味的？

歷代經典・當今名著，經過時間的洗禮，千錘百鍊，流傳至今，光芒耀人；

不僅使我們能領悟前人的智慧，同時也增深加廣我們思考的深度與視野。

我們決心投入巨資，有計畫的系統梳選，成立「經典名著文庫」，

希望收入古今中外思想性的、充滿睿智與獨見的經典、名著。

這是一項理想性的、永續性的巨大出版工程。

不在意讀者的眾寡，只考慮它的學術價值，力求完整展現先哲思想的軌跡；

為知識界開啟一片智慧之窗，營造一座百花綻放的世界文明公園，

任君遨遊、取菁吸蜜、嘉惠學子！